エーテル医学への招待

リアルサイエンスで分かった「波動」の真実

崎谷博征
Sakitani Hiroyuki
［パレオ協会・エーテルエネルギー学会 TUEET］

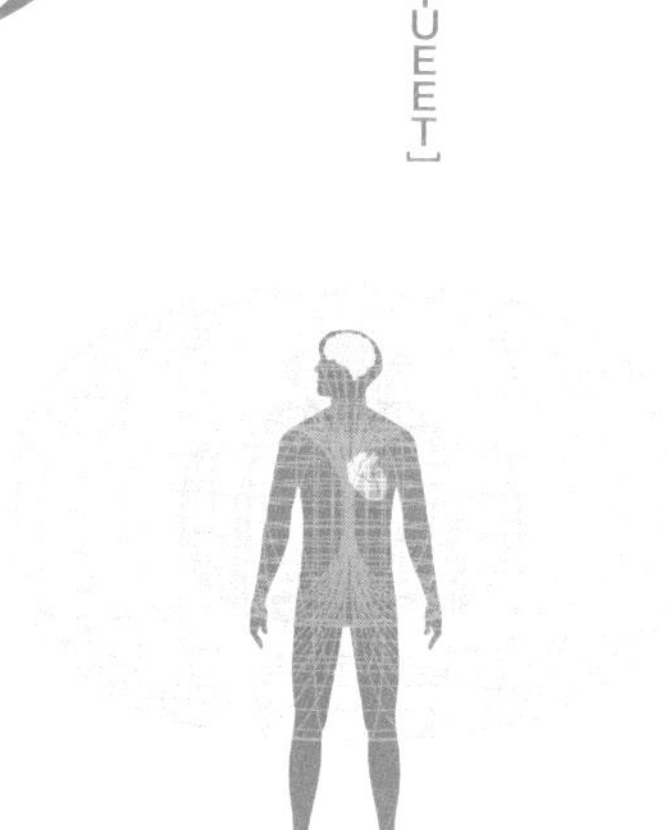

はじめに

量子力学という奇妙な分野で流行した言葉に「波動（wave）」があります。その流行に乗って、理論物理学、代替医療やスピリチュアルの世界では、〝波動〟という呪文を唱えれば、それでビジネスが成り立つようになっています。

しかし、波動という〝実体〟は存在しません。波動はあくまでもエネルギーの放出現象を2次元（2D）で捉えた比喩的な表現（description）に過ぎません。表現は、現象の説明（explanation）ではありません。量子力学の本質である数式も現象の表現の1つであって、説明ではありません。したがって、波動は何かの原因になるような実体でもありません。それと同じで、私たちは誰も「光（light）」の存在を見たことなどありません。私たちが見るのは、その「光」と呼ばれているものの随伴現象である〝灯り（illumination）〟です。むしろ何が〝波動〟や〝光〟と表現されている「現象」をもたらすのかを知ることが、自然および宇宙を最もシンプルかつ明快に説明できる鍵となります。

偉大なる自然（Mother Nature）は、とてもシンプルにできています。空想の屁理屈（相対性理論）や空想に満ちた複雑な数式（量子力学）とは無縁の真理がそこにあります。理論物理学が頼る「数学」は、食べ物というものの一部を数式で表現・描写することができるだけで、私たちに食べ物を与えることはできません。つまり、数学によって自然界の本質は摑《つか》めないのです。相対性理論や量子力学は、古代ギリシア時代に遡及できる「原子論（atom-ism）」のカルト宗教であり、本著で詳述する本当のサイエンスや叡智（wisdom）ではありません。自然界や宇宙では、マクロとミクロの世界はどちらも同じ原理でできています。量子力学が主張するようなミクロの世界だけに通用するルールを母なる自然（Mother Nature）は許していません。

なぜカルト宗教とは反対に位置するはずのサイエンスが、これほどまでに堕落してしまったのでしょうか？　それは、人類の歴史の大半においてその存在を認めてきた「エーテル」という存在を無視しようとしたからです。実際に「エーテル」という言葉は、現代のサイエンスでは禁句となっています。エーテルの存在を否定するのは、水の中を泳いでいる魚が水の存在を否定するのと同じです。

今回、古《いにしえ》の叡智を集結し、偉大なる自然が指し示しているとてもシンプルで美しい原理を「エーテル統一理論」としてまとめ直しました。そのシンプルかつ明快な理論に基づいた医学を「エーテル医学」と名づけました。「エーテル統一理論」あるいは「エーテル医学」

は、勝手な決まり（前提、公準）やそれに基づく複雑な数式を作ることなく、自然界・宇宙全体を矛盾なく、最もシンプルかつ美しく解明します。真実は、最もシンプルかつ美しいものなのです。この本を手に取られた方は、その自然と宇宙の美しさに目を奪われることになるでしょう。物理学を含めたサイエンスも医学も「エーテル統一理論」を基礎にして生まれ変わります。

エーテル医学の世界へようこそ。

装丁・泉沢光雄

カバーイラスト＋24頁イラスト・石崎伸子

エーテル医学への招待――リアルサイエンスで分かった「波動」の真実◆目　次

第5章 エーテル医学

第1章

フェイクサイエンスの決定版
―― 相対性理論

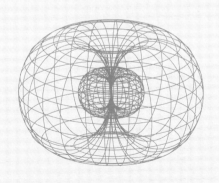

1　物理学も抑圧の歴史

「物理」とは、本来「物の理《ことわり》」、つまり自然現象を観察して、その中に一定の法則（因果関係）を見いだす営みです。まさに「リアルサイエンス」そのものの定義です。

19世紀までの古典力学（ニュートン力学）では、検討対象をそれ以外の宇宙から分離するという限定的な条件下（自然ではない）での実験結果に基づいて法則を導いています。この場合は、自然そのものを観察しているわけではありませんが、少なくとも再現性（誰が実験を行っても同じ結果が出る）があり、数式でも表すことができます。この古典力学も神の存在証明のための学問であり、自然現象を解き明かすリアルサイエンスではありませんでした。

それでも現在の工業的な応用は、すべてこの古典力学から来ています。相対性理論や量子力学が工業的に応用されているという話はすべてプロパガンダです。しかし、1900年代に入り、アインシュタインという「シオニスト（Zionist《ザイオニスト》）」の創設によって、この物理の本質が覆い隠され、フェイクサイエンスとしての「物理学」が登場しました。「シオニスト（Zionist）」というのは、イスラエルに自分たちのみの神が降臨し、自分たちだけが救われるという選民思想をもつ狂信者たちです。

アインシュタインは、少し精神遅滞で、かなり不器用な人だった（実際は物理学者ではなく、せいぜい二流の数学者）ようですが、この強固な「選民思想（優生思想）」に取り憑《つ》かれたシオニストでした【1】。アシュケナージ・ユダヤ人の権力者（Jewish bankers）たちは、アインシュタインという洗脳されやすい人物を使って、「相対性理論」というフェイクサイエンスを打ち立てました。この理論は、フランスの物理学者のポアンカレ（Jules-Henri Poincaré）、ローレンツ（Hendrik Lorentz）の仮説（Poincaré-Lorentz theory of relativity）およびマクスウェル（James Clerk Maxwell）など先行する複数の研究をまるまる盗用して少し手を加えたものであることは、後年多数の物理学者に指摘されているところです【2・3】。しかし、このポアンカレたちの仮説そのものは、実験や実証を伴わないいわゆる「観念論（空想とも言う）」に過ぎないもので、相対性理論はさらにその観念論を歪曲したものです。そして、その盗用したアイデアもアインシュタイン自身ではなく、その妻が相対性理論としてまとめ上げたと言われています【4】。

何らかの理論を思いつくと、次にその理論に合わせて事実を選び始め、彼のその理論（観念論）と一致しない事実は投げ捨て、一致する事実だけを挙げる、いわゆる「確証バイアス」が相対性理論とその後に続く量子力学を覆い始めます。

客観的実験の結果を否定し、現象の内部メカニズムの存在という概念そのものを破棄し、そのことによって先行するサイエンス全体からの継承性を自分から奪い、自分とは異なった考え方を持つ者たちに対して官僚的（＝抑圧的）な措置を講じ、サイエンスから前進の可能性を奪ったのです。

この抑圧的な措置とは、相対性理論の矛盾を指摘する実験結果を出した人をいわゆる「反ユダヤ主義（antisemitism）」「ユダヤ人差別」と糾弾《きゅうだん》する行為のことです。ユダヤ人銀行家の権力者たちは、この「反ユダヤ主義」という言葉や運動を発明し、世界を自分たち選民だけが統治するものにフル利用したのです。ヒトラーも「反ユダヤ主義」を掲げて、大衆を誤誘導した彼らのエージェント（スパイ）でした【5】。

つまり、1900年頃から100年以上に渡って、完全に物理の真実が、「物理学」というフェイクサイエンスに置き換えられたのです。

現代に至るこの100年間は、

1　新理論の命題がたった1つでもニュートン力学、特殊相対性理論あるいは量子力学の何らかの命題と矛盾していれば、その新理論は疑似理論と見なされ、直ちに棄却される。

2　提案されている新理論における公式が、任意の運動座標系または静止座標系においてその形を保存しない場合には、すなわち、「ローレンツ不変性」の原理（物理学のすべての方程式は、特殊相対性理論の基礎に横たわっているローレンツ変換に対して不変でなければならないという原理）と一致していない場合には、その新理論は疑似理論と見なされ、直ちに棄却される。

3　ある理論がその基礎部分において、または考察部分において「エーテル」という言葉に言及している場合には、その理論は疑似理論と見みなされ、直ちに棄却される。

という異常事態が常態化しています。

まさに、これは現代医学における、糖、塩、飽和脂肪酸悪玉説の流布およびオメガ3（プーファ）、エストロゲン、セロトニ

嘘の物理学の上に成立している偽学問

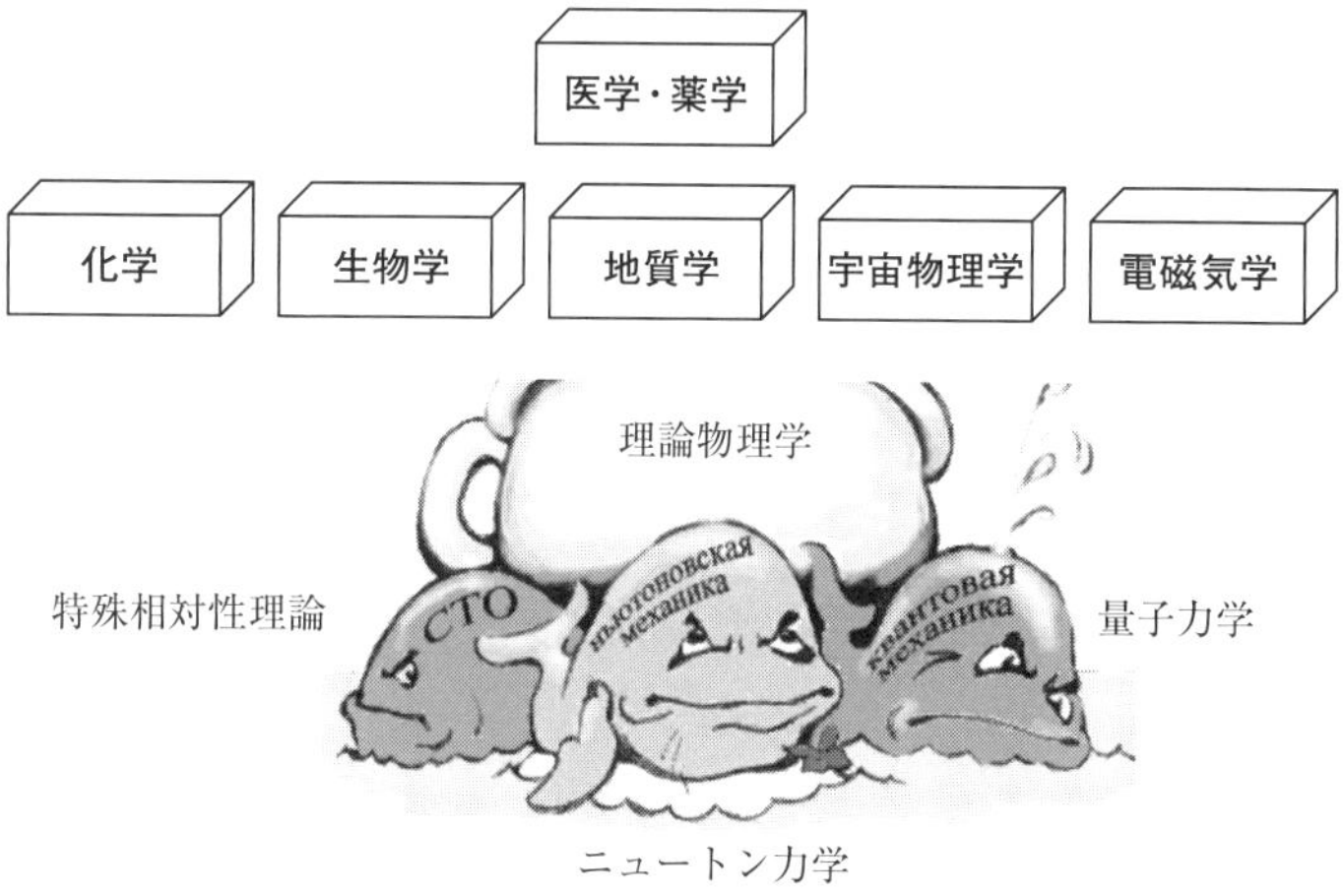

ン、一酸化窒素などのストレス物質が、医薬品として治療目的で使用されるという異常事態と重なっています。現代の最先端物理学とされる理論物理学は、このようなフェイクサイエンスの上に建てられた砂上の楼閣《ろうかく》に過ぎません。まずはこの現状を理解しておきましょう。

2 相対性理論――私の主観があなたの現実を変えるマジック（詐欺）

論証や実証がなくてもある理論の前提となる仮定を物理学では「公準《こうじゅん》あるいは公理《こうり》（postulate）」と呼びます。1900年前後から、アインシュタインの登場によって、サイエンスが観念論へと変貌しました。この観念論は、自然を観察したものではないので、恐ろしく多数の仮定を置かないと辻褄が合わない代物になります。優れた仮説や理論というのは、最小数の仮定（前提、assumption）で最大数のエビデンスを矛盾なく説明でき、統一できるものです。ある事柄を説明するためには、必要以上に多くを仮定するべきでないという原理を「オッカムの剃刀《かみそり》（Occam's razor）」と言います。

アインシュタインの有名な「特殊相対性理論（special relativity）」では、5個の仮定（公準）を置いています。ちなみに、その最初の公準は、自然界には世界媒質――エーテル――は絶対的に存在しないという仮定です。彼の2つ目の理論である「一般相対性理論（general relativity)」では、それらの5個の公準を利用しつつ、それらにさらに5個の公準を付け加えています。すなわち、一般相対性理論は全部で10個の仮定を置いています(その最後の公準は、自然界にはエーテルがやはり同じように絶対的に存在するという仮定で、特殊相対性理論の仮定と反しています)。

この仮定だらけの相対性理論を簡単に説明していきましょう。1905年にアインシュタインが発表した特殊相対性理論においては、以下の2つの原理を基盤として、新しい仮説が組み立てられています【6・7】。

1 光速度不変の原理
2 すべての慣性系における物理法則の相対性原理

ニュートン力学の第1法則に「外力が作用していないとき、物体は静止しているか、等速運動をする」というものがあります。これは、「慣性の法則(inertial law)」と呼ばれています。静止とか等速運動という言葉は「何に対して」静止しているのか、あるいは等速運動をしているのかを言わなければ意味が不明になります。つまり、物体の位置を示す座標としてどのような基準(座標系)をとるのか示さないと成立しません。日常の運動を記述する場合は、地面に固定した座標系を採用しています。そしてこの座標系で、慣性の法則が成り立っています。アインシュタインの特殊相対性理論の「慣性系」とは、外からの力が働かずに内部の運動状態が保たれている慣性状態にある座標系のことを指す言葉であり、それは一言で言うと、外力によって速度が変化していく加速度状態にない静止状態にあるものを意味します（あるいは、等速運動を行っている観測者のことを意味する概念として捉えることができます）。

特殊相対性理論においては、この理論が「慣性系」と呼ばれる加速や減速運動を行っていない座標系、すなわち、静止または等速運動を行っている観測者同士のみで成立する理論であるという意味で「特殊」という言葉が用いられています。

1915年に同じくアインシュタインよって発表された一般相対性理論では、以下の2つの原理を基盤として新しい仮説を提唱しています【8・9】。

1　運動加速度と重力加速度の等価性を意味する等価原理

2　加速度系を含むいかなる座標系においても物理学の法則は同等に働くとする一般相対性原理

一般相対性理論においては、この理論が「慣性系」だけではなく「加速度系」も含めたすべての座標系、あらゆる観測者において同等に成立する理論として成立しているという意味において「一般」という言葉が用いられています。

さて、特殊相対性理論では、光の速度は光源の動きと関係なくすべての観察者にとって不変であるとする「光速度不変の原理」を導入しています。私たちは、少し考えれば、これがおかしいことにすぐに気づくと思います。止まっている人から光を観測しても、速度Vで走っている人から光を観測しても光の速度は変わらないという無理な仮定をしているからです。地面の上を速度Vで走っている人には、光速は（C−V）の速度になるからです。

光速度不変という怪奇現象

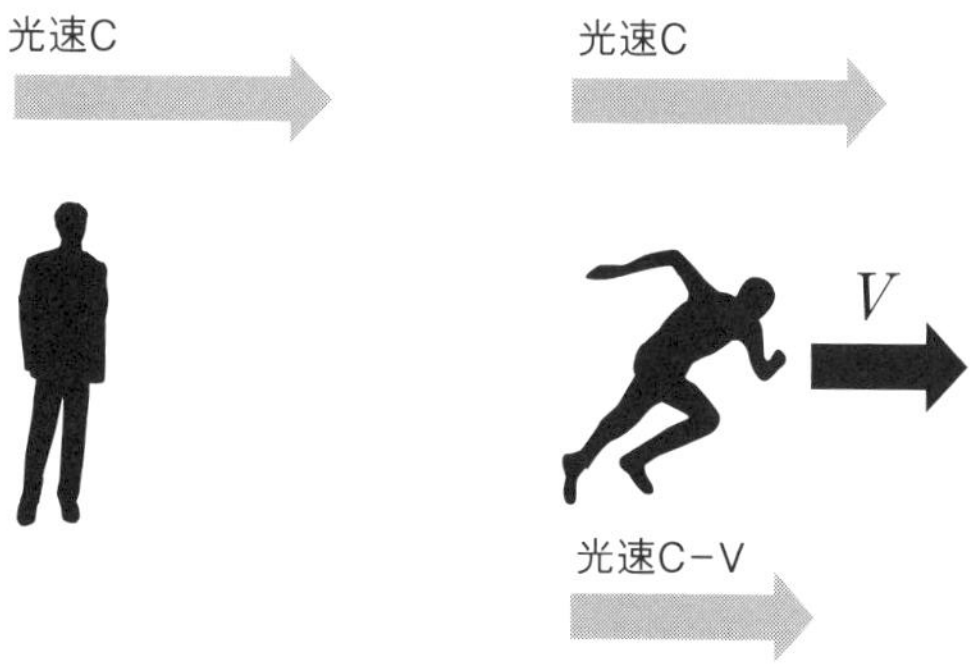

地面の上を速度Vで走っている人には、光速は（C−V）の速度になるはずだが、特殊相対性理論では、光速は変化しないという無理な仮定をしている。

高速道路で同じ速度で走っている車は止まって見えるはずです。高速道路で同じ100㎞／時間の速度で走っているときに、相手の車が100㎞／時間の速度に見えることはありません（このような無理のある仮定が実験で証明されたとしているものは、実験自体あるいは解釈に歪曲があります）。

特殊相対性理論では、光速は任意の速度で運動する観測者の視点から見て必ず〝c〟という一定の値になると前提を置いています。現代物理学は、自由空間中の光の速度は、秒速2億9979万2458mであり、この速度は一定不変としてきました。しかし、実験結果はこの前提を否定しています。光を液晶（liquid-crystal mask）装置に通して形状を変化させ、形状が変化していない光と速さを競わせる実験が報告されています【10・11】。その結果、形状が変化したほうの光は、1mの移動距離において最大20波長分の遅れが観測されました。

光は、水やガラスの中を通過する間は減速しますが、通過した後は再び光速に戻るとされています（これもエネルギー保存の法則に反している。水やガラスに光のエネルギーが奪われたあとにスピードが元にアップするのは、どこからエネルギーを得ているのかという素朴な疑問が残る）。しかし今回の実験では、光は液晶を通過した後も、減速した状態を維持しています。また光速よりも早い光も実験的に検出されています【12・13】。自由空間において光の速度は一定ではないことが実験的に証明されているのです。

特殊相対性原理は、光速度不変の原理に基づいてすべての慣性系において光の運動を含むあらゆる物理法則が同等に成立することを意味することになります。しかし、光の速度が不変であるというのは、速度Vで動いている人（座標系）では通用しません。したがって、1つ目の光速度不変という原理は、2つ目の原理であるすべての「慣性系」について成立する（実際は、速度Vで走る人には成立しない）という相対性原理と矛盾することになります。特殊相対性理論の2つの原理は、すでに矛盾を起こしているのです。この矛盾を解決するために持ち出された数学上の産物が「ローレンツ変換」と呼ばれているものです。アインシュタインは、座標の変換形式の数学的な記述としてローレンツ変換と呼ばれる変換法則を導き出しました。ローレンツ変換とは、異なる動き方をしている、2つの系の時刻や空間を結びつけるような変換です。慣性系Sの時空座標（x, y, z, t）から慣性系S'の時空座標（x', y', z', t'）への不変的な座標の変換形式のあり方が、ローレンツ変換と呼ばれる座標の変換形式です。具体的な数式には意味がありませんので、要約すると「ローレンツ因子」と呼ばれる係数の値に比例する形で、空間や時間が伸び縮みしていくことがローレンツ変換の本質です。

ローレンツ変換は、光速度不変の原理と特殊相対性原理という相矛盾する2つの原理が「矛盾してない」と勝手に仮定して導き出したものです。したがって、ローレンツ変換式そのものが、矛盾から導出された虚構の産物に過ぎないのです。2つの原理の矛盾を虚構のローレンツ変換を用いて解消しようとすることは、数式を見なくても意味をなさないことがお分かりになると思います。アインシュタインが特殊相対性理論で行ったことを具体的に示すと、

「光速度不変の原理と特殊相対性原理が、無矛盾であることを証明しよう。
まずこの2つの原理は無矛盾であると仮定する（①とする）。
さて、2つの原理は無矛盾である。なぜなら、①で仮定しているからである。
よって、証明された」【14】

という何も証明されていないデタラメな構造になっているのです。

特殊相対性原理やローレンツ変換といった間違った仮説から辿り着いた「質量とエネルギーの等価性」、いわゆる〈$E = mc^2$〉という式ももちろん間違いに間違いを重ねたものに過ぎません。アインシュタインは、この数式を証明しようと発表後も何度も試みましたが、失敗に終わっています【15】。ちなみに、この公式自体は、アインシュタインが特殊相対性理論から導き出す2年前にすでにイタリアのサイエンティスト（Olinto De Pretto）が発表し

ていたものです【16】。「質量とエネルギーの等価性」では、放射性物質の核分裂反応によって生まれる膨大なエネルギーが、放射性物質の質量のわずかな減少によるものだとまことしやかに主張されています。しかし、核分裂反応によって生まれる爆発は、エーテルのかく乱によって物質の原子の化学結合が分離されたことで生じるものであり、物質の質量とは何の関係もありません。そもそもエネルギーとは後述するように、エーテルあるいはそこから形成される誘電場にある潜在的な存在です。放射性ウランの爆発も、エネルギーの運動作用の現象の1つであり、エネルギーそのものではありません。エネルギーは、物質の質量とは何の関係もありません。

特殊相対性原理が間違っているならば、それを加速度系にまで拡張した一般相対性原理も当然間違っていることになります。すでに一般相対性理論が間違っていることは多数の著書や論文でも指摘されていますが、難解な数式なしでの説明を掲載しておきます【17】。

一般相対性理論を、思考実験を行って考えてみましょう。いま無重力の宇宙空間の中に、一辺が50mほどの大きなエレベータが浮かんでいて、そのエレベータの真ん中（上下左右の壁から離れている場所）に宇宙飛行士のM氏が1人浮いているとします。このエレベータには窓がなく外は見えないとし、エレベータははるか上空にいる神様がもつロープでつり下げられていると仮定します。ロープはまっすぐに伸びています。M氏には当然ながら慣性質量があり、力が加われば「その力に抵抗して、その場にふんばる」性質を、M氏はもっています（これを物理用語では、「慣性変動の発揮」と呼びます）。この〝慣性〟という性質が今回の考察のポイントです。

さて、いま天体（星）がエレベータの真下に突然出現したとします。その瞬間、M氏は慣性質量をもつので、確実に慣性変動の発揮があります。これまでふわふわと浮いていたところに星の重力（引力）という力が加わったのですから、その場にふんばろうとする性質が発揮されるわけです。その物体固有の〝もがき〟があります。そして、いまエレベータは神様によってロープでつり下げられているのですから、エレベータ自体は天体の方へは落下していかず、M氏のみが星へ引き寄せられることになって、やがてM氏はエレベータの下の床にぶつかる事態になります。M氏は落下中も重力を受け続けているわけですから、落下している間も（床にぶつかるまで）慣性変動の発揮がなされ続けることは言うまでもありません。この場合を状況Aとしましょう。

もう1つの別の状況を考えてみます。いま神様が猛烈なスピードでロープをたぐり寄せはじめ（たぐり寄せのスピードを加速していく）、エレベータを突然上方に引き上げはじめたとしましょう。この場合、慣性変動の発揮はあるでしょうか？　ありませんね。

この場合は、ただエレベータが上がっていくだけなのですから、当然のことながら慣性変動の発揮はありません。先の天体出現のときと、状況自体は似ていても物理的内容がまるで違っています。下の床がスピードを加速しながらただ自分に迫ってくるだけですから、〝もがき〟を発揮しようにもできないわけです。この場合を状況Bとします。

物理学者はこれまで状況Aの場合と状況Bの場合をまったく同等だとして扱ってきました。見かけの力などという仮定の力を使えば数学的にはたしかに一致するでしょう。しかし、物理的内容を吟味すれば、右で見たようにまるで違うものであり、原理的に異なるもの、区別できるものであることが分かります。従来からよく行われてきた考察は、M氏が足を床につけている状況を考えるというものでした。たしかにその場合は状況Aでも状況Bでも慣性変動の発揮があり、2つの力の区別はできないということになります。そのことに気をよくしたのか、アインシュタインは意味を拡張し一般化し過ぎて、上記の重力系（状況A）と加速系（状況B）が完全に同等である（原理的に区別不可能）として一般相対性理論を作ってしまいました。

状況Aでは、天体が出現するわけですから、その瞬間から誘電場・磁場が周囲に発生し、M氏もすぐにその誘電場・磁場の影響下に入ります。ここではM氏は、天体出現直後から確実に重力を受け続けていると言えるわけです。ところが、状況Bではどうでしょうか？　神様がただエレベータを上に引っ張っているだけなのですから、どこにも重力場など生じておらず、下の床にぶつかるまでM氏はどんな力も受けていないわけです。このように考えると、状況ＡとＢが根本的に違う状況なのは明らかです。

状況Ａと状況Ｂの考察から、この2つの状況が根本的に異なるものであることは明らかだからです。

状況Ａ（重力系）では慣性変動の発揮（その場にふんばること）がある。

状況Ｂ（加速度系）では慣性変動の発揮がない。

一般相対性理論が間違っていることの証明

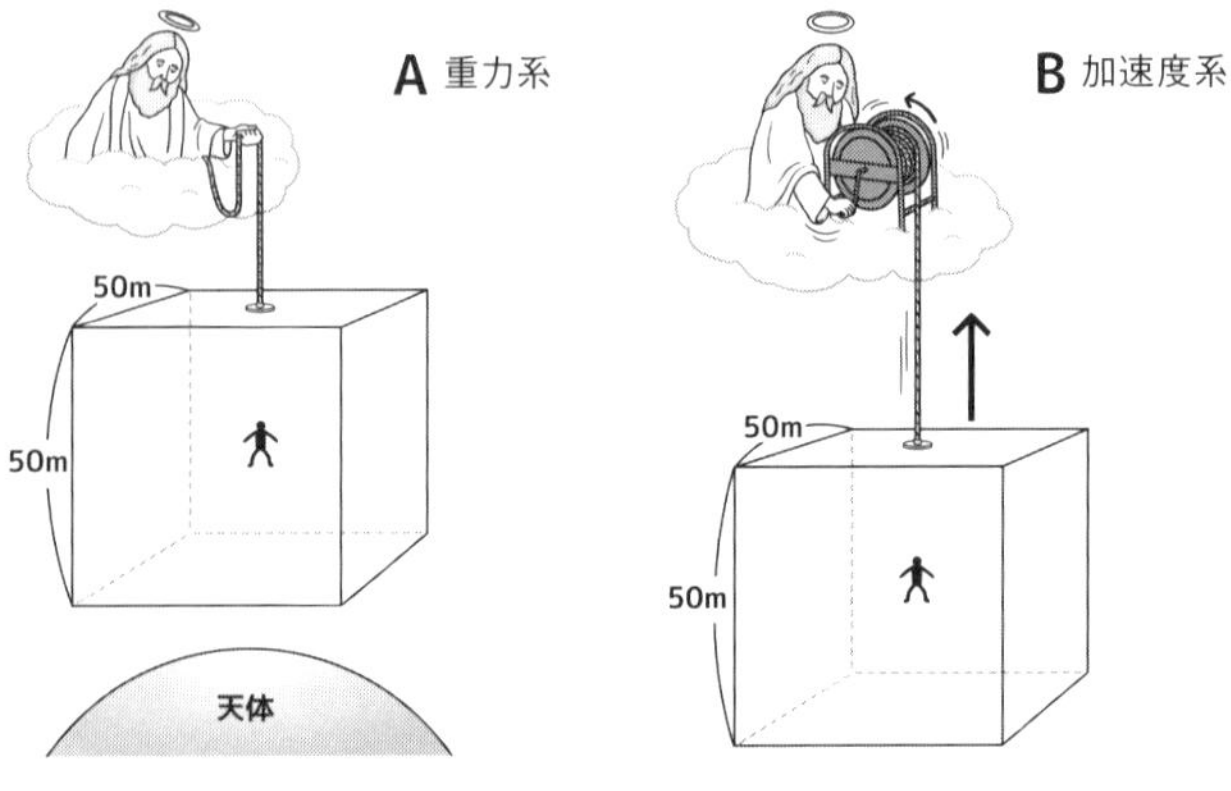

状況Ａと状況Ｂは、物理的にまったく異なるが、アインシュタインはこれを同じ（等価）として扱った

明瞭に異なるものであり、原理的に区別可能です。アインシュタインは、見かけの力を真の重力に昇格させたわけですが（真の重力と完全に同等とした）、これまでの考察から、絶対にそんなことは言えないと分かるでしょう。状況Aと状況Bは、じつは物理的に異なるものだったのです。以上より、〝アインシュタインの等価原理〟は誤っていることがわかりました。つまり、一般相対性理論が間違っていることが証明されました。

特殊相対性理論は、時間と空間の相対性（時間や空間は伸縮自在）を基礎に置いています。アインシュタインによって、その後に提唱された一般相対性理論では、時間と空間の絶対性（時間や空間は変化しない）を基礎に据えているのです。この時点で、相対性理論というのは内部矛盾を抱えた混迷した思考であることが明らかになっているのです。

3 相対性理論の怪奇現象〝時間の遅れ（time dilation）〟

光の速度を恣意的に一定にするという思想（特殊相対性理論の第2の公準（second postulate）に立つことで、時間が伸縮する（time dilation）という非現実的な現象が起こることになります。この現象が論理の中の内部矛盾であるパラドックスを引き起こします。パラドックス（paradox）とは、正しいようで間違いである。あるいは、間違いのようで正しいという逆説のことを言います。

特殊相対性理論の時間の伸縮で起こる有名なパラドックスが「双子のパラドックス（twin paradox）」と呼ばれるものです。双子の兄が高速の宇宙船で旅行をして10年後に地球に帰ってきました。宇宙船の速度は光速に近い速さとします。相対性理論では、高速で動くものの時間は遅れるとされているので地球では12年の月日が経っていました。つまり、光速に近い速度で動いていた兄の時間は地球に残った双子の弟よりも遅く進んでいたため弟よりも2歳若くなるというものです。

さて、特殊相対性理論では、移動してい

双子のパラドックス（Twin paradox）
どちらの時計がゆっくり進む？？

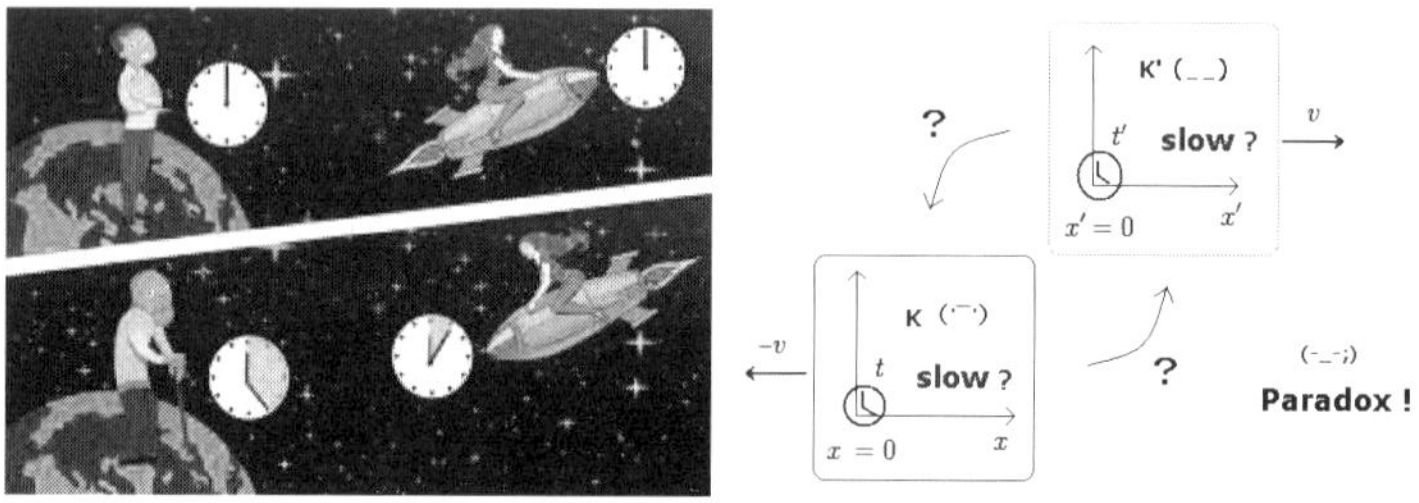

双子の弟は地球上にいるので、地球から見ると宇宙船の時計がゆっくり進む、つまり弟が早く年をとることになる。一方、宇宙船にいる兄から地球を見ると、地球が移動しているように見える。この場合、地球の時計の方がゆっくり進む、つまり兄が早く年をとることになる。結果的に私たちはどっちの時計がゆっくり進んでいるのか理解できないことになる。

る系の時計は必ずゆっくり進むという現象が発生します。双子の弟は地球上にいますので、地球から見ると宇宙船の時計がゆっくり進む、つまり弟が早く年をとることになります。一方、宇宙船にいる兄から地球を見ると、地球が移動しているように見えます。この場合、地球の時計の方がゆっくり進む、つまり兄が早く年をとることになります。結果的に私たちはどっちの時計がゆっくり進んでいるのか理解できないことになるのです。

この双子のパラドックスの解決法として、加速系の一般相対論を持ち出して説明している記述が散見されますが、騙されてはいけません。特殊相対性理論は、一般相対性理論と矛盾を来たしている理論なので、この2つを結合して説明することはできません。

さらに、双子のパラドックスのバリエーションとして「祖父のパラドックス（The Grandfather Paradox）」があります。仮に特殊相対性理論の説くごとく、時間が伸縮するという現象が存在するとします。そうすると時間を引き延ばせば、いわゆる「タイムトラベル（time travel）」が可能になるはずです。例えば、あなたが祖父の時代にタイムスリップできるということです。あなたがその祖父（まだ自分の父親をもうけていない年齢で）をタイムスリップして殺害したとしましょう。そうすると、あなたの現在の存在はなく、タイムトラベルもできないことになります。これは内部矛盾を起こしています。

相対性理論を許せば、過去に遡って自分の存在の誕生を消すことができるため、タイムトラベルもできなくなります。自然現象にこのような内部矛盾はありません。相対性理論は、現実の物理現象（自然現象）とはかけ離れた空想なのです。

4 相対性理論の怪奇現象"長さの収縮（length contraction）"

もう1つ相対性理論のパラドックスになる例をあげましょう。特殊相対性理論によれば、動く物体はその進行方向に収縮して見えるという現象が起こります。これを「長さの収縮（length contraction）」、あるいは「ローレンツ収縮（Lorentz contraction）」と呼んでいます。

この長さの収縮にまつわるパラドックスに、車と車庫あるいは棒と納屋のパラドックス（The Car / Ladder and The Garage Paradox、The Pole-Barn Paradox）と呼ばれるものもあります。車と車庫の長さが一致しているとしましょう（車が車庫にぴったりと収まる〈静止系〉）。

光速に近い速度で車が車庫に入るとします。そうすると、車庫の外にいる第三者からは、車が半分に短縮したように見えます。したがって、車庫に車は余裕で収納できます。

一方、光速近くで運転しているドライバーからは、車庫が半分に短縮したように見えます。この場合は、車が車庫に収まりません。観察者が異なると、車が車庫に収まらなくなるという内部矛盾を引き起こしています（現実の世界では、観察者によって車や車庫が縮むことはない）。

もう1つの長さの収縮にまつわるバリエーションとして、「エーレンフェストのパラドックス（Ehrenfest-Einstein Paradox）」があります。丸い円盤の円周が$2\pi R$（Rは半径）です（31ページ下図）。左の静止した円盤ではこの$2\pi R$はちょうどNl_0に等しいとします（$2\pi R = Nl_0$）。ディスクが光速近くで回転し始めると、その円周はローレンツ収縮を起こし短縮する（l_0が短くなる）ことになります。なぜなら回転とは接線方向の運動になるので、特殊相対性理論の説くごとくローレンツ収縮を起こすからです。

相対性理論で起こる怪奇現象

ローレンツ収縮（長さの収縮）

Lorentz contraction (length contraction)

運動する物体の長さが、自身の静止系で測定される長さである固有長（proper length）よりも短く測定される現象。物体が進んでいる方向のみで生じる。普通の物体ではこの効果は日常的な速度では無視でき、物体が観察者に対して光速に近づくときのみ重要となる。

The Car / Ladder and The Garage Paradox

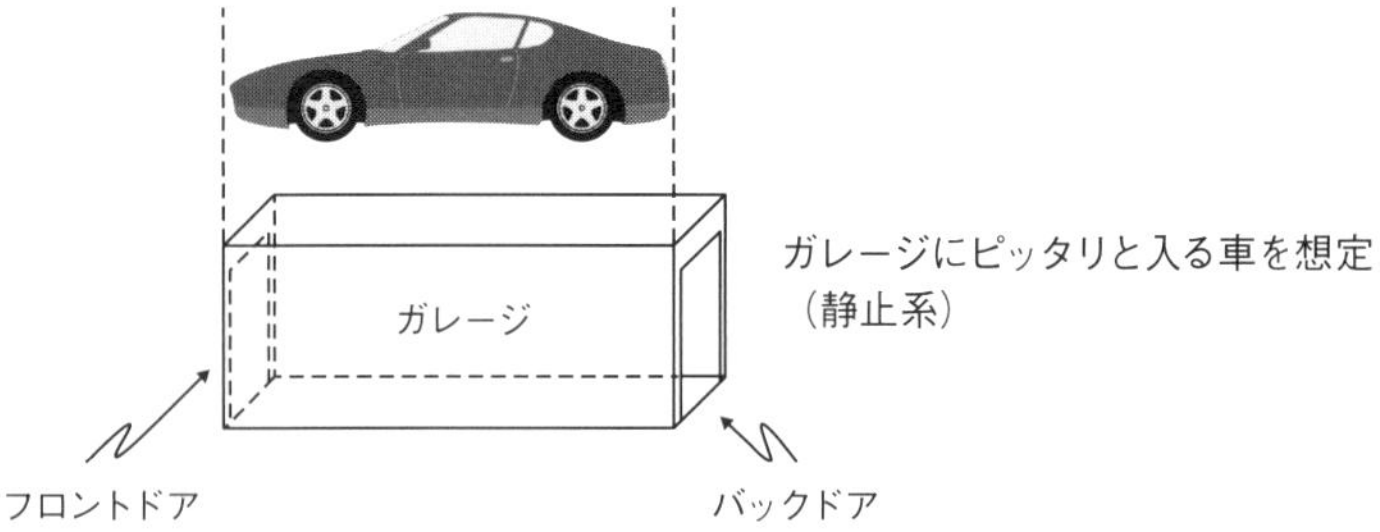
ガレージ
フロントドア
バックドア
ガレージにピッタリと入る車を想定
（静止系）

ガレージの外の観察者からの視点

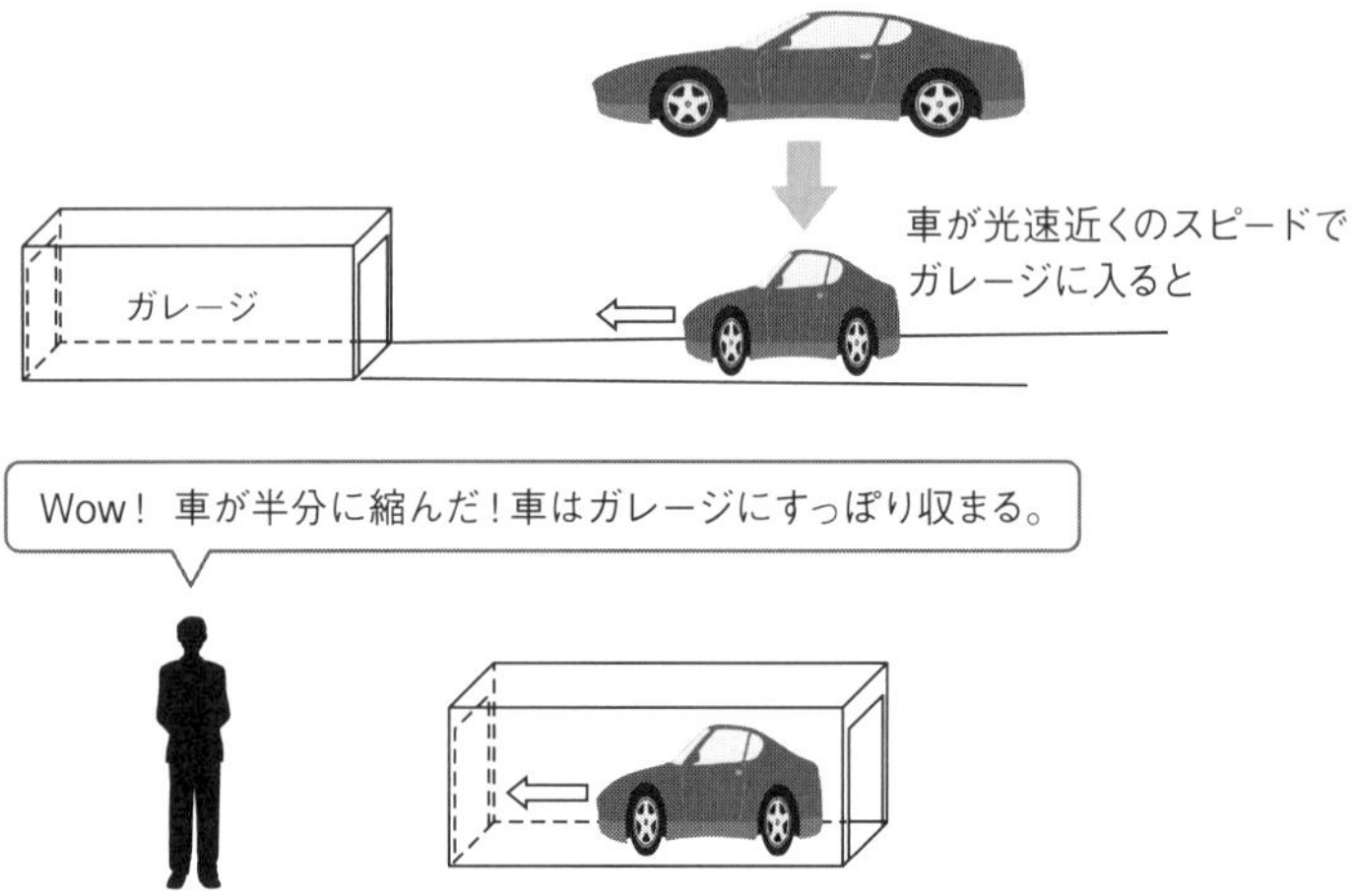
車が光速近くのスピードで
ガレージに入ると
ガレージ
Wow！ 車が半分に縮んだ！車はガレージにすっぽり収まる。

光速近くで走る運転手からの視点

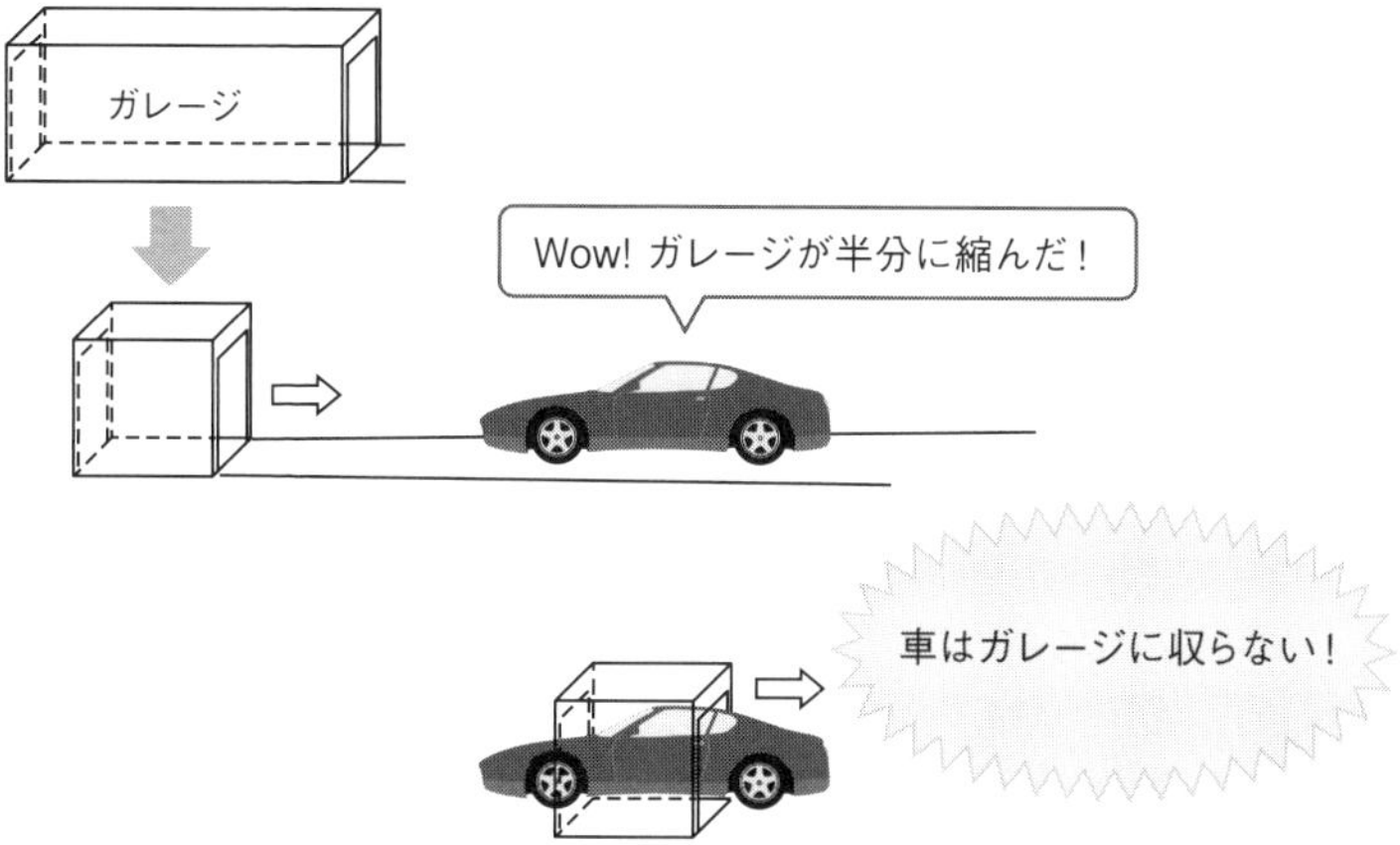

Ehrenfest-Einstein Paradox

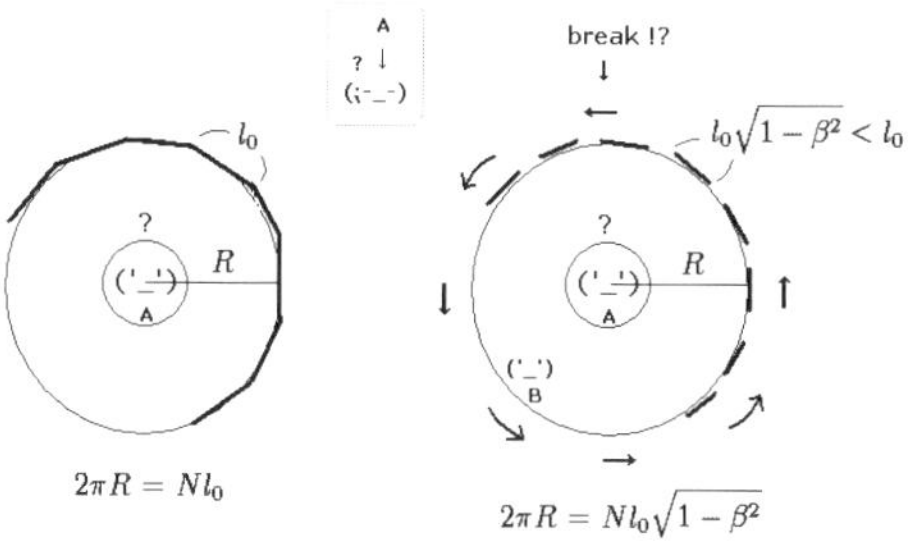

左の静止した円盤ではこの2πRはちょうどNl_0に等しいとする（2πR = Nl_0）。ディスクが光速近くで回転し始めると、その円周はローレンツ収縮を起こし短縮する（l_0が短くなる）。なぜなら回転とは接線方向の運動になるので、特殊相対性理論の説くごとくローレンツ収縮を起こすからだ。しかし半径"R"はローレンツ収縮しない。なぜなら動径方向の運動はゼロだからだ（R → R）。回転円盤の各長さl_0が収縮することを考慮すると、その円周は2πRに等しくならなくなる（2πR < Nl_0?）。円盤は、光速近くで回転すると円周が変化（短縮）する、つまり円形を保てなくなるという怪奇現象が起こる。

しかし半径〝R〟はローレンツ収縮しません。なぜなら動径方向の運動はゼロだからです（R→R）。回転円盤の各長さ l_0 が収縮することを考慮すると、その円周は2πRに等しくならなくなります（2πR＜Nl_0？）。円盤は、光速近くで回転すると円周が変化（短縮）する、つまり円形を保てなくなるという怪奇現象が起こることになります。これは特殊相対論における致命的なパラドックスの1つです。

5 相対性理論の根本的な過ち

"I hold that space cannot be curved, for the simple reason that it can have no properties."

— N. Tesla【18】

私は空間が曲がるというような馬鹿げた発想を支持しない。なぜなら、空間には何ら物理的特性がないことが定義とされているからである。

—ニコラ・テスラ

特殊相対性理論では、光の速度を恣意的に一定にするという思想に立つことで、今度は時間や空間を歪《ゆが》める、つまり時間や空間が長くなったり、短くなったりするという現象を創設することになります。ところが、ここで相対性理論は根本的に破綻しています。なぜなら、時間や空間といったものは、長くなったり、短くなったりするというような「物理的特性、実体（physical properties）」を持っていません。

時間という概念は、ヒトの大脳の中だけに存在するヒトの発明品です。それが客観的に物質としてある空間を占めることはありません。空間という概念も同様です。それは、物質という実在に対比した領域をヒトが概念化したものです。時間も空間も、本来は数え上げることができないもの、つまり〝定量化（quantification）〟できるものではない「概念（concepts）」（人間の勝手な空想）に過ぎないです。定量化できないということは、本来は数式であれこれいじくり回すことができないということを意味します。また、時間や空間は、物体のように境界が明瞭に区別できません。

そして、時間や空間は、観察者の主観とはまったく関係ないものです。相対性理論の第1の公準は、あなたの主観と私の主観は同じであるとしています。しかし、第2の公準では、外部の観察者の主観は、もう1つの観察者の現実を変えることができるとしています（双子や時間のパラドックス）。この第2の公準は、第1の公準を否定しているのです。相対性理論の内部そのものが矛盾を起こしていることにメインストリーム物理学者は沈黙を保ったままです。

また、相対性理論では物体の運動は相対的とされています（古典力学では、運動は絶対的

（absolute motion）として定義。絶対的とは、参照する動かない基準があるということ）。これは、道路が私たちの足の下を動くという奇妙な現象を容認することになります。現実は相対的ではありません。私たちが道路の上を（絶対的に）歩いているのであって、道路が（相対的に）私たちに対して動いているのではありません。相対性理論という思考は、どこまでいっても私たちの現実の世界の実体験とは合わないだけでなく、その内部も矛盾だらけの空論なのです。

第2章

数学のお遊び
—— 量子力学

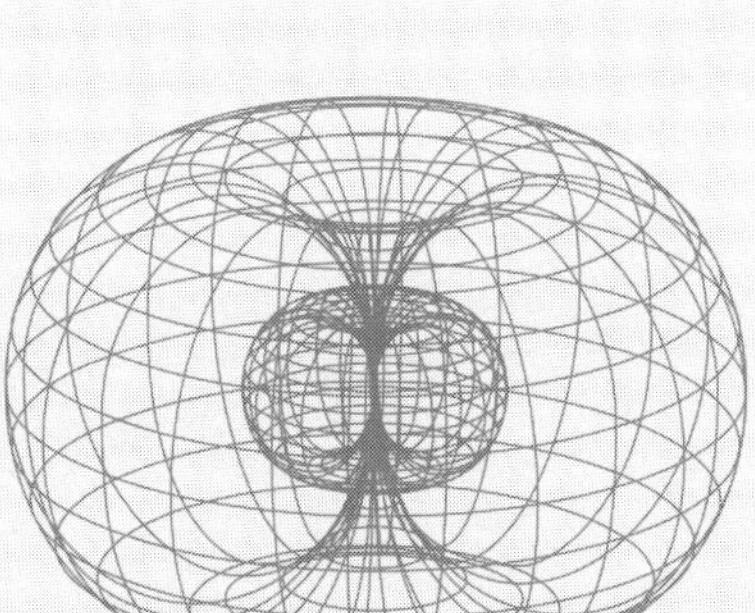

"Today's scientists have substituted mathematics for experiments, and they wander off through equation after equation, and eventually build a structure which has no relation to reality."

—N. Tesla【19】

今日のサイエンティストは、実験を数学に置き換えてしまった。彼らは、数学の公式から公式を作るだけに忙しく、完全に自分たちを見失っている。結局、それらの数学の数々の公式は、自然現象とはまったく何の関係もない代物に成り果てているのだ。

—ニコラ・テスラ

1 量子力学とは何か?

量子力学は特殊相対性理論の公準を利用しつつ、それらにさらに10個の公準を付け加えています。そして、それに続く諸理論は特殊相対性理論の公準を必ず利用しつつそれらに独自の公準と原理を付け加えており、その総数はもはや10個どころではありません。量子力学は、仮定を無数に置かないと成立しない分野です。もはや自然界の現象を具《つぶさ》に観察して、その中に一定の法則を見いだすという実践的な学問からは究極に遠ざかり、リアルサイエンスの反対側にあるものです。「オッカムの剃刀《かみそり》」の提唱者であるオッカムのウィリアム(William of Ockham)も、彼の死後1世紀近く経過した最先端のサイエンスが量子力学と知れば、さぞかし腰を抜かしたことでしょう。

量子力学の旗幟《きし》としてアインシュタインの後継者とも言える人物が、リチャード・ファインマン（Richard P. Feynman）です。彼は、まったく整合性のとれない相対性理論と量子力学を統一するというまったく馬鹿げた思想を追求した人物です。

彼の量子力学に関する有名な文言《もんごん》をご紹介しましょう。


「もしあなたが量子力学を理解していると思ったら、あなたは量子力学を理解していない（If you think you understand quantum mechanics, you don't understand quantum mechanics. — Richard P. Feynman）」【20】

ファインマンも専門としている量子力学が何であるかを微塵《みじん》も理解していないことがよく分かります。量子力学とは、自然現象をエンドレスに細断していき、粒子をこれ以上分解できない「量子」という仮想の物質（粒子）を持ち出して、自然を再合成していくというものです。具体的には、空想的な仮想粒子である量子（光子［photons］、グルーオン［gluons］、ミューオン［muons］、グラビトン［gravitons］、電子［electrons］、クォーク［quarks］など）や質量のない数珠（ひも理論のstring）といった頭の中の創造物を用いて数式を説明していることです。あくまでも数式の説明としての辻褄合わせであり、決して自然現象を説明するものではありません。

自然はそのような量子を必要としません。実際に、自然は架空の量子がブロックのように積み重なって構成されていることはありません。量子力学の専門家は、数字いじりをもって最先端のサイエンスと居丈高《いたけだか》に私たち専門外の人間を見下しているのです。実世界で物理的実体として実証されていない仮想粒子を用いて、光、磁場、電磁場、重力を説明するという物語レベルの杜撰《ずさん》さです。相対性理論と同様、とてもサイエンスとは言えません。実はアインシュタインでさえも、量子力学はリアリティのないもので、いずれ現実のサイエンスに置き換わるものとして見ていました【21】。

現在の相対論的な場の量子論では、真空中にはダークエネルギー、ダークマター、ヒッグス粒子、粒子と反粒子の無限のペアなどの非常に多種類の粒子や物質であふれかえっていると仮定しています。光子やニュートリノなどはこれらの非常に混みあった空間内をまったく〝無傷〟な状態で通り抜ける特殊能力があることになります。そのようなことは量子の世界でさえも考えられないでしょう。量子力学の世界では、2つの量子（粒子）の間には、無限大の数の量子（粒子）があることになっています。量子力学のように量子という粒子ありきで出発すると、連続している自然や宇宙全体を描写することは不可能になります。これはパンを細かく分子や原子レベルに分割する場合、その分割された分子や原子を足してもパンができないのと同じ理屈です。あるいは、「アキレスは亀を追い越せない」という古代ギリシアのパラドックス（Zeno's paradoxes）のように、現実世界と一致しない奇妙なことが生じることになります。量子力学のように部分（parts）が全体（whole）より先に存在すると考えるからおかしなことになるのです。

2 二重スリット実験の滑稽さ

量子力学の神秘は、二重スリット実験に詰まっていると公言していたのは、あのファインマン（Richard Phillips Feynman）です【22】。

二重スリット実験では、光源や電子銃なるもの

量子力学は二重スリット実験に集約される？

ファインマン

I will take just this one experiment, which has been designed to contain all of the mystery of quantum mechanics, to put you up against the paradoxes and mysteries and peculiarities of nature one hundred per cent. Any other situation in quantum mechanics, it turns out, can always be explained by saying, ‘You remember the case of the experiment with the two holes? It’s the same thing’ "

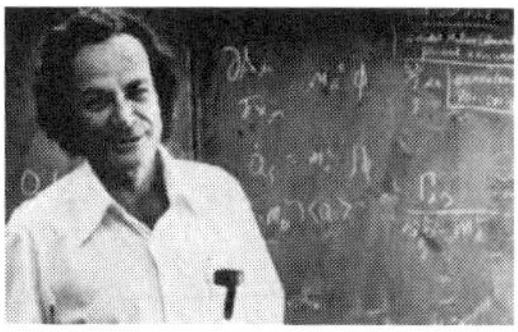

Richard Phillips Feynman

『Chapter 6 of The Character of Physical Law』 R FEYNMAN (1965)

から、光や電子がスリットを通り抜けてスクリーンに投影される現象が報告されています。この現象を観察すると、スクリーンに投影されたドット状の粒子が波の性質を持つ干渉模様に変化するという摩訶不思議なことが起こるとされています。

量子力学は、この実験から左右のスリットを通り抜けた光や電子の〝波〟が干渉し合うために、スクリーンに縞模様ができるとし、量子に波の性質があると推測しています。量子は、観察していないと粒子であるが、観察すると波になるという「粒子と波の二重性（Wave-particle duality）」があると提唱しているのです。

本当でしょうか？

まず、電子銃なるもので、単一の電子を

ファインマンの二重スリット“思考”実験

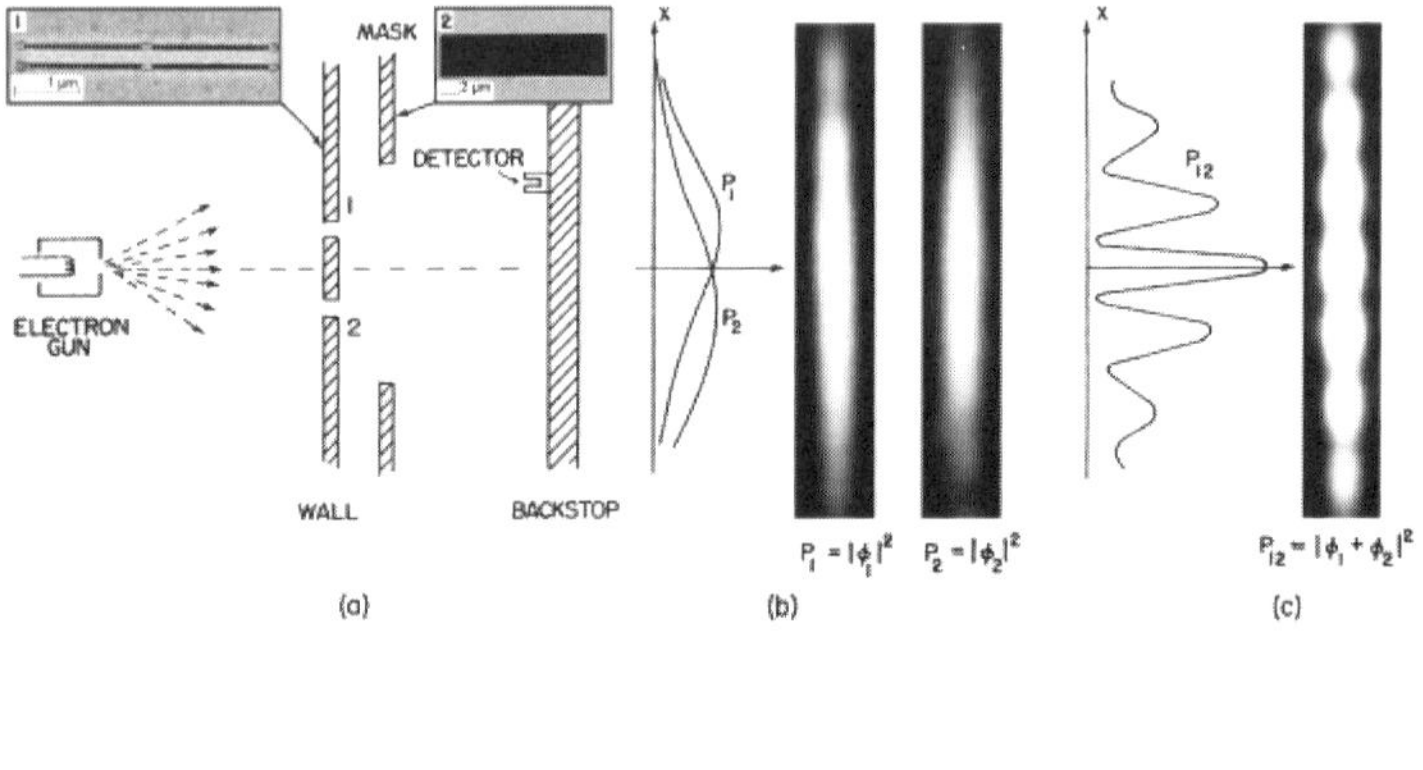

The Feynman Lectures on Physics, vol III

順番に二重スリットに発射した実験では、スクリーンに明確にドット、つまり粒子が認められます。電子の発射を増やしていくと、やがてスクリーンには縞模様が形成されていきますが、それでもドット、つまり粒子の集まりであることには変わりのないことが確認できます【23】。

波は、障害物の後ろに回り込んで伝播《でんぱ》する「回折（diffraction）」という性質を持ちます。障害物の後ろにいても音源からの音波が聞こえるのは、このためです。光の波は物体の縁を回り込んで、影の場所にも到達し、直接に光が当たるはずの場所にも明暗の縞模様（回折縞《じま》）を生じると考えられてきました。

しかし、1923年、デュアン（William

単一電子の二重スリット実験

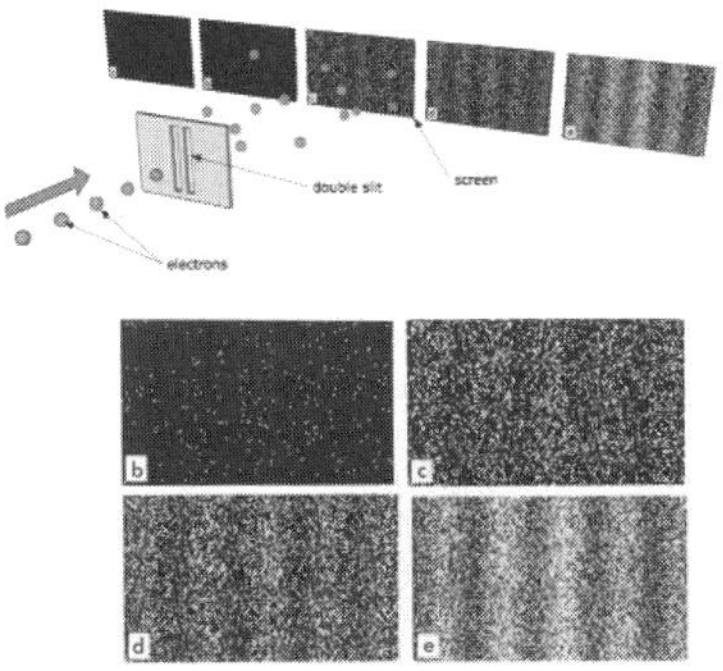

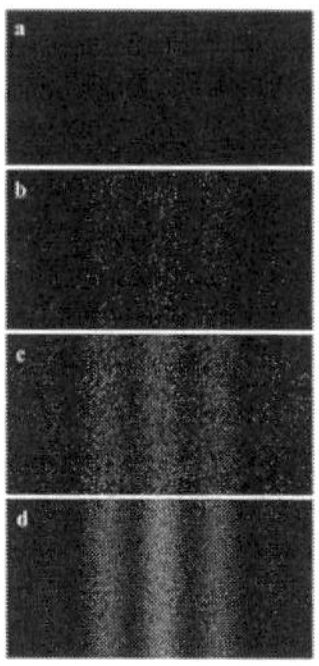

電子の数を増やしていくと、縞模様になっていくが、そもそもスクリーンにはドット（粒子）が明確に認められる！（スクリーンには1点のドットの集積が認められる）

Demonstration of single - electron buildup of an interference pattern. Demonstration of singleelectron buildup of an interference pattern. American Journal of Physics 57, 117 (1989)

Duane）によって、すでに粒子でも回折現象が認められることが提唱されていました（Duane's law）【24】。光や電子などの粒子がクリスタルに当たると、その運動量がクリスタルの格子状に配列している分子（原子）と相互作用して、回折するのです。したがって、二重スリット実験でスクリーンに縞模様ができる現象は、光や電子を〝波〟と考えなくても、粒子で説明できるのです。

逆に二重スリット実験は、デュアンの法則を確かめたに過ぎません【25】。米国の理論物理学者であるアルフレッド・ランデ（Alfred Landé）は、「粒子の動きが波に見えるだけであり、粒子は粒子、波は波であり、同時に粒子／波であることはない」

粒子回折理論
(the mechanical particle theory of diffraction)

1923年　デュアン (Duane) が提唱 (Duane's law)
光や電子などの粒子がクリスタルに当たると、その運動量がクリスタルの格子状に配列している分子 (原子) と相互作用して、回折する (光や電子が波と考えなくても、粒子で説明できる)

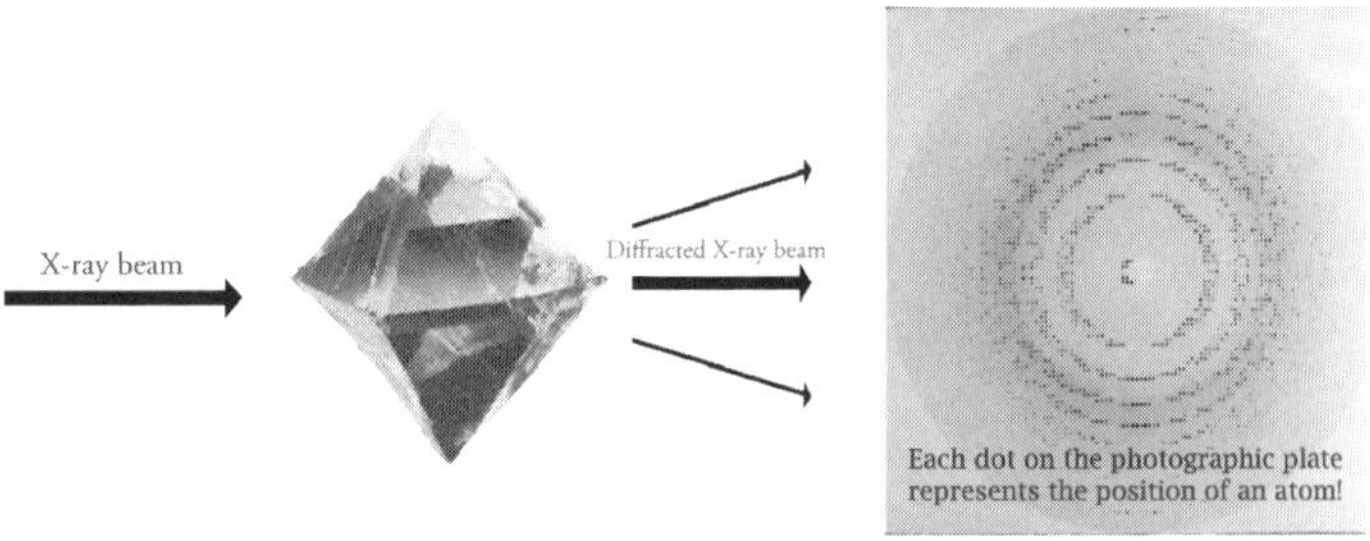
X-ray beam
Diffracted X-ray beam
Each dot on the photographic plate represents the position of an atom!

The Transfer in Quanta of Radiation Momentum to Matter. Proc Natl Acad Sci U S A. 1923 May; 9(5): 158-164

同時に粒子／波であることはない

粒子の動きが波に見えるだけ

粒子は粒子、波は波であり、
同時に粒子/波であることはない

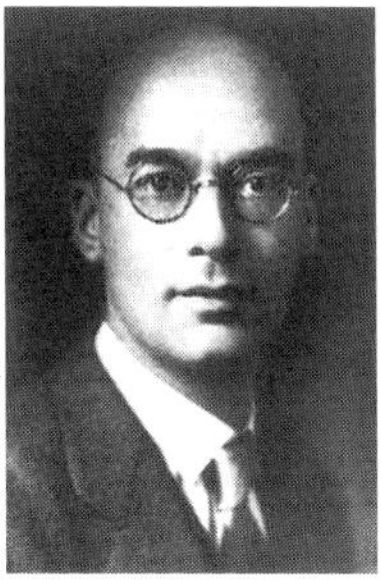

アルフレッド・ランデ
Alfred Landé

Dialog on dualism. Phys. Today 21(8), 55 (1968)
Unitary Interpretation of Quantum Theory. Am. J. Phys. 29, 503-507 (1961)

粒子の拡散は、波動と同じ

シュレディンガーの波動方程式と粒子のブラウン運動による拡散式は、
本質的に同じであることが証明されている。

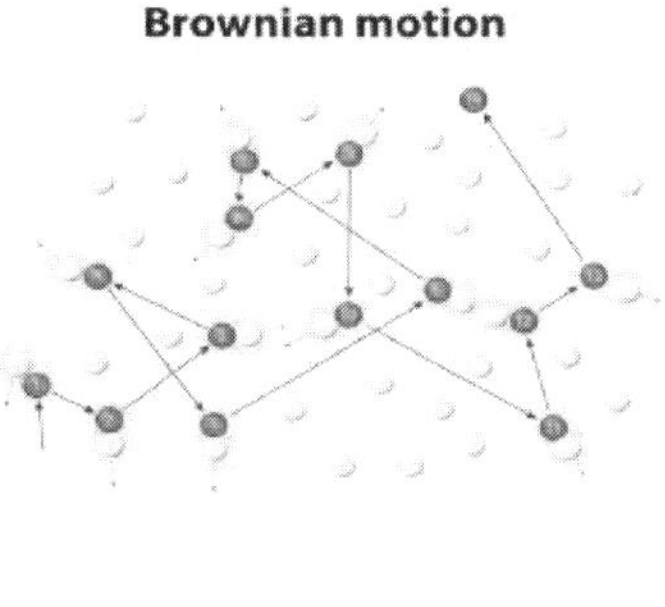

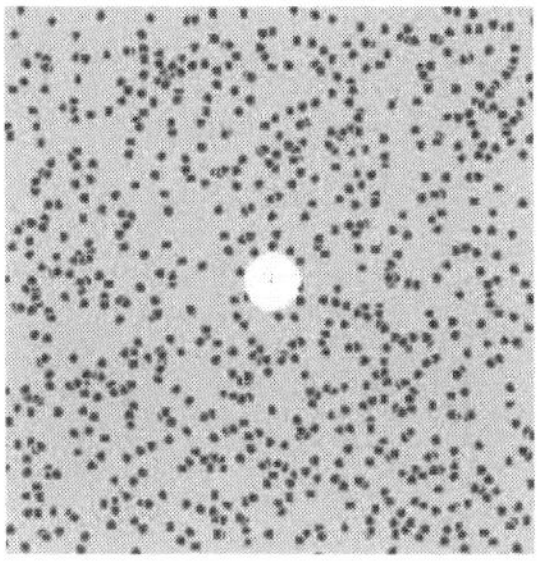

QUANTUM MECHANICS EMERGING FROM COMPLEX BROWNIANMOTIONS.[v1] 2022-03-06 18:08:36
Relation of Matter Wave Verified in Diffusion Theory. JFPS, Vol 9 , No 3, pp 48-54, Sept, 2019

単一（シングル）スリット実験

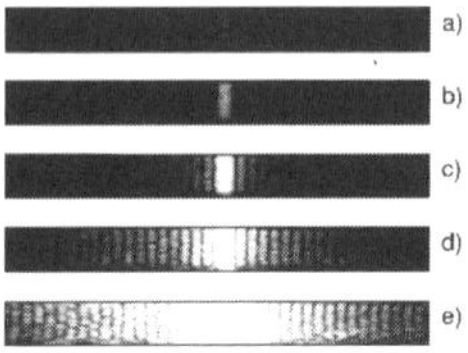

Fig. 2. Images of single slit diffraction patterns taken at increasing exposure times: (a) 1/4000, (b) 1/250, (c) 1/15, (d) 1, and (e) 15 s.

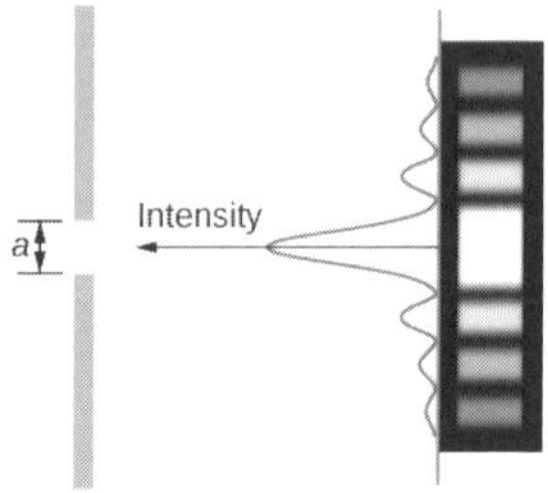

University Physics Chapter 4 Diffraction

シングルスリットで、干渉がなくても縞模様ができる！

Improvements in the analysis of diffraction phenomena by means of digitalimages. Am. J. Phys. 75, 999 (2007)

シングルスリット実験

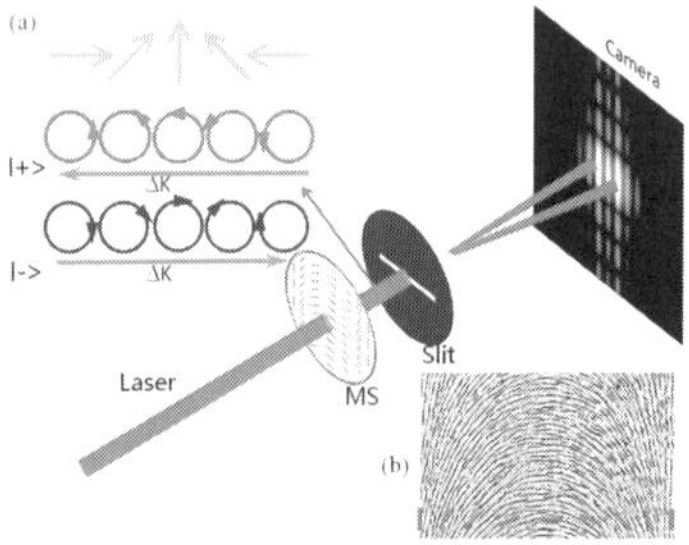

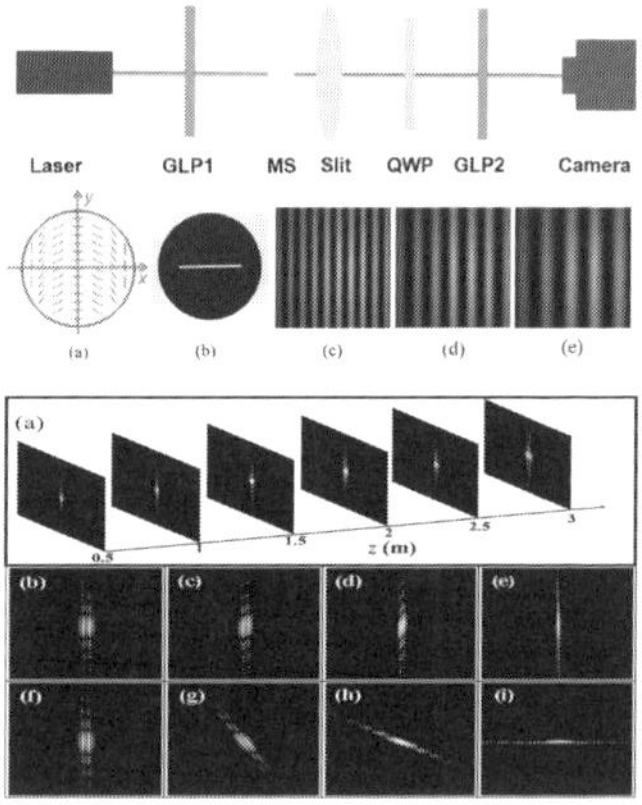

Modulation of spin-dependent diffraction based on dielectric metasurfaces. Sci Rep. 2020; 10: 8062

と明言しています【26・27】。有名なシュレディンガーの波動方程式と粒子のブラウン運動による拡散式は、本質的に同じであることが証明されています【28・29】。粒子の拡散は、波動と同じということです。

左右のスリットから出てくる波の干渉によって縞模様ができるという推測も、間違いであることが単一スリット実験から明らかになります。スリットを1つにしても、スクリーンには明暗の縞模様が形成されるからです【30・31】。

さらに、スリットでなくても、髪の毛や針の先にレーザーポイントを当てるだけで、スクリーンには同じ縞模様ができます【32・33・34】。

つまり、そもそも二重スリット実験では、光や電子が〝波〟であることの証明はできないということです。

光や電子は粒子でもなければ波動でもありません。光や電子はどこからか発射できるような実体が伴っていません。光は後述するように、エーテルのかく乱によって生じる「現象」で、それがどこからか発射されたり、移動したりするようなことはありません。電子も同じく、後述する誘電場と磁場から生じる放電〝現象〟を「電流」と便宜的に命名しているだけであって、その電流を電子という仮想粒子が担っているというエビデンスはありません。電流は「電子という電荷を帯びた粒子が無数に移動して生じる」という現代物理学の説明は、

髪の毛や針にレーザーを当てても干渉模様出現①

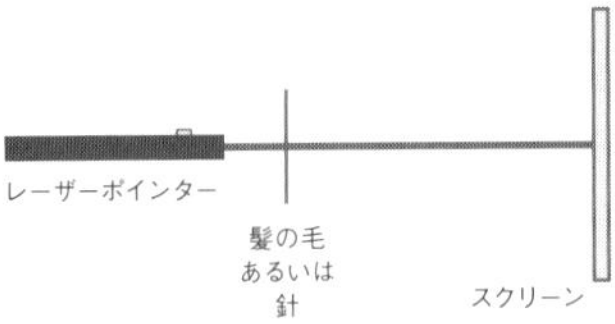

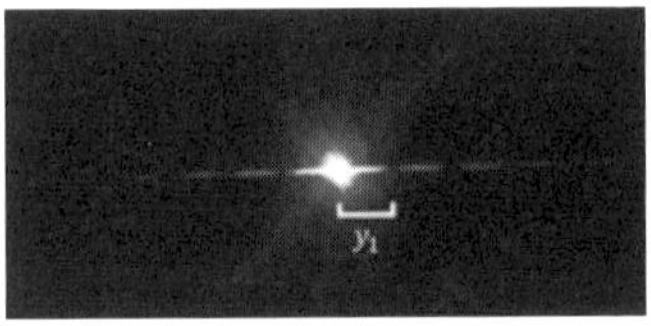

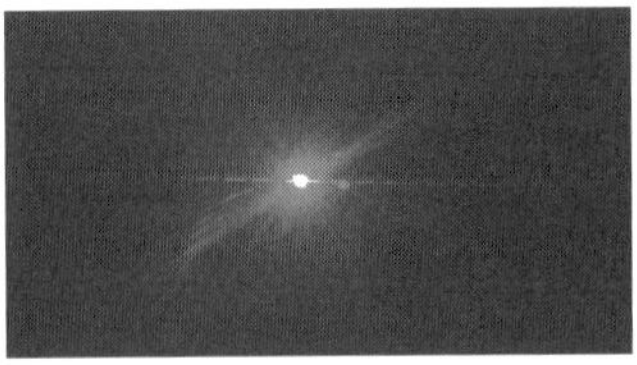

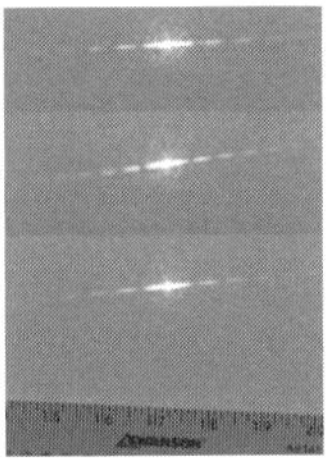

「How To Use A Laser Pointer To Measure Tiny Things」 Forbes, Apr 13, 2016
「Measure the width of your hair with a laser pointer」 Science News Explores, July 25, 2014

髪の毛や針にレーザーを当てても干渉模様出現②

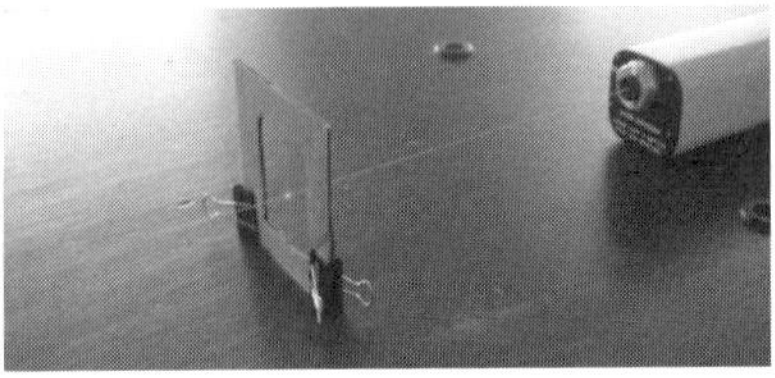

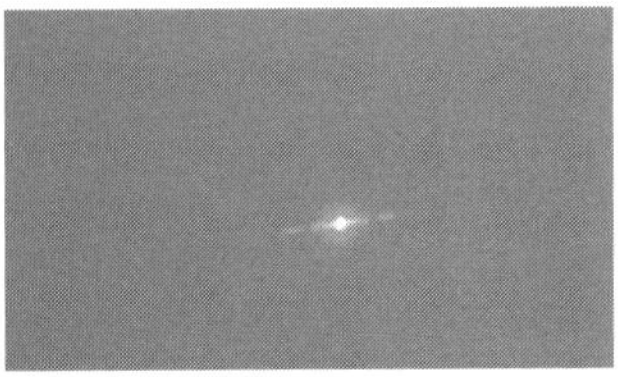

Measuring the Diameter of a Human Hair by Laser Diffraction,
https://www.jedc.org/stemak/sites/default/files/Measuring%20the%20diameter%20of%20a%20hair%20using%20a%20laser.pdf

ただの空想に過ぎません。電子も電荷を帯びた粒子や波などではなく、電子がどこからか発射されて移動することはないのです。この根本原理を理解すると、二重スリット実験はまったくナンセンスというだけでなく、そもそも実験が成立しない（光も電子もいずれも実体がないため、発射できない）ことが分かります。

3 「量子の重ね合わせ」という数学上の空想 —— コペンハーゲン解釈

「量子の重ね合わせ（superposition）」という量子力学のアイデア（空想）によると、例えば粒子はスピンXとスピンYの状態を同時に持つことができるとしています。両方の状態でもなく、両方の状態を取らないこともなく、いずれかの状態にあるわけでもない。このような状態は「観察」という行為が起こると消えると言います。この時点で、数式による反証を待つまでもなく、すでに量子という粒子がもつ物理的性質が完全に、物理学の大前提であるロジック（論理、人間の論理的思考）に反していることが分かるはずです（ロジックを基礎としないと、サイエンス自体が成立しない）。そもそも実在する物質は、〝確定〟した状態でないと測定はできないからです。物理的な実在は、いずれかの状態をとることがその前提（定義）なのです。私たちが物質にもつ経験（物体は確定した性質をもつ）に反するだけでなく、実際に私たちは、「重ね合わせ」の状態にある物質を経験・観察できません。「重ね合わせ」という現象は、ロジックの法則に反していることから、そもそも物理学でもなく、空想の世界の話になります。したがって、「重ね合わせ」は数式で記述できるだけで、実際にこの状態が何であるかは、量子力学を専門とするいわゆる〝専門家〟たちさえ誰も分からないというのが実情です。

さて、この量子の重ね合わせを証明する以下の大前提が提唱されています。

1　波の性質はシュレディンガーの方程式で決定されている
2　観測・測定は常に局所的かつ物理的な条件で行われている
3　波動の性質が量子のふるまいそのものである

量子力学の有名な複数の解釈は、この大前提のどれかを無視した形で展開されています【35・36】。

さて、シュレディンガー（Erwin Schrödinger）が自ら混乱の種を蒔いたシュレディンガーの方程式（Schrödinger Equation）とは何だったのでしょうか？

仮想の各量子が〝波動〟であると仮定してみたら、空間全体にわたる量子の広がり、また干渉を伴う回折（いわゆる二重スリット実験の結果のこと）を数式で記述できるようになっただけのものだったのです。彼の波動関数という数式で記述されていることを思考実験してみると、大きな疑問が残ります。量子が空間全体に、例えば100メートルにわたって広がっているのだとすると、量子のエネルギーもそれと同じ100メートルにわたって広がっていることになります。シュレディンガーは、この空間に拡がっている量子が感光板（スクリーン）の微粒子（二重スリット実験のドット）や網膜の感光細胞に吸収されるとき、そのエネルギーはいかなる絶妙な仕方で1点に縮小するのだろうか?という疑問を抱きました。そこで、彼は「波束の収縮仮説（Collapse Postulate）」というアイデアを持ち出したのです。このアイデアは、コペンハーゲン解釈（Copenhagen［or orthodox］solution）と呼ばれるもので、測定（観察）によって、重ね合わせ（量子状態）が非確定的に（ある確率で、ボルンの法則［Born rule］）1つの状態に収束する（wave function collapse、波動関数の収縮）というものです【37】。

さて、量子力学における「重ね合わせ」のメインの解釈は、コペンハーゲン解釈と呼ばれているものです。ボーア（Niels Henrik David Bohr）やハイゼンベルクなどがその主張の代表です。粒子は、観察すると非確定的（probabilistically）にいずれかの状態を取る（収束する）というもので、観察しないと、粒子は確定した状態を取らないとしています。コペンハーゲン解釈では、波動関数は、「重ね合わせの状態」を意味するもので、観測者が観測すると、「重ね合わせの状態」がほどかれ、ある確率で特定の状態に定まるという主張（ボルンの法則、Born Rule）をします。これは、確率論になるので、神による「決定論」に立つユダヤ人のアインシュタインやボーム（David Bohm）は、このコペンハーゲン解釈に猛反対しました。しかし、コペンハーゲン解釈は、よくよく考えると、神が〝確率〟に変わっただけの空想で、本質的には決定論というサイエンスの正反対にある宗教と同じです。すべての量子による事象（ミクロの世界）は、非確定かつ確率的であるため、量子力学の実験では、いくら測定器の精密度を高めても同じ結果が出ないことになります。これは、何回同じ実験を誰がやっても同じ結果になることが「実証」になる従来の古典物理学などのサイエンスでは、あり得ない事態です。実験に「再現性（repeatability）」があることが、サイエンスの約束事だからです。

また、量子力学ではサイエンスやサイエンスが基礎を置く論理学（カントがその代表）の「因果律（principle of causality）」が破られてしまいます【38】。因果律とは、Aという原因があってBという結果が起こるという時系列の出来事のことです。実際に、量子力学では、原因と結果が同時に起こったり、原因の前に結果が起こったりする（逆因果律［Retrocausality，backwards causation）と〝解釈〟されている実験が散見されます【39・40】。これでは、未来によって過去が変えられることになります。未来によって過去が変えられるのは、脳の中の記憶くらいのものでしかありません。あくまでも量子力学的な解釈（interpretations）が間違っているのであって、実世界の実在する物質において因果律が破られることはありません。

　コペンハーゲン解釈派は、古典物理学が適応できるマクロの世界と量子力学で記述されるミクロの世界はまったく違うものと前提を置いています。したがって、「なぜか」は分からないが、ミクロの現象をぴったり説明できるのだから「なぜか」は考える必要はないという堂々とした思考停止の態度をとっています。シュレディンガーは自分の方程式について、量子力学の主流派

コペンハーゲン解釈（orthodox（or Copenhagen）solution）

・シュレディンガーの波動方程式とボルンの確率論
・神が“確率”に変わっただけ

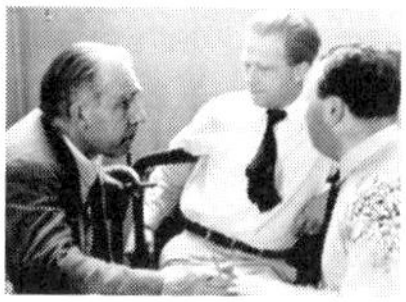
Niels Henrik David Bohr

「波動関数は、『重ね合わせの状態』を意味する」

「観測者が観測すると、『重ね合わせの状態』がほどかれ、ある確率で特定の状態に定まる」（Born Rule）→決定論（God）に立つアインシュタイン、ボームが猛反対

・「なぜか」はわからないが、現象をぴったり説明できるのだから「なぜか」は考える必要はない（思考停止）
・観測した瞬間に、シュレディンガーの方程式を満たさなくなるという後付け（シュレディンガーの猫の矛盾）

the unitary and linear evolution of the Schrödinger equation is not always valid.
the linear Schrödinger equation by a non-linear collapse law only when a measurement is performed

であるコペンハーゲン解釈に納得がいきませんでした【41】。それが、彼の「シュレディンガーの猫」という思考実験に現れています。

4 シュレディンガーの猫

シュレディンガーの思考実験とは、以下のようなものです【42・43】。密閉された箱の中に1匹の猫が入っており、同じ箱に放射性物質とガイガーカウンター、青酸ガス発生装置を入れる（放射性物質から放射線が出るとガイガーカウンターが感知し、装置から青酸ガスが発生する仕組み）という状況を設定します。青酸ガスが発生すると猫は死に、発生しなければ死にません。

放射線は不安定原子核の崩壊によって放出されます。放射性崩壊とは不安定原子核が粒子とエネルギーを放出して安定な原子核へと変化する過程です。この過程は粒子が原子核内から外へトンネリング（量子トンネル効果）することにより生じているとしています。そして1時間の間に量子トンネルが起こる確率、つまり原子核の崩壊が起こる確率は完全に50％とします。

量子の状態の確定は、〝観測〟という外部からの干渉がないと起らないため、50％の確率のどちらになるかは観測するまで分かりません（箱を開けた瞬間に観測され、量子の位置が確定される）。箱を開けるまでは量子は重ね合わせ状態であり、〝原子核崩壊が起こった状態〟と〝起こってない状態〟も重ね合わせで存在し、その結果、猫も観測されるまでは〝生きている猫〟と〝死んでいる猫〟の重ね合わせ状態にあるということになります。

そうすると、「生きながらにして死んでいる猫が存在する」ことになります。そのような生物が現実世界に存在するはずがありません。この思考実験が、シュレディンガーがコペンハーゲン解釈に対する反論でした。シュレディンガーは、元々電子の粒子性を前提としたハイゼンベルクの行列式

シュレディンガーの猫（量子力学の否定）

猫も観測されるまでは“生きている猫”と“死んでいる猫”の重ね合わせ状態にある

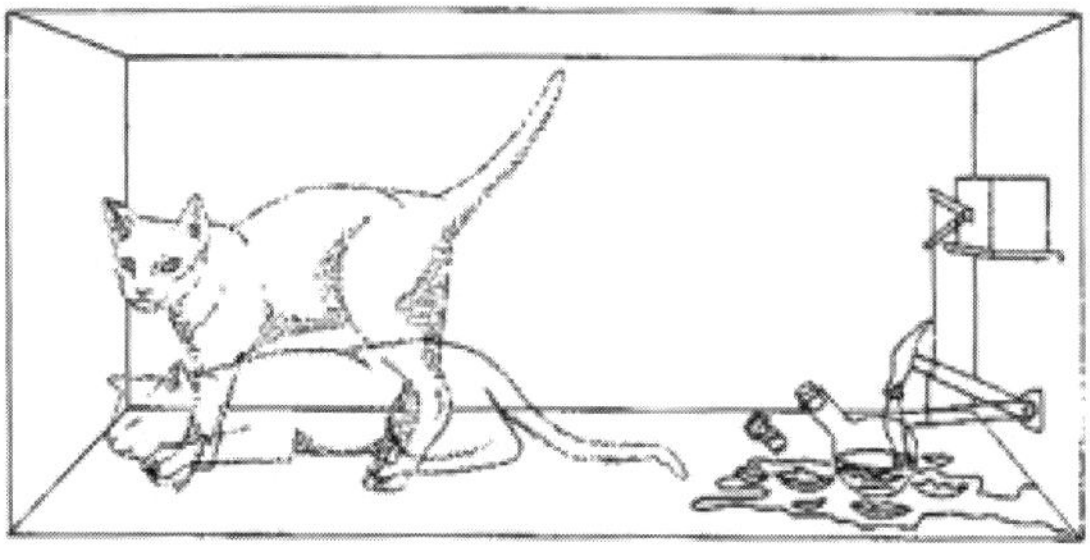

生きていながら死んでいる猫が存在するのか？

（matrix mechanics）と自らの電子の波動性を前提とした波動関数（wave mechanics）が等価であることを証明していました【44・45】。このことから、電子という量子は、「粒子であり波である」、いわゆる〝重ね合わせ〟の状態にあるという奇妙な結論に陥ったのです。結局、彼は量子力学に絶望し、後年は物理の世界を離れて生物学や宗教とサイエンスの関係の研究に没頭するようになりました【46】。実際は、シュレディンガーの方程式と呼ばれる仰々しい数式も、現実世界の物理的空間ではなく、2Dの座標（デカルト座標と呼ぶ）における波動を記述したものです。したがって、シュレディンガーの波動関数は、たかが振り子あるいは質点の振動現象の一部を表した数式による記述に過ぎません。

5 量子力学における観察・測定問題

量子力学における「観察」や「測定」は、従来の古典力学を含めたサイエンスとはまったく違った概念で成り立っています。量子力学における測定機器とは、知覚できないミクロの世界に接触する知覚できるマクロの物質と定義されています。また、測定器だけでなく、原子や分子などのマクロの量子への接触によって、重ね合わせ（量子状態）が非確定的に1つの状態に収束するとしています【47・48・49】。ミクロ（量子）のシステムにマクロのシステムが接触することを量子力学の観察（observation）や測定（quantum measurement）と定義しているのです。量子力学の観察では、測定器と量子の〝絡み合い（もつれ）〟を見ているということになります（「量子もつれ（quantum entanglement）」という奇妙な現象については後ほど詳述します）。

しかし、現実問題として、重ね合わせ（量子状態）が1つの状態に収束する瞬間を観察することは不可能です。なぜなら、何兆もの数に及ぶ周囲の粒子（分子、原子など）を動かずに、じっと静置させないといけないこと（実験的に不可能）、および想像をはるかに超える超鋭敏な測定装置が必要であり、その測定装置を動かすエネルギーは宇宙全体のエネルギーを超えるレベル

量子力学における"測定"の定義

ミクロのシステムにマクロのシステムが接触

測定器だけでなく、原子や分子などのマクロの接触によって、重ね合わせ（量子状態）が非確定的に1つの状態に収束する（wave function collapse、波動関数の収縮）

↓

測定機器とは、知覚できないミクロの世界に接触する知覚できるマクロの物質

Unified dynamics for microscopic and macroscopic systems. Phys. Rev. D 34, 470 (1986)
Decoherence and the quantum-to-classical transition, 13-112, 329-357. Springer, Heidelberg, Berlin (2007)
How macroscopic properties dictate microscopic probabilities. Phys. Rev. A 65, 052116 (2002)

になるからです。したがって、そもそもどうやって重ね合わせ（量子状態）が1つの状態に収束するのか、しないのかという量子力学の測定問題（measurement problem）は存在しないのです。局所実在性と量子力学が本質的に相容れないものであることを表す「ベルの不等式（Bell's theorem）」を編み出したベル（John Stewart Bell）は、量子力学における「測定（measurement）」は、むしろ「実験（experiment）」と言い換えるほうが適切だと提言しています【50】。

また、意識を対象（量子）に向けるだけでも重ね合わせの状態から1つの状態へ確定するとしています【51】。これでは、量子が意識に依存していることになりますが、そもそも量子力学において、意識の確たる

量子力学における“測定”の定義

意識を向ける
(consciousness-collapse interpretations)

意識を向けるだけで、重ね合わせの状態から1つの状態へ確定する

Consciousness and the Collapse of theWave Function. arXiv:2105.02314

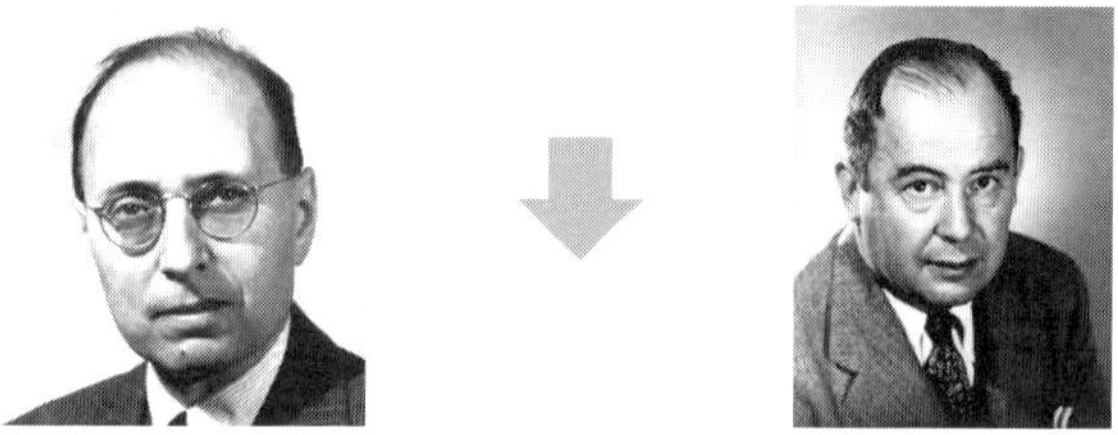

Eugene Paul Wigner　　John von Neumann

量子力学（ミクロの世界の動き）が意識に依存している??
そもそも意識の定義が明確ではない。

定義がなされていません。以上のように、量子力学における観察や測定といった概念は、「実在している物質の特性を測る」という従来の観察や測定といった概念とはまったく違います。いわゆる量子力学における「測定問題」は、そもそも定義上存在しないのです。

電子、光子、クォークなどの「量子」と呼んでいる粒子は、量子力学的な観察をしたときのみ存在する（頭の中だけでの）仮想のもので、独立して実体として存在（実在）しているものではありません【52】。

6 スピリチュアルの世界にようこそ

量子の重ね合わせを説明するのに、局所的、物理的にも観測できない概念を持ち出した驚くべき空想があります。それは、「多世界解釈（many worlds solution）」と呼ばれるもので、エヴェレット（Hugh Everett III）によって主張されたものです。これは、コペンハーゲン解釈の確率論（観測した途端に局在や存在が決定されるという確率性、Born Rule）では説明できない事象を、ただ世界が確率2分の1で分岐していくことで説明しようという空想です【53】。これも確率が2分の1と決定されていることから、神の決定論の変形版に過ぎません。

シュレディンガーの猫の思考実験を多世界解釈で翻訳すると、1つの世界では生きている

多世界解釈（ many worlds solution ）

世界が確実に分岐していくだけ、確率1/2に決定している

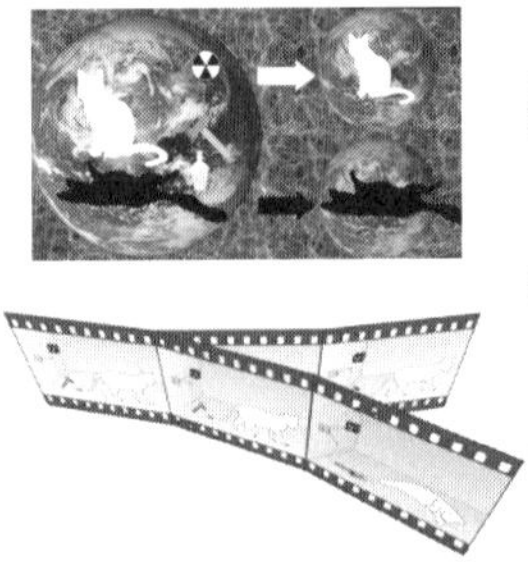

シュレディンガーの猫の多世界解釈

1つの世界では生きている猫がいて、もう1つの世界では死んでいる猫が存在する。ただし、同時に2つの世界はのぞけない。

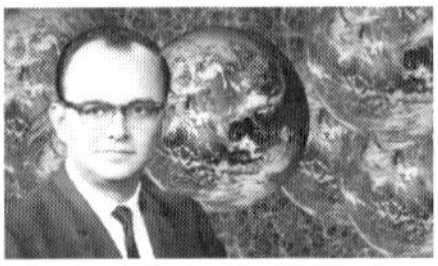

Hugh Everett III

サイエンスを放棄した局所的、物理的に観測できない概念

量子ポテンシャル理論（ Bohmian mechanics ）

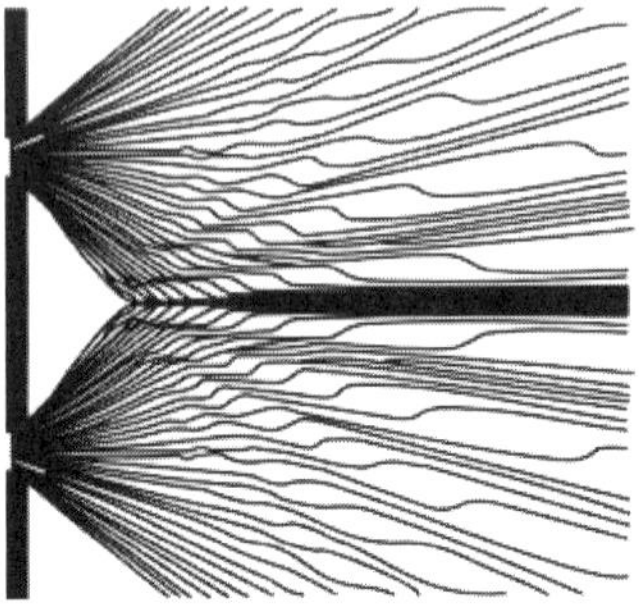

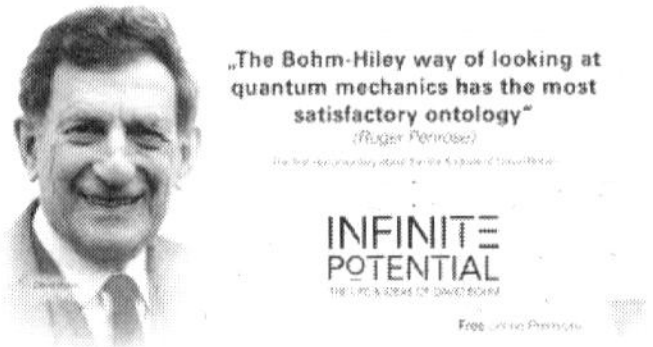

David Joseph Bohm

・電子という粒子の周りに電子の進む軌道を決める波がある（ド・ブロイがパイロット波と呼んだもの）
・電子という粒子の存在を何の前提もなしに仮定している

猫がいて、もう1つの世界では死んでいる猫が存在するということになります。しかも、その2つの世界を同時には見ることができないという条件付きです。これでは、私たちは2つの世界が並行して存在するという実証を得ることは不可能です。私たちの住む世界とはまったく違うパラレルワールドが存在するという、何の実証もない（定義上も実証することが不可能な）空想を量子力学に持ち込んだということになります。もはや、アインシュタインの相対性理論という観念論をも超えて、サイエンス自体を放棄したスピリチュアルの世界といったほうが適切でしょう。量子力学はどこまでサイエンスから乖離《かいり》していくのでしょうか？

もう1つ、量子の重ね合わせを説明する仮説として、ボームの「量子ポテンシャル理論（Bohmian mechanics）」というものがあります。電子という仮想粒子の周りに電子の進む軌道を決める波があるという仮説です【54】。この電子の軌道を決める波は、ド・ブロイがパイロット波と呼んだものです。この仮説も、電子という粒子の存在を何の前提もなしに基礎としている時点で、実証のあるサイエンスとはなり得ません。

7 波動は存在しない

波動や波が存在するという量子力学のたくましい想像は、残念ながらどこまでいってもリアリティがありません。なぜなら、波動とは光や水の1つの「属性（attribute）」に人間が勝手に命名しているに過ぎないもので、その実体はないからです。分かりやすい例でたとえると、影（shadow）という概念があります。理論物理学者以外は、影という実体が存在すると主張する人はいないでしょう（量子力学によれば、影を構成する量子があると主張するでしょう）。影は「光がない」という状態を示しているだけであり、影という実体が存在しているわけではないからです。

その光も実体として存在するものではありません。光も後述するエーテルのかく乱によって生じる現象に過ぎません。光による照明（illumination）は存在しますが、光そのものが実体を伴って存在しているわけではないのです。

喜びや悲しみといった感情もそれが実体として存在しているわけではありません。それは、人間などの生命体の属性（生み出すもの）の一部であって、実体として存在していません。波もこれと同じなのです。それでは、いかにも存在しているかのように描かれている波動とは何なのでしょうか？

波動は、後で詳述するエーテルのかく乱によって生じたエネルギーの放出を伴うもので、数学の平面上の直交座標（phenomenal Cartesian、X軸、Y軸がそれぞれ時間と空間）でその一部を〝表現〟したものに過ぎないものです。3次元空間のエネルギー放出を2次元で、しかも数学の座標という限定された表現法で表すと「このような感じ」になるというのが、私たちが「波動」と呼んできたものなのです。

波動はエーテルのかく乱（ねじれ）によって発生する〝随伴現象〟です。したがって、波動は光と同じく、実体として存在することはなく、また波動の「発生源」も存在しません。波動が「光子や電子といった仮想の物質（量子）が形を変えたもの」という量子力学のおとぎ話（粒子／波動の二重性、duality）はまったくナンセンスなのです。

第3章

アリストテレスに回帰せよ

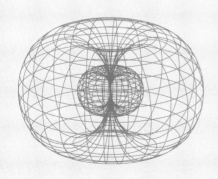

1 数学はサイエンスではない

量子力学の根本的問題は、実験で実証できないため「数学（mathematics）」に頼っていることです。数学は、「量（quantity）」を測定する定量的手法です。「質（quality）」を測る定性的手法ではありません。数学では、同じ性質のものを比較することができます。例えば、体重を比較するのに、AさんとBさんの体重をkgという単位を使って測定することができます。しかし、数学では「肌触り」「味覚」や「潜在能力」などは共通の単位を使用して記述することはできません。さらに数学では、質の違うもの同士を比較することができません。これは、金属探知器で布生地を探知できないのと同じです。

私たちが存在する自然界・宇宙は「質」の違うもので成り立っています。木、石、水、土、風や火などすべて「質」の違うものです。これらを数学で比較することは、原理的に不可能です。したがって、数学で表現できるように、すべてのものを「量子」という架空の微粒子に還元する必要があるのです。量子とは数学の上では、数字と同じ意味合いを持ちます。量子力学では、数式で定義できるものだけが発見可能なのです。つまり、「質」に代表される数式で定義できないものは存在が証明できないということになります。リアルサイエンスの定義は、自然界・宇宙の現象をなるべく少ない仮定で矛盾なく説明することです。量子力学は、自然界のものを量子に置き換える(無数の仮定が必要になる)時点で、リアルサイエンスから最も遠ざかっています。「質」を取り扱えない数学は、自然法則を記述することはできません。つまり、数学はサイエンスではないのです。数学という手法は、同じ質のものの比較という極めて狭い範囲でしか機能しないのです。これは、暗闇で鍵を落とした人が、電灯の下の場所だけで探し回る状況(Streetlight Effect)と同じです。たかだか、数学のできることは、電灯で暗闇(自然現象)のごく限られた一部を照らすことだけなのです。したがって、量子力学の世界では、数学という極

Streetlight Effect

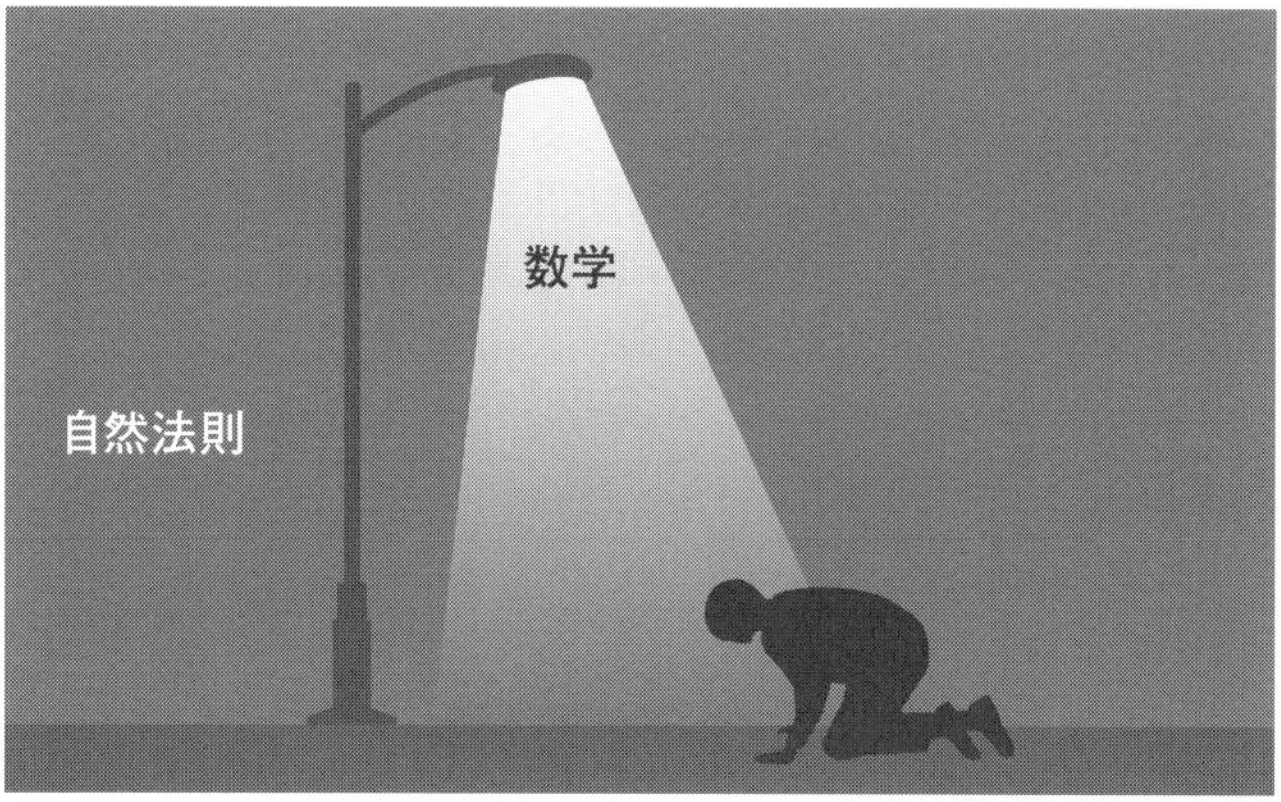

めて狭い範囲を記述できる方法で、数字をいじくり回しているだけであることが俯瞰《ふかん》できるはずです。

数式で表現できる「機械論（mechanism）」は古代ギリシアの原子論（atomism）から発展したものですが、大きく開花するのは近世です。その代表がガリレオ（Galileo Galilei、１５６４－１６４２）、デカルト（René Descartes、１５９６－１６５０）、F・ベーコン（Francis Bacon、１５６１－１６２６）といった人物でした。デカルトの機械論は、１６００年以降の物理学、現代医学の主流となっています。古代ギリシアの原子論に見られるように、すべての物質は粒子に還元できるとし、物質を細かく分けることで、本質にたどり着けるとしています。そして物質の違いは、

機械論（mechanism）

●デカルトの機械論（1600年以降の古典物理学、現代医学の主流）

すべての観察できる物質こそがすべて（res extensa）

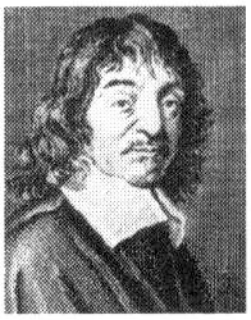

・すべての物質は粒子に還元できる
（物質の違いは、その構成する粒子のアレンジメントの配列が違うだけ）

・物質を細かく分けることで、本質にたどり着ける

・外界を数学によって正確に定量化できると主張
（粒子そのものに内在する目的などない）

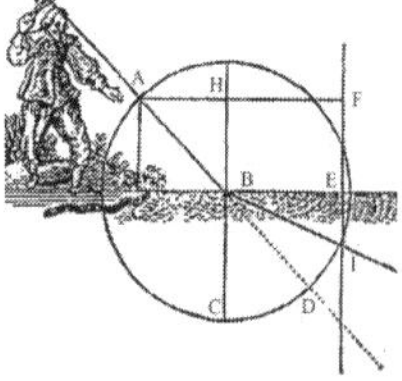

・世界を数字で定量化することで、予測およびコントロールできるという盲信

その構成する粒子のアレンジメントの配列が違うだけとしています。その細かく分けた粒子に目的などなく、粒子を数式で定量化（量として扱う）することで、自然を予測・コントロールできるという立場に立ちます。まさに現代の権力者で構成されている世界経済フォーラム（WEF）が、AIによって人間を置き換えるデジタル化した近未来を主張するのと同じであることに賢明な読者はお気づきになるでしょう。

2 私たちに生きる目的はあるのか？

数式による機械論を唱えたデカルトたちは、アリストテレスの内在目的論を非合理的なものとして退けました。デカルトたちの機械論は、生物学の分野では、ネオ・ダーウィニズム（新ダーウィン主義、neo-Darwinism）、そして医学の分野では、遺伝子学（分子生物学、molecular biology）へと枝分かれしていきました。ネオ・ダーウィニズムや遺伝子学は、ダーウィン（Charles Darwin）の進化論と言われる仮説のうち、「自然選択（natural selection）」と呼ばれる言葉だけを抽出し、生物はサバイバルと生殖以外の目的はないとする思想です。環境にうまく適応したものだけが生き残って子孫を残すという唯物思想の一種ですが、サバイバルと生殖以外の生きる目的がないという意味で、「生物学的虚無主義（biological nihilism）」と呼ばれています【55・56】。現代社会に漂う絶望的な物質主義（materialism）や虚無主義（nihilism）もここから来ています。また、原子論や機械論の正当な後継者である現代医学も「遺伝子決定論（genetic determinism）」が現代も幅を利かせています。すべての物質は遺伝子に還元できると主張し、物質の違いは、構成する遺伝子のアレンジメントの配列が違うだけとしています。そして、遺伝子操作（gene editing）によって、生命を予測・コントロールできるという盲信の現れが、2019年から現在までの人工コロナウイルスによるパンデミックや遺伝子ワクチン強制接種です。現代医学の遺伝子学は、数字が遺伝子に置き換わっただけの機械論に

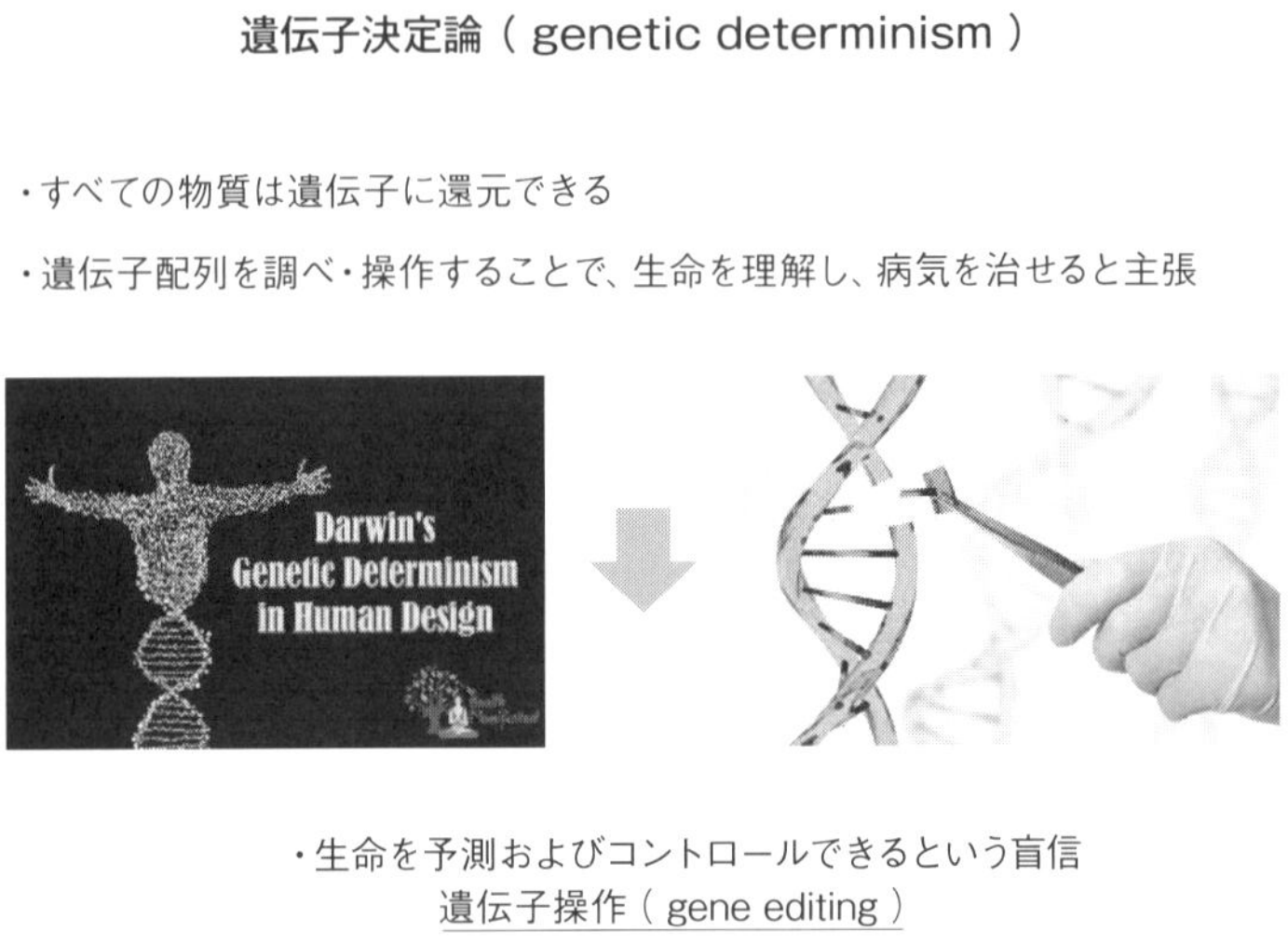

遺伝子決定論（genetic determinism）
・すべての物質は遺伝子に還元できる
・遺伝子配列を調べ・操作することで、生命を理解し、病気を治せると主張
Darwin's
Genetic Determinism
in Human Design
・生命を予測およびコントロールできるという盲信
遺伝子操作（gene editing）

他なりません。

数学で記述できない「質」を記述したのが、アリストテレス（Aristotle、紀元前384年生~前322年）です。彼は、事物に内在する潜在能力（res potentia）が目的となるとし、その実現（actuality［res extensa］）に向かう過程として、変化や運動を捉えました。これをアリストテレスの「内在目的論（immanent teleology）」と言います【57】。

デカルトたちの機械論やネオ・ダーウィニズムとアリストテレスの内在目的論の違いは、「私たちが生きる目的はあるのか？」という問いを立てると明確になります。機械論では、数字と等価である粒子・遺伝子などは目的など持ちません。目的は、神が

私たちが生きる目的はあるのか？

・機械論では、粒子は目的など持たない。目的は、神が外から与えたときのみ発生する
（ in the way a watchmaker externally imposes a time-telling purpose on mechanical parts ）

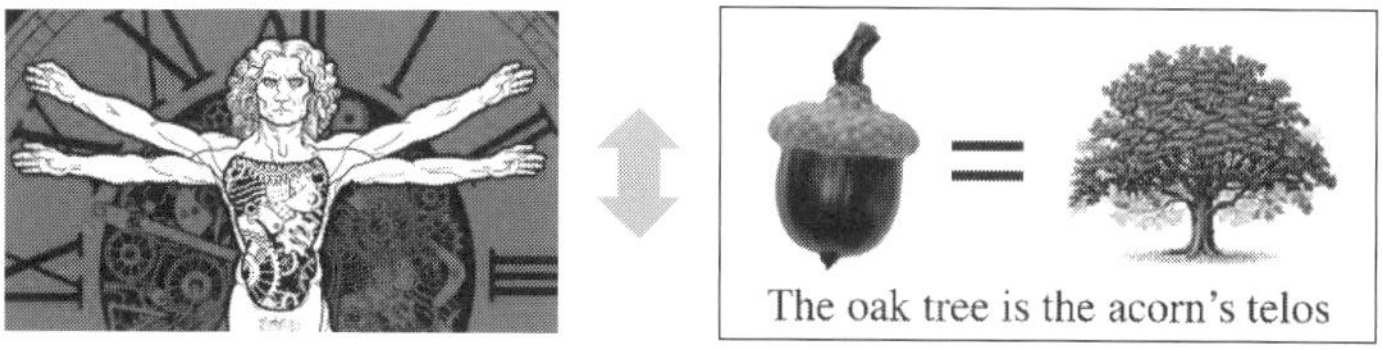
The oak tree is the acorn's telos

・アリストテレスの世界観では、物質そのものに目的が内在している。外から目的を与えられることはない（存在そのものが目的である）。

外から与えたときのみ発生するという神の決定論（神はヒトの思考の中での仮定でしかない）の回答になります。一方のアリストテレスの世界観では、物質そのものに目的が内在していると考えています。存在そのものが目的であり、外から目的を与えられることはありません。例えば、ドングリはその存在そのものが目的です。ドングリが立派なナラ（oak）の木に成長することで、その目的が実現化されると捉えます。ちなみに、ドングリもナラの木も遺伝子（配列）はまったく同じですが、形がまったく違います。

アリストテレスの、環境によって存在（目的）の外見が変化していき、それが子孫に引き継がれるという慧眼《けいがん》は、フランスの18〜19世紀の博物学者ラマルク（Lamarck）たちに引き継がれます。しかし、ラマルクらの観察した「環境による作用こそが遺伝する」という事実は、当時のメインストリームのサイエンスに嘲笑され、無視されてきました。しかし、現代医学が漸く認めざるを得なくなった証拠として、「エピジェネティックス（epigenetics、後成学、環境遺伝）」という分野の登場がサイエンスのこれまでの常識を覆そうとしていることが挙げられます。エピジェネティックスとは、遺伝子の配列ではなく、環境による遺伝子のスイッチのオン／オフによって体が変化していくものです。ガンをはじめあらゆる慢性病や老化は、遺伝子の配列の問題ではなく、環境による遺伝子のスイッチの変化（エピジェネティックス）が原因になっていることが漸く明らかにされつつあるのです【58・59・60・61・

62】。

私たちは、原子論、機械論あるいは遺伝子決定論では、神に救いを求めない限りは、生きている意味がない存在に貶《おとし》められます。これはキリスト教などの「人間は生まれながらにして罪深い存在」とする原罪（original sin）という言葉にもよく表れています。その一方で、アリストテレスの考え方は、ニヒリズムが漂う現代社会に生きる私たちに強い希望を与えます。アリストテレスの内在目的論では、私たちの存在そのものが目的であり、その存在の潜在能力が環境によって花が咲く、つまり「現実化」していく過程を人生と捉えることができるのです。

3 形而上学（metaphysics）――真のサイエンス

みなさんは、「形而上学《けいじじょうがく》（metaphysics）」という言葉を聞いたことがあるでしょうか？

形而上というのは、形而下《けいじか》（physics）の上（meta）にあるという意味になります。それでは、形而下とはどういう意味でしょうか？　形而下とは、形のあるもの、物質的なもの、あるいは感覚で捉えられるものという意味になります。したがって、形而上というのは、形や物質を超えたものという意味になります。アリストテレスは、自身では「形而上学

（metaphysics）」という言葉は使用しませんでしたが、「第1の学問（First Philosophy）」と呼んでいました【63】。アリストテレスは、あらゆる存在を存在たらしめている（being as being）根拠を探究する学問と定義しています。

形而上学（metaphysics）という言葉もアリストテレスの時代から意味が変遷し、現在では哲学（日本人が「Philosophy」という英語を翻訳したもの。本当は学問と訳したほうが適切）や量子力学までも含めるようになっているため、本来の意味が分かりにくくなっています。ここで、アリストテレスの時代に遡ってもう一度、形而上学（metaphysics）の本来の意味を分かりやすく説明していきましょう。形而上学（metaphysics）とは、宇宙・自然の究極の真実や基本的な成り立ちを探求する学問です。形而上学（metaphysics）は、すべての事象の背景にある真実を探りあてるもので、英語でそれに近い意味を持つ言葉は「wisdom（ウィズダム）」、日本語では、「真の知恵・叡智・良識」といった言葉に近いものです。「wisdom（ウィズダム）」の正反対に位置するものは、人類の歴史を覆う信念体系（belief system．faith）、ドグマ（dogmas、独断的な考え）、個人の勝手な確信（convictions）、宗教（religions）や道徳・倫理主義（moralism）といったものです。私たちは、無数の信念やドグマ、あるいは宗教を信じることができますが、それは権力者たちが私たちに信じさせたいものを信じ込ませているだけのものです。信念こそは、サイエンスの基礎となるロジック

形而下：physics
（形のあるもの、物質的なもの、感覚で捉えられるもの）

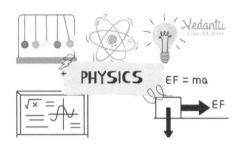

・古典物理学、量子力学、哲学、機械論など人類の歴史におけるすべての学問（相対性理論は学問ですらない）

形而上：meta-physics（ meta： 1つ次元が上、超越）

・アリストテレスなどの世界観に代表される古代ギリシア、インド、エジプトの真の学問

・客観が対象とする表面的な現象を超越した真理を探求する真の学問であり、主観的に叡智（ wisdom ）を働かせる必要がある

・個別の事象を最も適切に説明しうる仮説を観察および論理的推論で導出する手法（ retroduction、リトロダクション）をとる。マクロもミクロも同じ原理・法則で貫かれている

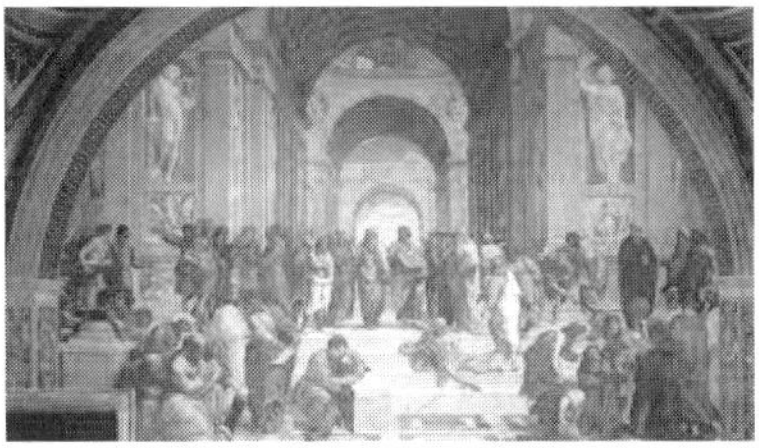

論理）、真実や叡智の敵といってよいでしょう。みなさんは、信念やドグマそのものではありません。

これらの信念体系は、あくまでも真理の表面に付着する〝ゴミ〟のようなものです。私たちは、形而上学という真理を追求する学問を学ばないと、このようなゴミだらけでパイプが詰まって水が流れないように、生命のフローが滞ってしまいます。最も低級な経験的知識（empirical knowledge）が、私たちのこれらの信念体系なのです。なぜなら、信念は違う信念を持っているものを排他・攻撃するからです。人類の歴史を見渡しても、宗教の違いが骨肉の争いになることも頻繁に起こっています。同じ宗教でも宗派の違いで排他的になります。そもそも、現存している宗教は、古代ギリシア、エジプト、インドなどの形而上学（metaphysics）を都合よく大衆化したものに過ぎません。

みなさんがいくら信念や宗教を後生大事に胸に刻んでいるとしても、みなさんの死後、そのような信念は風に飛ばされる羽毛のように雲散霧消《うんさんむしょう》します。私たちは、そのようなゴミは普段から掃除しておかないといけません。形而上学（metaphysics）は、これらの人類の低級な信念体系を超越するもので、私たちが死滅しようと生き続ける真理・学問（perennial philosophy）です。

形而上学（metaphysics）では、個別の事象を最も適切に説明しうる仮説を観察および理的推論で導出する手法（retroduction、リトロダクション）をとります。したがって、マクロとミクロの世界の法則は違うと仮定する量子力学は形而上学にはなり得ません。形而上学は、マクロもミクロも同じ原理・法則で貫かれていることを大前提としているのです。それと同様に、自然界を貫く英知（wisdom）を基礎としないニーチェ、サルトル、カント、ヘーゲル、ヒュームなどに代表される哲学は本当の学問（philosophy）あるいは形而上学ではありません。

4 瞑想や禅も形而上学ではない

哲学と呼ばれる分野の99・9％は、本当の学問（philosophy）ではない理由は、現象（phenomena）や存在（existence）に意識を集中しているからです。目に見える存在に意識が囚われているといったほうが適切な表現になります。実際に哲学と呼ばれている分野では、現象学（phenomenology）や実存主義（Western existentialism）という言葉があります。

その現象学や実存主義に近い手法が瞑想（meditation）あるいはマインドフルネス（mindfulness）と呼ばれているものです。これらの手法は、自分の身に今起きていること

瞑想・マインドフルネス

・自分の身に今起きていることに意識を集中させることがその定義。自分の感情・思考・感覚を客観視（objectificaiton）して、現実を受け入れること

・意識の集中（今という瞬間やある事象への集中）は、身体および精神の物理的作用（客観化：objectification、embodiment）で、それを超越するものではない

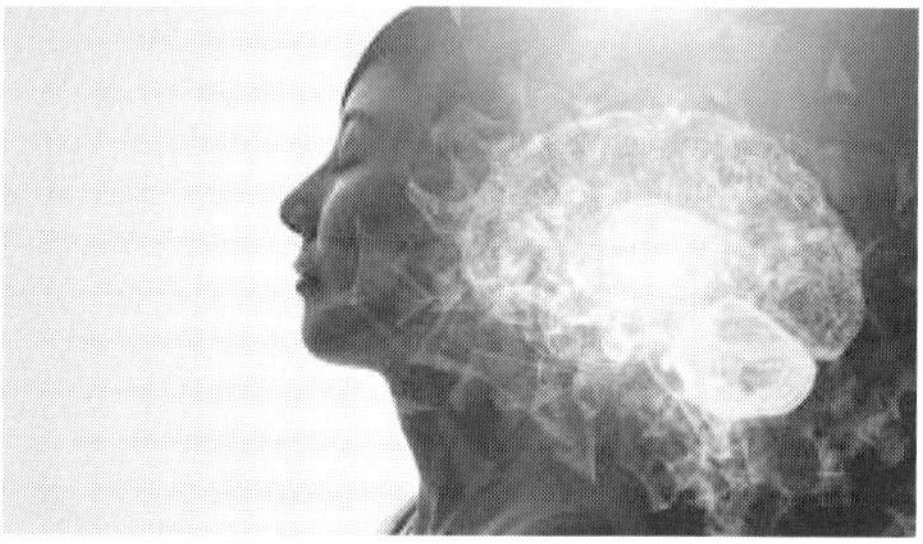

禅（Zen）
中国語では、チェン（Chán）

語源は、
サンスクリット語のディヤーナ（dhyāna）
古代インドのパーリー語（Pali）のジャーナ（jhāna）

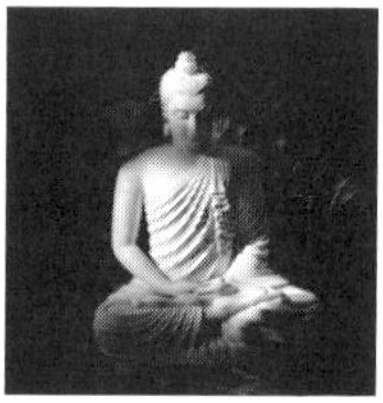

「燃やし切る」

宗教、神、信念、ニヒリズムや表面的な客観、現象を叡智で燃やし切る

に意識を集中させることがその定義です。自分の感情・思考・感覚を客観視（objectification）して、現実を受け入れることです。みなさんも、瞑想やマインドフルネスで、「こころが静かになった」、あるいは「こころが空っぽ（emptiness）になった」という経験をしたことがあると思いますが、それは多くの場合数時間も続きません。ちなみに、こころが空っぽになることはロジック（あるいは叡智）ではあり得ません。空っぽ（emptiness）というものは純粋に概念的（ヒトの頭の中だけの仮説）なもので実在しません。影（shadow）というのが、〝光がない〟ことを意味しているだけで、実体として存在していないのと同じです（光がないところに影は見つからない）。

瞑想やマインドフルネスによる意識の集中（今という瞬間やある事象への集中）は、身体および精神の物理的作用（客観化［objectification, embodiment］）であって、それを超越するものではありません。形而上学あるいは奇跡（theurgy）と呼ばれるものは、この瞑想やマインドフルネスとは正反対のものです。形而上学あるいは奇跡では、叡智（wisdom）を通して存在や客観といった表面的な〝現象〟を超越する主観的な営み（subjective synthesis）です。こころを空っぽにしてしまえば、叡智など働くことができません。こころが空っぽになって起こることは、せいぜいしばらくの間脱力することとくらいでしょう。

瞑想に関連して、日本では禅（Zen）という言葉があります。中国語では、チェン

（Chán）と言いますが、これらの語源は、サンスクリット語のディヤーナ（dhyāna）や古代インドのパーリー語（Pali）のジャーナ（jhāna）まで遡ります。ジャーナ（jhāna）の意味は、本来は「燃やし切る」という意味です【64】。それでは何を燃やし切るのでしょうか？

それは、私たちの思考（脳）を汚染する表面的な客観や現象です。現代社会では、客観視というのは、信念などの迷信と比べれば、知性が高いと歓迎されています。しかし、叡智（wisdom）から見れば、瞑想や禅の客観視（主観を消す）というのは本当の知性（disobjectif-icaiton, disembodiment）とは正反対のものです。なぜなら、形而上学は、客観が対象とする表面的な現象を超越した真理を探求する真の学問であり、主観的に叡智（wisdom）を働かせる必要があるからです。瞑想などによる「こころの平静」や「世界との一体感」といった、うたかた（泡沫）の感情と形而上の叡智を通した知性は正反対に位置するのです。本当の瞑想とは、自分を空っぽにするのではなく、叡智（wisdom）を養うものです。なお、形而上学でいう「主観」は、信念やドグマとも正反対のものです。前者は叡智に照らされていますが、後者はみなさんが教育システムや洗脳者に信じ込まされているだけのものです。

5 アリストテレスの世界観

アリストテレスの内在目的論の本質は、すべての観察できる物質の根源であるものが存在するとするもので、これを「レス・ポテンシア（res potentia）」あるいは「プリマ・マテリア（prima materia, first thing）」と呼びます。実在として確認できなくても、時空間を満たすレス・ポテンシアが存在するとするものです【65・66】。アリストテレスの内在目的論（immanent teleology）は、形而上学そのものです。

物質とされるものは、この根源から生まれます。これは、実在として観察できるものので「レス・エクステンサ（res extensa,

アリストテレスの世界観（Aristotelianism）

●アリストテレスの内在目的論の本質

すべての観察できる物質の根源

・時空間を満たす“レス・ポテンシア（res potentia）” a.k.a “プリマ・マテリア（prima materia）”が存在（実在として直接は観察できない）

↓

・物質とされるものは、この根源（レス・ポテンシア）から生まれる。実在として観察できるようになったものを“レス・エクステンサ（res extensa：substance, actuality）”という。

substance, actuality）」と呼ばれます。レス・ポテンシアは、潜在能力と同じ意味で、直接は観察できません。しかし、そのもたらす効果から存在を推測することができます【67】。量子力学の主流派であるコペンハーゲン解釈の代表であるハイゼルベルクも、「量子力学において〝波動〟と呼んでいるものは、アリストテレスのレス・ポテンシアの一部を数式で定量化したものに過ぎない」としています【68】。

ポテンシャル（潜在能力）が実体・物質を生むのです。古代中国の陰陽も、陽（ポテンシャル）が陰（実体、物質）を生むというアリストテレスの世界観を反映したものです。

陰陽とポテンシア

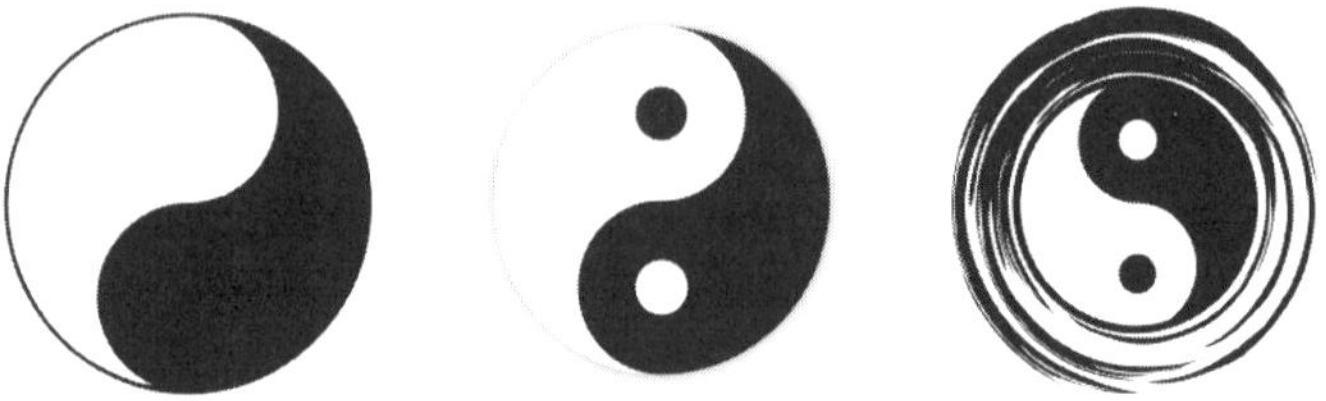

・陽（ポテンシャル）が陰（実体、物質）を生む

6 アカシック・レコードとは何か？

みなさんも、一度は「アカシック・レコード（Akashic record）」という言葉をお聞きになったことがあるのではないでしょうか？ アカシック・レコードは、ブリタニカ辞典によると、「時（宇宙）の誕生以来のすべての出来事、行動、思考、感情の写真、記憶が貯蔵されている一覧」です【69】。ただし、オカルティズム（occultism）における用語としています。オカルティズム（occultism）とは、真の叡智（wisdom）や形而上学ではなく、信念やドグマで超自然現象を説明する手法です。アカシック・レコードは、19世紀に「神智学（theosophy）」と訳される集団を設立したロシア系ユダヤ人であるブラヴァツキー（Helena Petrovna Blavatsky）によって初めて言及された概念とされています【70】。神智学は、「神の学問（theo-sophy）」という意味で、神の存在を証明する目的ですから、形而上学や叡智とは正反対に位置します。アカシック・レコードという言葉を実際に使用したのが、神智学の後継者であるアリス・ベイリー（Alice Ann Bailey）、レッドベター（Charles Webster Leadbeater、後日に児童虐待が発覚）やシュタイナー（Rudolf Joseph Lorenz Steiner）たちでした。

この神智学の後継者たちは、アカシック・レコードにアクセスできる透視能力、いわゆる千里眼（clairvoyance）を持っていると自負していました【71】。エドガー・ケイシー（Edgar Cayce）もその1人です。実際に透視能力は、複数の実験でその存在を確認されています【72・73・74・75・76】。ただし、実験での透視能力の確認は、統計学的に〝推測〟されるもので、100％透視できるということではありません。実際には透視能力を持っている人間はほとんど存在しません。特に電磁波などの汚染が深刻な現代社会では、千里眼ほとんど存在していません。自分にその能力が備わっていると吹聴《ふいちょう》している人間には、実際にその能力は備わっていないと判断して良いでしょう。意識の量子力学的アプローチを提唱しているハンガリーのラスロー（Ervin László）は、アカシック・レコードのことを量子場の「アカシック・フィールド（Akashic field）」として提唱しています。量子場という仮想のフィールドは頭の中だけで、実在していませんので、この概念もまったくナンセンスです。ブラヴァツキーやシュタイナーらのオカルティズム（occultism）と現代物理のオカルティズムである量子力学を足して2で割ったものに過ぎません。

　アカシック・レコード（Akashic records）の語源となる「アカーシャ（Akasha）」は、サンスクリット（ākāśa）や古代パーリー語（आकाश）では、〝エーテル（aether）〟を意味していました【77】。つまり、オカルティストたちが主張しているアカシック・レコードとは、本来はエーテルのことなのです。エーテルからは、後述するように空間や時間という概念が発生します。時間というのは、私たちの概念（頭の中）だけに存在するものので、実在するものではありません。みなさんが、流れる川に自分の人差し指を突っ込んだとしましょう。その瞬間が〝現在〟だと認識するかも知れませんが、次の瞬間にはその指に触れた水は流れ去っています。つまり、〝現在〟を（実体として）捉えることなどできないのです（「いま、ここ」に意識を集中するマインドフルネス・瞑想がナンセンスである理由です）。

過去や未来といった時間の概念もエーテルのもたらす属性（attributes）あるいは随伴現象に過ぎず、どこかの宇宙空間に格

Akashic record

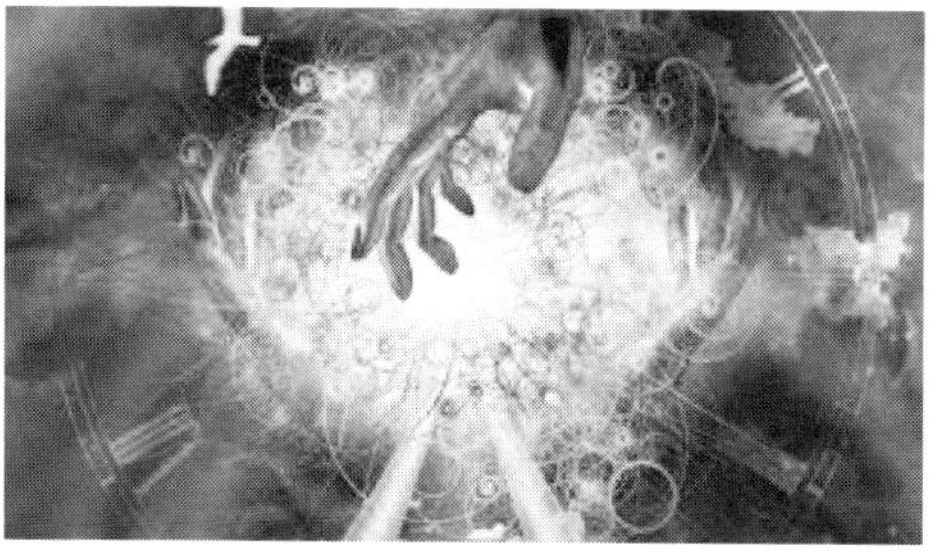

●オカルティズム（occultism）における用語

●「時（宇宙）の誕生以来のすべての出来事、行動、思考、感情の写真、記憶が貯蔵されている一覧」

オカルティズム（occultism）

- オカルティズム（occultism）とは、真の叡智（wisdom）や形而上学ではなく、信念やドグマで超自然現象を説明する手法

- 神智学は、「神の学問（theo-sophy）」という意味。神の存在を証明する目的。したがって、形而上学や叡智とは正反対に位置

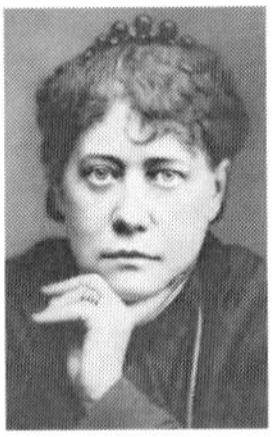
Helena Petrovna Blavatsky

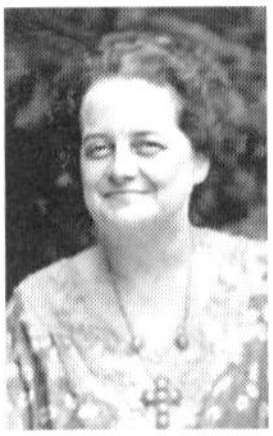
Alice Ann Bailey

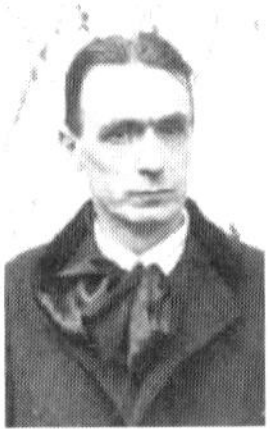
Rudolf Joseph Lorenz Steiner

「アカーシャ（Akasha）」

- サンスクリット（ākāśa）や古代パーリー語（आकाश）では、天空や“エーテル（aether）”を意味している

- オカルティストたちが主張しているアカシック・レコードとは、本来はエーテルのこと。

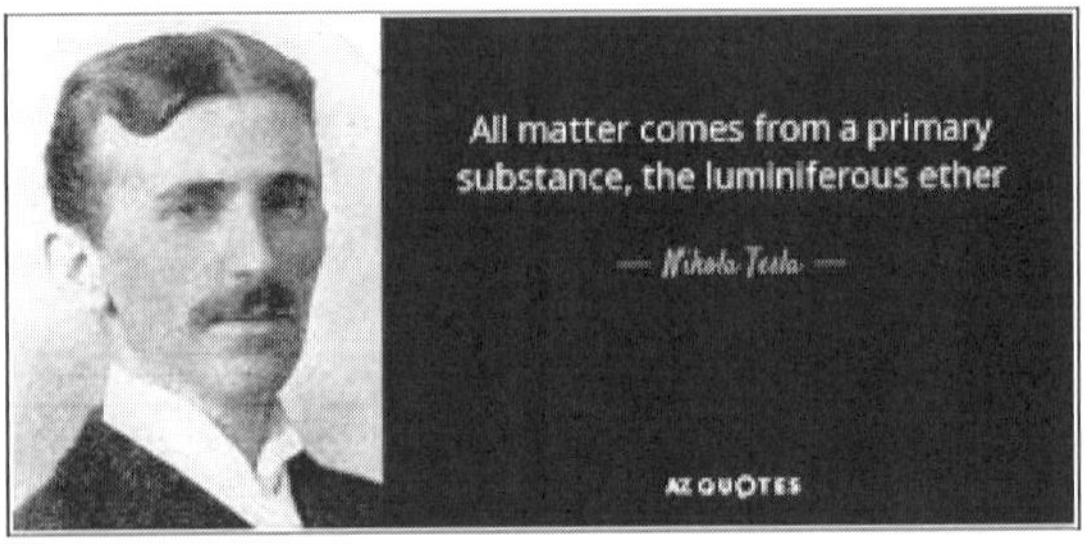
All matter comes from a primary substance, the luminiferous ether
— Nikola Tesla —
AZ QUOTES

納されている実体（entity）ではありません。「あなたの今世はもちろん、前世、来世のすべての記録（アカシック・レコード）にアクセスできる」というのは、体のいいビジネスでしかありません。私たちは、自分の存在を確かめたり、生きる目的を見つけたりするために透視能力がある人に頼る必要はありません。私たちは、ふと「何か悪い予感がする」あるいは「何か良い兆しを感じる」といったロジックを超えた感覚を経験することがあります。この感覚こそが、すべての生命の根源であるレス・ポテンシア、つまりエーテルに接続できている瞬間なのです。

7 アリストテレスの質料形相論（hylomorphism）

古代ギリシアのパルメニデス（Parmenidēs）の「存在論（ontology）」では、「有るもの」のみがあり、「有らぬもの」はないとする原理を主張しています。実際に数えられるものだけが存在するという考え方で、存在の唯一不変を主張し、変化を認めません。しかし、アリストテレスの世界観では、存在（実在）は環境や状態によって変化します。例えば、ガラスというのは、落とすと粉々に割れてしまいます。粉々になったガラスもガラスです。またガラスは高温にすると固体から液体へと変化します。状態は変化してもガラスには変わりありません。したがって、アリストテレスの形而上学では、「存在論」を超越しているのです。あるいは存在論の束縛から自由になっていると言えます。

アリストテレスは、実体（all material substances）は、質料（matter: hylo）と形相（form: morphis）から成る結合体（複合体・統合体）であると考えました。これをアリストテレスの「質料形相論（hylomorphism）」と呼びます【78・79】。さまざまな形（form）の原料は、質料（matter）から成ります。形（form）は、質料（matter）に確定した構造を与えます。ちょうど形（form）は、実在（レス・エクステンサ（Res extensa, actuality））に対応します。一方の質料（matter）は、潜在能力（レス・ポテンシア（res potentia, potency））に対応しています。

分かりやすい例を挙げましょう。ドングリは、ナラの木になる潜在能力（レス・ポテンシア［res potentia］）を持っています。そのポテンシャルが現実化したものがナラの木と言えます。そのナラの木も、家になる潜在能力（レス・ポテンシア［res potentia］）を持っています。そのポテンシャルが現実化したものが家と言えます。同様に、受精卵（胚）は、赤ちゃんになる（レス・ポテンシア［res potentia］）を持っています。そのポテンシャルが現実化したものが赤ちゃんと言えます。

このように、実在する物質は、形と質料の両方で成り立っています。質料（matter, prime

matter, pure potency）は、実在する形（form）なしには存在しません。なぜなら、実在（実現）する潜在能力のことを質料と呼んでいるからです。その一方で、形（form）は、質料（matter）なしには確定した物体となり得ません。レス・ポテンシアにあたる質料（prime matter, potency）とレス・エクステンサにあたる形（form, actuality）は、いずれも物体のそれ以上分解できない構成成分なのです【80】。これがアリストテレスの質料形相論の概要です。アリストテレスは、実体の定義について、現在の理論物理学よりもはるかに明確に考えていたことが分かります。そして、アリストテレスのすべての実在の元となるレス・ポテンシアこそがエーテルなのです。

アリストテレスの質料形相論（hylomorphism）

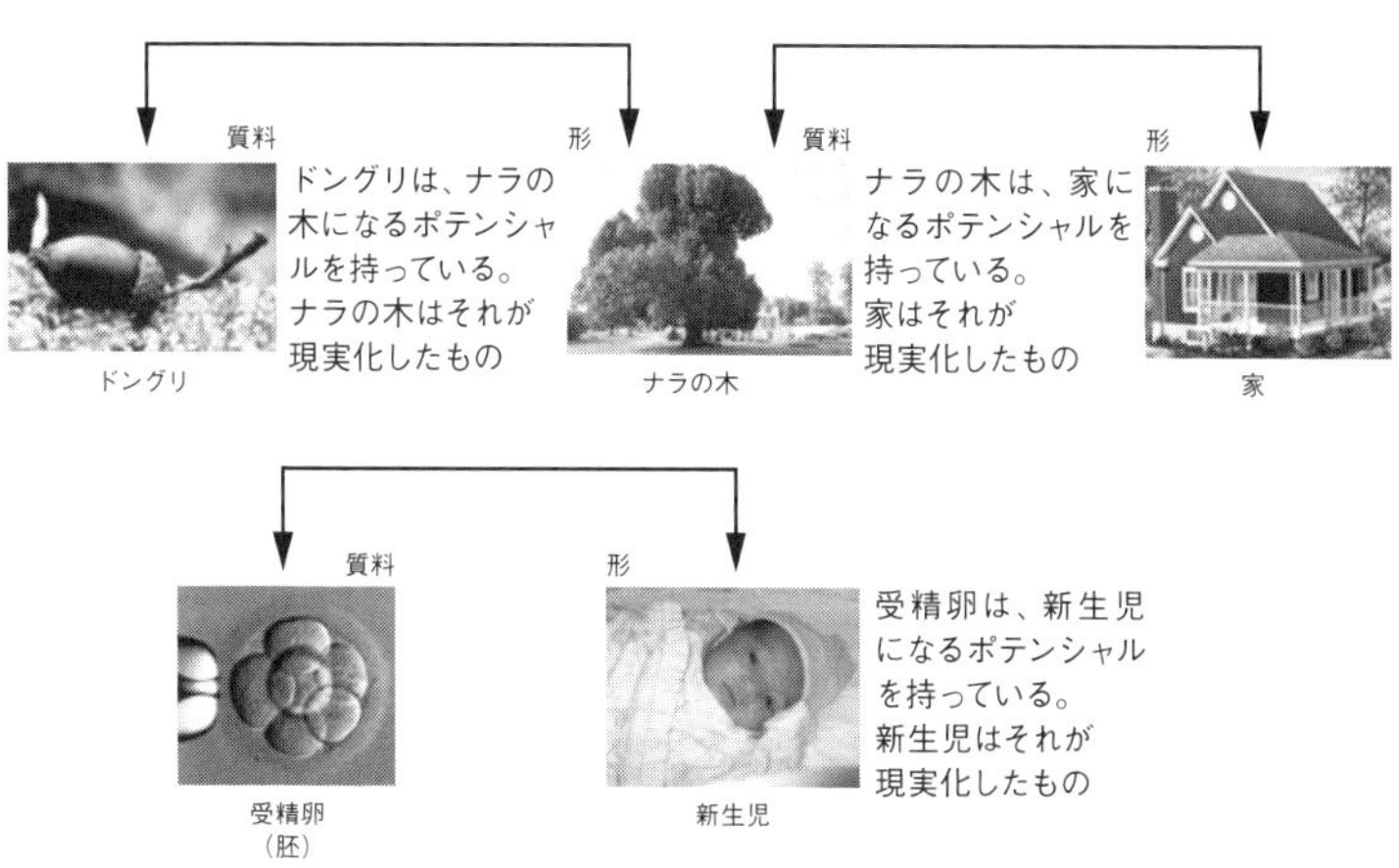
質料
形
ドングリは、ナラの木になるポテンシャルを持っている。ナラの木はそれが現実化したもの
ドングリ
ナラの木
質料
形
ナラの木は、家になるポテンシャルを持っている。家はそれが現実化したもの
家
質料
形
受精卵は、新生児になるポテンシャルを持っている。新生児はそれが現実化したもの
受精卵（胚）
新生児

第4章

エーテル物理学

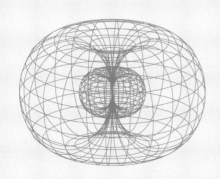

1　エーテルの存在を証明した研究の歴史

人類の歴史において、空間（space）あるいは場（field）の概念は大きく2つに分かれます。それは物質的（materialistic / atomistic）か非物質的（immaterial）かの2つの解釈があります。現代理論物理学をなす相対性理論および量子力学は、前者の物質主義的な解釈をしています。その典型がファインマンの量子電磁力学（quantum electrodynamics, QED）や量子場理論（quantum field theory）で、空間は「仮想の光子・量子（virtual photon, virtual quantum particles）」で満たされている場と定義されていることです【81・82】。もちろん仮想の光子ですから、彼の頭の中の空想であって、実験で実証された実体のあるものではありません【83】。

アインシュタインでさえ、１９２０年には自ら打ち立てた特殊相対性理論（エーテルの存在を否定）を完全否定し、「一般相対性理論によれば、エーテルのない空間は考えられない」としてエーテルの存在を認める立場に豹変しています【84】。

そのエーテルにまつわる歴史を見ていきましょう。

紀元前４００年には、トラキア（バルカン半島南東地域）のデモクリトス（Democritus）

やレウキッポス（Leucippus）によって、宇宙は原子と空間の2つからなるとする「原子論（atomism）」が展開されました。

原子（atom）と彼らが呼んだものは、それ以上分割不可能な単位の粒子で、それが合わさって目に見える物質を構成すると考えました。その一方で、その物質を囲む空間は、まさに空っぽで何もない（nothingness）と考えたのです。彼らが考える無の空間は、英語で「void」や「vacuum」と表現されています。このデモクリトスの「原子論」は、17世紀のデカルトの登場によって強化され、それ以降の理論物理学（相対性理論、量子力学）の基礎となっています。

紀元前350年（2000年以上前）にギリシャの哲学者アリストテレス（Aristotle）は、すでに空間（empty space）などは存在しないことを指摘していました【85】。空間とは、真空のスペースという意味です。

彼は、空間は「エーテル（aether）」と呼ばれる目に見えない、かつ感知できない媒介で満たされていると考えていました。そして、このエーテルこそが、宇宙のすべての物質や運動などを含めた秩序の根源と見抜いていたのです【86】。

このアリストテレスの慧眼は、19世紀末にアインシュタイン（Einstein）というシオニスト（Zionist《ザイオニスト》）、優生思想の源、現在の世界経済フォーラムの主催者たち）が出てくるまでは、ごく自然に受け継がれていました。近代物理学を打ち立てたニュートン（Newton）、その後にテスラに引き継がれる電磁気学を究めたマクスウェル（Maxwell）、トムソン（Thomson）たちも、エーテルの概念を用いて重力や電磁波を説明しています。

アリストテレスは、エーテル（連続体）は点には分割されえず、また点からも構成されえないものとして考えていました。この点というのは、物質、粒子のことです。この考えを「連続体説（continuum theory）」と言います。このアリストテレスの考え方は、デモクリトスの「原子論」とサイエンスを二分することになります。

アリストテレスは、同じ媒体、媒質（medium）を共有していなければ、2つの物体が相互作用することができないという基礎的な自然現象を支持しました。量子力学の「量子もつれ（quantum entanglement）」という遠く離れた2つの物体が瞬時に影響を及ぼしあうという現象も、共通の媒質がないと成り立ちません。なぜなら、ある物質の作用が他の物質に影響を与えるためには、最初に物質の周囲の媒質に作用しなければならないからです。

ニュートンも重力、天体の運動あるいは光の屈折（refraction）などはエーテルという媒質の存在が不可欠であると考えています【87・88】。ニュートンはエーテルの存在を前提にして、絶対空間（absolute space）、絶対時間（absolute time）を定義して、古典力学を打ち立てたのです【89】（後述する「エーテル統一理論」では、空間や時間も絶対ではない）。

1660年にボイル（Robert Boyle）は、この目に見えない媒質の存在を確かめるためにある実験を行っています。彼は、ガラスの容器から吸引ポンプで空気を完全に抜くと、ガラス容器内でもはやベルの音が聞こえないことを証明しました【90】。音が聞こえるためには、空気という媒質が必要であることが分かったのです。しかし、光は空気を抜いたガラス容器でも認められました。このことから、音を伝える空気、波を伝える水と同様に、光を伝えるエーテルの存在の必要性が理解できたのです。

音は、媒質の空気を交互に圧縮（compression）および希薄化（rarefaction）することで伝わっていきます。音は、音源が出すものではなく、音源が出すエネルギーによって空気の圧縮と希薄化が起こる〝現象〟なのです。音という実体が存在するわけではありません。むしろ、空気のかく乱によって起こる「付帯現象（epiphenomenon）」と言えます。この媒質の交互の圧縮と希薄化は、ちょうど2D（デカルト座標）にすると、波のよう（wave-like）に見えます。

これと同じ理屈で、海の波も、波という実体が存在するわけではありません。水のかく乱現象の付帯現象として波という形が見えるに過ぎないのです。光も同じく、媒質のエーテルのかく乱によって起こる付帯現象であることを提唱したのは、17世紀のロバート・フック（Robert Hooke）とその後継者のホイヘンス（Christiaan Huygens）でした。彼らは、光の媒質を「発光するエーテル（luminiferous aether）」と呼びました【91】。

光の媒質はエーテルであるという見解は一致するものの、光の本質を波のような性質（wavelike nature）にあるとするホイヘンスやトーマス・ヤング（Thomas Young）と、光を見えない粒子（corpuscles）とするニュートンの間で相違が出ます。

波様のものでも、粒子であっても、エーテルという媒質を必要とすることに変わりはありません。しかし、両者とも、このエーテルは空気と違って、弾性、抵抗や質量のようなものを持つと考えていたため、19世紀に入ってエーテルの存在が否定されることになります。

2 エーテルの歴史――光、電気、磁場

19世紀に入ると、ニュートンの光の粒子説（corpuscular theory of light）は、トーマス・ヤングの古典的なスリット実験などによって否定されるようになっていました【92・93】。光の屈折、反射、回折現象などを粒子説では説明できないからです。

ヤングは、電気ショックにおいて瞬時に電流が伝わることも、光が瞬時に伝わることと同じく、エーテルの存在が不可欠だと考えました。

デンマークの物理学者エルステッド（Christian Ørsted）は、1820年に、電流が流れ

る周りに磁力が発生することを発見しました。このエルステッドの実験をもとに、フランスの物理学者アンペア（André-Marie Ampère）は、磁針の動く方向が電流の流れている方向に関係することを発見しました。これが「アンペアの右ねじの法則」と呼ばれるものです。エルステッドとアンペアは、電気が磁場に変化することを証明したのですが、その逆である磁場から電気を作ることができませんでした。

1831年、マイケル・ファラデー（Michael Faraday）は、エルステッドとアンペアができなかった磁場から電気を作ることを実験的に証明しました。彼は、環状（トロイド状）の鉄心（鉄の輪）に2つのコイルを巻き、一方のコイル（1次コイ

ヤングの二重スリット実験

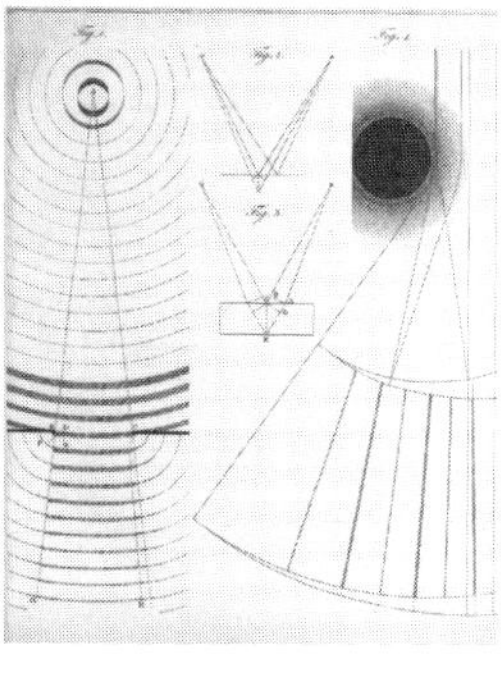

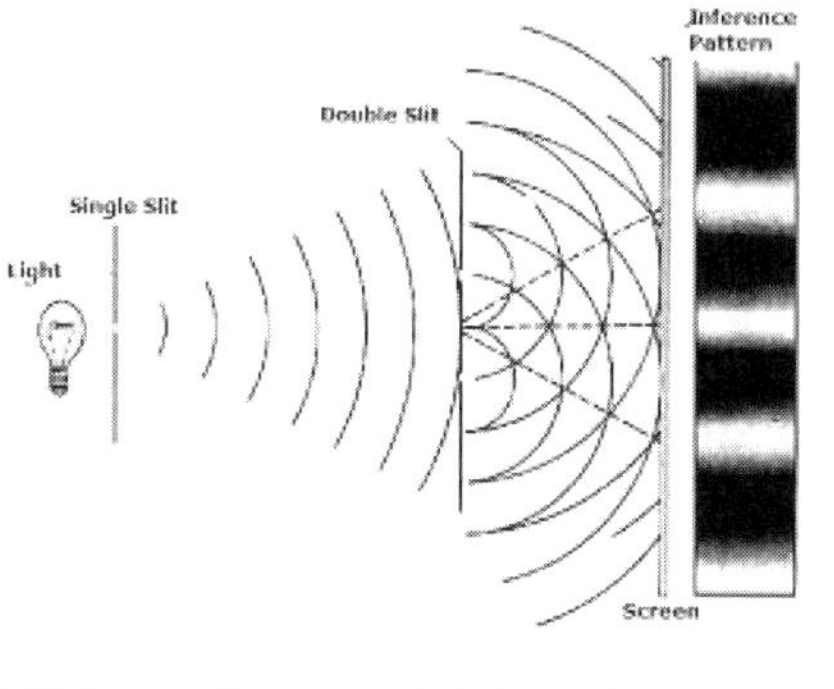

光は粒子ではなく、波の様（wave-like nature）なものである

On the theory of light and colours (The 1801 Bakerian Lecture). Philosophical Transactions of the Royal Society of London 92, 12-48 (1802)

ル：左側）を電池に、もう一方のコイル（2次コイル：右側）を検流計に接続しました。彼が左の1次コイルの電池のスイッチをつなぐと、その瞬間に右の2次コイルに取り付けた検流計の針が触れて振動し、しばらくすると元の位置に戻りました。また、電池のスイッチを切った瞬間にも、検流計の針が振れ、やはり、しばらくすると元の位置に戻りました【94】。通電しないままの状態や、通電したままの状態では、2次コイルに電流は流れませんが、通電した瞬間と遮断した瞬間に電流が流れます。

　これは、電流が流れた瞬間に左の1次コイルの磁場（磁束）が変化することにより、右の2次コイルにエネルギーが伝わったことを意味しています。さらに、ファラデー

ファラデーの電磁誘導実験

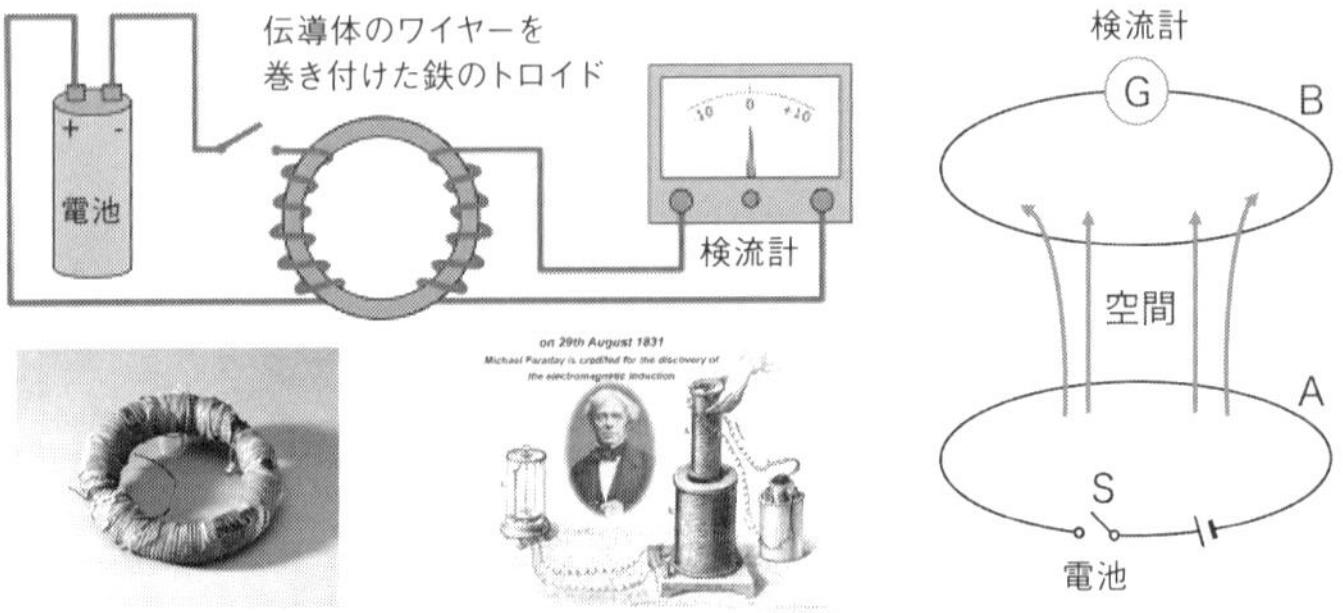

通電した瞬間と遮断した瞬間に左のワイヤーに電流が流れる。電流による磁場の変化のエネルギーが右のワイヤーに伝わった（誘電現象）

The birth of the electric machines: a commentary on Faraday (1832) 'Experimental researches in electricity'.
Philos Trans A Math Phys Eng Sci. 2015 Apr 13; 373(2039): 20140208

は中空のコイルの中で磁石を動かすと、コイルに電流が流れることを発見しました。ファラデーが発見した磁場から電気を作り出す現象を「電磁誘導（electromagnetic induction）」と言います。この現象は、「誘導性カップリング（inductive coupling、磁界結合［電磁誘導］）」とも呼ばれ、スマートフォン、電動歯ブラシや電動シェーバーなどに利用されています。しかし、ファラデーが発見した電磁誘導で発生する電流は、磁力が変化したときの一瞬だけでした。磁石のNとSの間に銅の円板を入れて回転させると、「金属が磁力線を横切り続ける」ことになり、金属板に電線を取り付けると連続的に電流が取り出せることに成功しました。これが、ファラデーが作った世界初

ファラデーの発電機

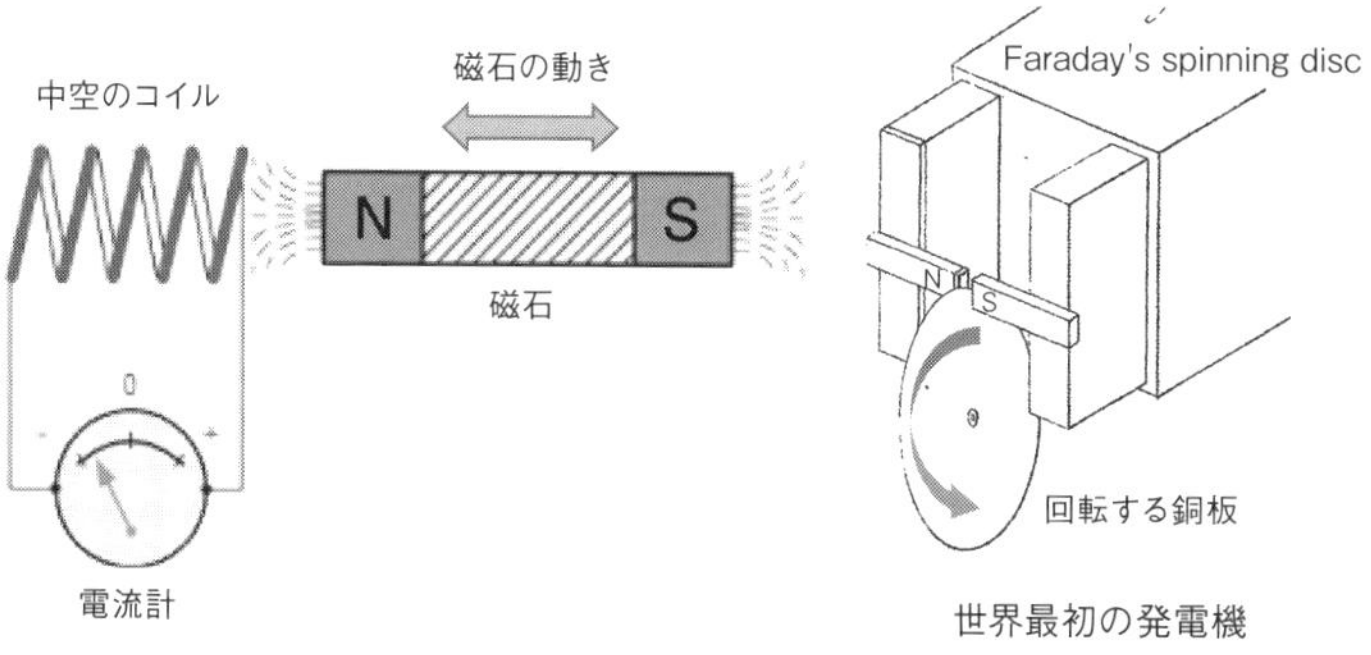

銅板が回転しながら、何度も磁力線を横切ることで電流が発生し続ける

The birth of the electric machines: a commentary on Faraday (1832) 'Experimental researches in electricity'. Philos Trans A Math Phys Eng Sci. 2015 Apr 13; 373(2039): 20140208

の発電機です。

このファラデーの発電機を蒸気（steam engine）のエネルギーで回すことで電気を生むシステムを開発し、産業革命が始まったのです【95】。現在の原子力発電も化石発電も仕組みは、まったく同じです（原発も化石発電も巨大な〝湯沸かし器〟に過ぎない）。前者では核分裂、後者では石油や石炭の炭素を燃焼させることで、熱を発生させて水から蒸気を作り、その蒸気でタービンを回すことで電気を作っています。ちなみに、ファラデーは、同じ原理で電報（telegraph）を発明しています。テスラの交流発電機（AC generator）の発明も、ファラデーの発明が基本になっています。

ファラデーは、一連の研究から、空間は、鉄粉が磁石の周辺で磁力線（line of magnetic force）を作るような磁場で満たされていると考えていたのです【96】。彼は、この磁場を発生させる場を「誘電場（dielectric field）」と呼んでいます。誘電場とは、電気を通すと左右の表面だけにプラスとマイナスのチャージが残る（分極する、polarize）もので、電気を通さない不導体（誘電体）が作る場のことです。

したがって、誘電作用を持つものには、絶縁体、半導体などプラスとマイナスに分極するものはすべて含まれます。誘電場は、蓄電（コンデンサー、condenser, capacitator）および発電機（dynamo）のようなもので、誘電場には「静電容量（capacitance）がある」と表現されます【97・98】。充電したコンデンサーにモーターをつなげるとモーターに付いた羽根は回転します。このように、充電したコンデンサー、つまり誘電場はエネルギーを持っています。このエネルギーを「静電エネルギー（electrostatic energy）」と言います。コンデンサーである誘電場が何か仕事をした場合、それを「放電（discharge）」と言います。電気には大きく分けて静電気と動電気（電流が流れている状態）がありますが、誘電場について考えるときは、静電気的視点（蓄電、charge）と動電気的視点（放電、discharge）の両方が必要です。一般に「静電気が走った」というのは、蓄電している誘電場（静電容量）から一瞬だけ放電が起こった現象です。

産業革命も現代のエネルギーもファラデーから

・ファラデーの発電機を蒸気（steam engine）のエネルギーで回すことで電気を生むシステムを開発し、産業革命が始まった。また、これがテスラの交流発電機の発明につながっている。

・現在の原子力発電も化石発電も仕組みは、まったく同じ（原発も化石発電も巨大な“湯沸かし器”に過ぎない）。前者では核分裂、後者では石油や石炭の炭素を燃焼させることで、熱を発生させて水から蒸気を作り、その蒸気でタービンを回すことで電気を作っている。

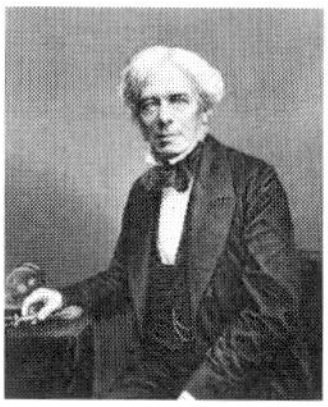

michael faraday

誘電場とは

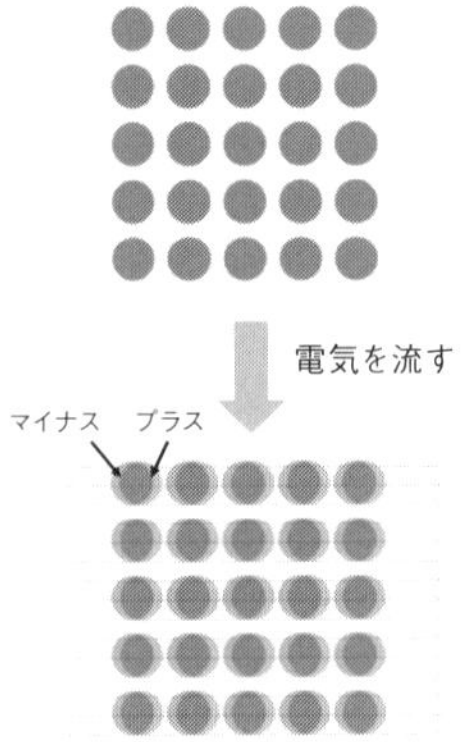

電気をあまり通さない（自由電子の少ない）物質（不導体［絶縁体に近い］）
ゴム、ガラス、紙、磁器、木や空気がその代表

電場の中に不導体を置くと、個々の原子（あるいは分子）の中でプラスとマイナスに分極する（左の原子のイラストの左側の三日月部分が負電荷、右側の三日月部分が正電荷を表している）。誘電率というのは分極の度合いを示す量。

わかりやすい高校物理「誘電分極」より

水も誘電場となる

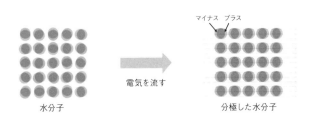

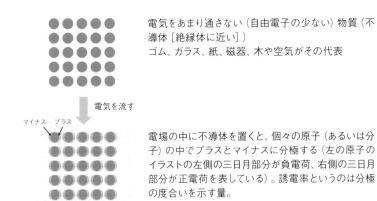

水分子は、始めは分子がランダムな方向に向いていて全体としては電荷の偏りが無い。電気が通ると一斉に同じ方向を向き、全体としてプラスとマイナスに分極する。

誘電分極の仕組み

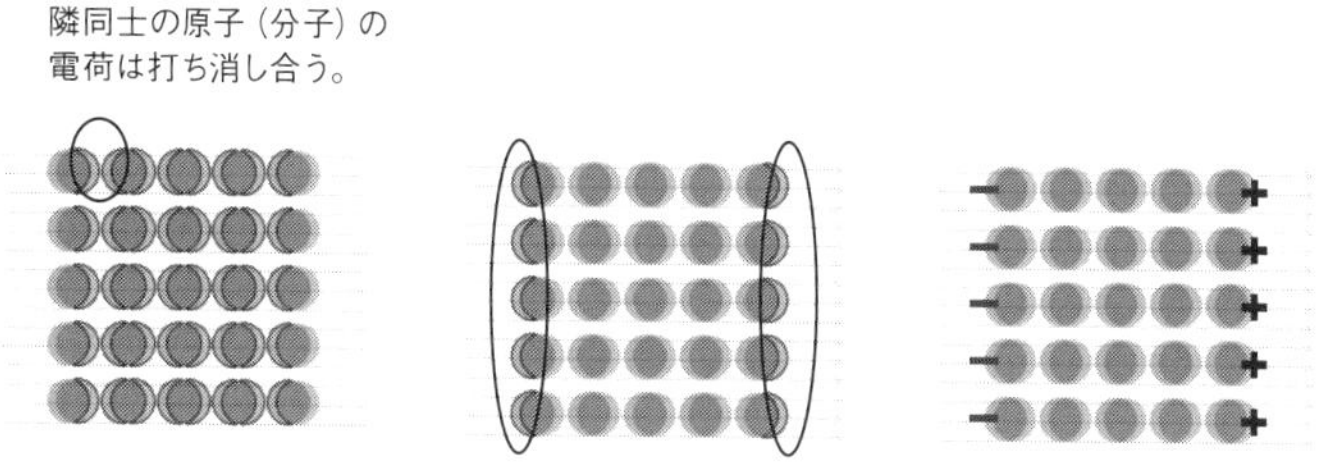

不導体内の個々の原子（あるいは分子）がすべてきれいに偏ると、隣同士の原子（分子）の電荷は打ち消し合う。

結局、残る電荷は不導体の表面に存在する電荷だけになる。一番外側の電荷はペアを組む相手がいないからだ。

分極によって不導体全体の電荷が偏ることを誘電分極という。誘電分極を起こす物質を誘電体という。不導体（絶縁体）と誘電体はほぼ同じ意味。
不導体≒絶縁体≒誘電体

水は、電気を通す導体（conductor）ですが、同時に外部からのエネルギーを得て誘電場を形成する両方の性質を持っています。

ファラデーの一連の実験結果に衝撃を受けて、1855年にこれを数式化したのは、マクスウェル（James Clerk Maxwell）でした【99・100・101・102】。マクスウェルは、磁場も光も同じエーテルから生み出されるものであると考えていました。光は電磁場に発生する波、つまり電磁波であると提唱（electromagnetic theory of light）しました【103】。

電流が流れた物体や磁性を帯びた物体は、周囲に電磁場を作ります。この電磁場にエネルギーが蓄えられているとしました。例えば、電球のフィラメントが光るのは、フィラメントそのものに電流が流れたことによるのではなく、電流がフィラメント周辺の電磁場に流れて電磁場に蓄えられたエネルギーをフィラメントが取り入れることによって発光すると解釈しました。

1845年にファラデーは、偏光させた光（polarized light）が光の透過する磁性体を通過すると、偏光面が回転することを発見しています【104】。

マクスウェルは、この結果から、磁場は電気の流れを伴う回転する渦（vortex）になっていると考えました。光は、この渦の中で直進する性質のものに過ぎないという結論に至ります。彼は、磁場、電気、そして光は同じ由来のものを違う現象（epi-phenomena）として捉えているもので、エーテルという媒質が空間を満たし、物質

磁場は光に影響を与える
(Faraday's experiment on polarized light)

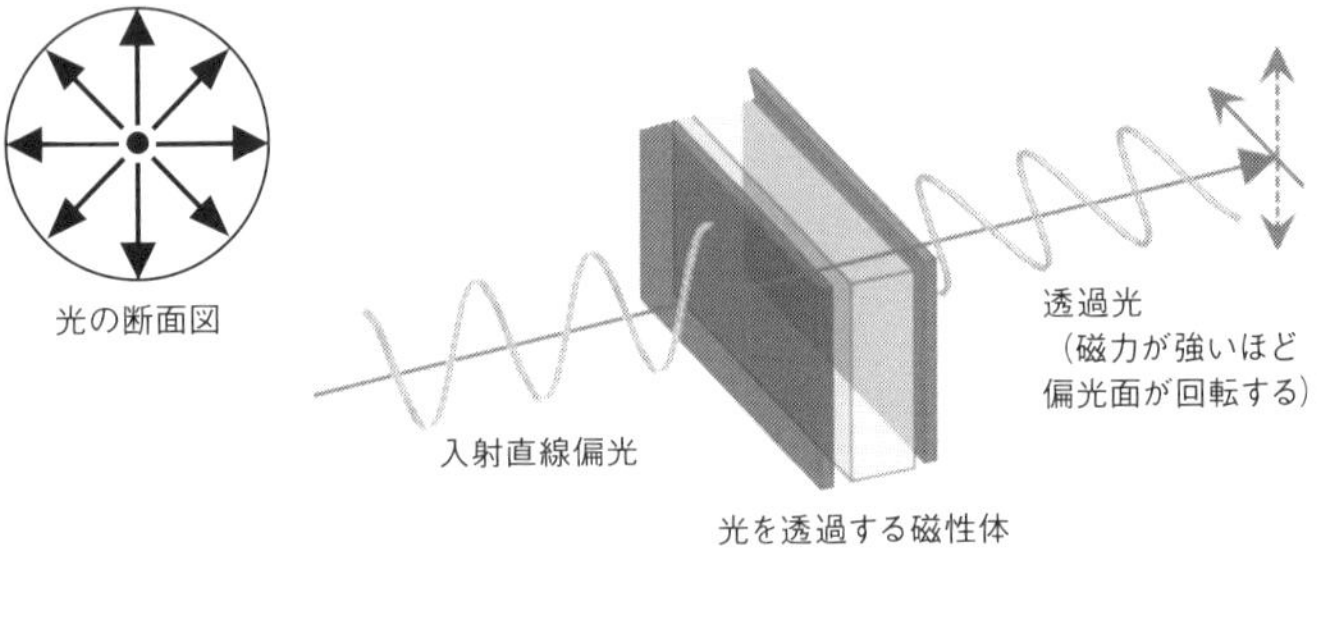

Harold Issadore Sharlin (1975) William Thomson's dynamical theory: An insight into a scientist's thinking, Annals of Science, 32:2, 133-147

にも浸透していると考えたのです【105】。

ところが、200年以上続いたエーテルの存在をベースとした物理学は、突然終止符を打たれることになります。それが後に物議を醸し出すことになった「マイケルソン－モーリーの実験（Michelson-Morley experiment、MM実験）」です。この実験は、元々エーテルの存在を前提とし、それが宇宙空間で静止しているか、それとも動いているのかという問題に決着をつけるためのものでした【106】。

簡単にその実験の詳細を述べましょう。地球は太陽の周りを静止しているエーテルの中で公転していると仮定します。空気抵抗のように、地上では地球の自転と公転によって静止しているエーテルからの風を受

マイケルソン－モーリーの実験
(Michelson-Morley's experiment)

・「エーテル」の速度は、6.22 km/s (22,400 km/h) (1887年)
　1929年の再実験では、20 km/s (後年の再計算で258±77 km/s)

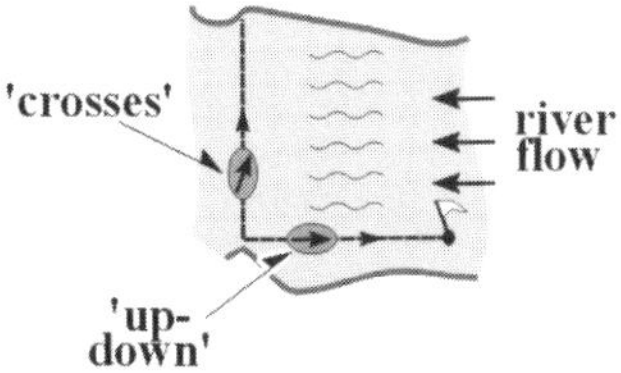

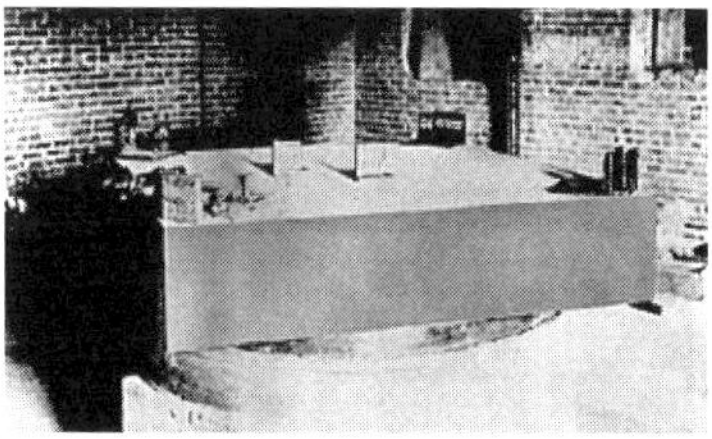

Michelson's 1887 interferometer (干渉計)

The Relative Motion of the Earth and the Luminiferous Ether. American Journal of Science, 1881, 22: 120-129
On the relative motion of the Earth and the luminiferous ether. American Journal of Science Nov 1887, s3-34 (203) 333-345
The Effect of the Earth's Rotation on the Velocity of Light. Nature 115, 566 (1925)
Repetition of the Michelson-Morley Experiment . Nature 123, 88 (1929)

けることになります。マイケルソンとモーリーは、光は向かい風（エーテル風）か追い風かで速さが変化するという仮説を立てました。

しかし、この速さの差が誤差の範囲と見なされたため、「エーテルは存在しない」と烙印を押されたのです【107】。ちなみに、このMM実験は、精度の低さだけでなく、太陽系が銀河に対して動いていることや温度の変化などによる実験結果の変化を考慮に入れていないなど、現在ではほとんど意味のない実験となっています。マイケルソンとモーリーの実験をより精密化し、20万回以上の独立した追試実験を行った米国物理学会（the American Physical Society）の重鎮であったミラー（Dayton Miller）は、

ミラーの実験

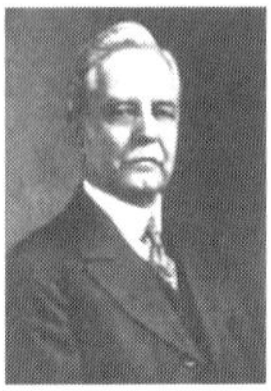
Dayton Miller

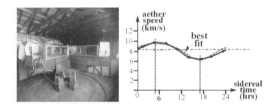

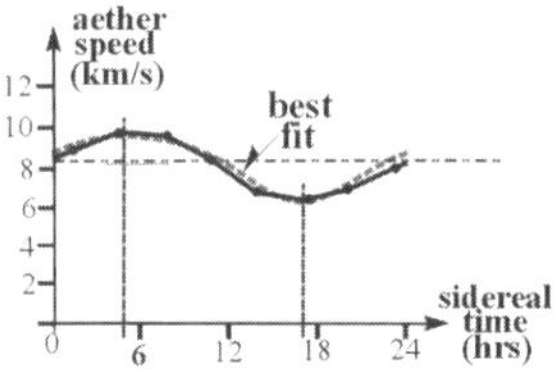

・MM実験とは比較にならないほど、精密かつ繰り返しの実験
（ MM 実験が36回の観測に対して、ミラーは2万回！）

・「エーテル」の速度は、8.22 km/s
（再計算で374±63 km/s）

Ether-Drift Experiments at Mount Wilson. Proc Natl Acad Sci U S A. 1925 Jun;11(6):306-14
SIGNIFICANCE OF THE ETHER-DRIFT EXPERIMENTS OF 1925 AT MOUNT WILSON.Science. 1926 Apr 30;63(1635):433-43
The Ether-Drift Experiments and the Determination of the Absolute Motion of the Earth. Nature 133, 162-164 (1934)

1925〜1926年にかけての精密な実験で、エーテル風の速度は約8〜10km／秒と結論を出しました【108・109・110・111】。つまり、ミラーは、エーテルの存在を実証したのです。

ミラーの実験では、すでに温度などの他の因子によるバイアスは、コントロール実験によって排除されていました。当時、ミラーの助手であったシャンクランド（Robert S. Shankland）は、そのことを知っていたにもかかわらず、ミラーの後釜になった後に、ミラーの実験結果を温度変化による誤差だとしてエーテルの存在を否定したのです【112】。ちなみに、シャンクランドは、現代のサイエンスの教授の典型でした。ミラーの実験結果の分析を自分の教室の学

エーテル（Aether）の存在

・原子（励起状態、the excited atom）は、空間を突き進む間に減衰（質量が減る）する
→原子と空間の間に摩擦のような力が働いている

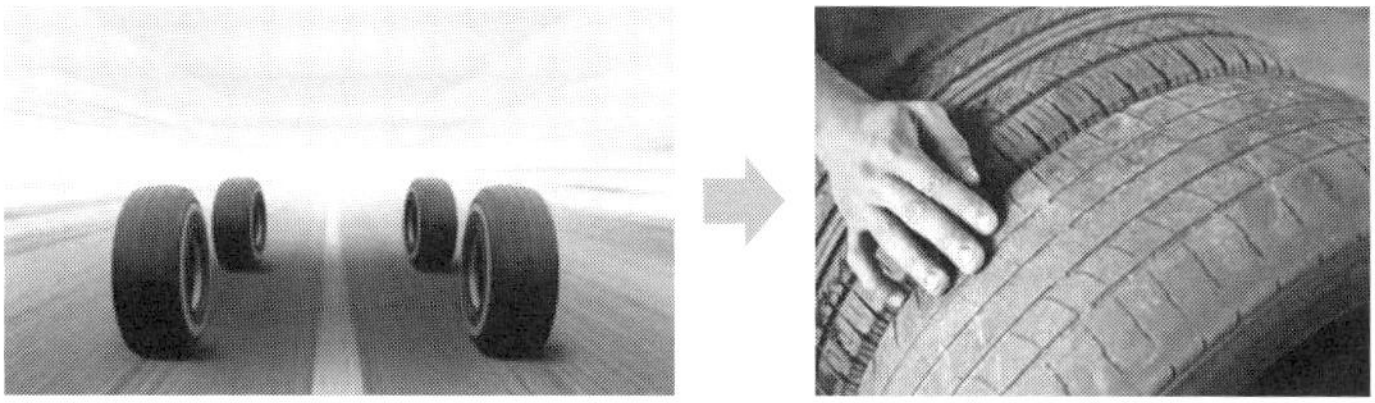

Will a Decaying Atom Feel a Friction Force? Phys Rev Lett. 2017 Feb 3;118(5):053601
Quantum Rolling Friction. Phys Rev Lett. 2019 Sep 20;123(12):120401

生にやらせただけで、自分では何もしていません。シャンクランドは、単なるゴリゴリのアインシュタイン原理主義者（fundamentalist Einsteinism）に過ぎませんでした【113】。原子は、真空を突き進む間に減衰（質量が減る）する現象が近年認められるようになっています【114】。つまり、原子と何もないはずの空間の間に摩擦のような力が働いていることになります。ちょうど車のタイヤが道路を走行するうちに摩耗していくのと同じです。エーテルは、現在の測定方法（デカルト座標）では具現化できないものです。しかし、このように間接的にその存在を知ることができます。

3 相対性理論とエーテル

１９０５年にアインシュタインは、特殊相対性理論の元になった論文【115】を出版し、「エーテル仮説は時代遅れの考えである」と表明しています【116】。アインシュタインは、ニュートン力学、マクスウェルの電磁気学そしてマイケルソン－モーリーの実験（ＭＭ実験）結果を統合した仮説を作る中で、特殊相対性理論を頭の中で構築したのです。この特殊相対性理論では、前述したように当時知られていた光の速度（18万6０００ｍ／ｓ）を不変とし、そこからニュートン力学における空間と時間を定義しました。彼は、物理法則は運動の状態に関係なく、あらゆる基準点において同じであると主張しました。また、彼は光や観察者の運動に関係なく、光は真空（vacuum）において速度が一定であると仮定しました。これらのアインシュタインの単なる思いつきによって、ニュートン力学の絶対空間と時間という概念が、葬り去られました。この特殊相対性理論によって、前述したように、時間の遅れ、同時性の破れ（disruption of simultaneity、ある人にとって同時に起きたことが、別の人にとっては同時でないという奇妙な現象）、長さの収縮、物質とエネルギーの等価性（interconversion of matter and energy、$E = mc^2$ の数式で有名となった）など現実世界では実験的に証明できない「相対性現象（relativity phenomena）」がまことしやかに語り継がれています。

アインシュタインの論文では、系統立ててエーテルの問題に言及したものはなく、ただ数式の上でエーテルの存在を否定しているに過ぎませんでした。しかし、光やマクスウェルの電磁場は、エーテルという媒質がないと説明できない現象です。そして、10年後の1915年には、アインシュタインは突然手のひらを返すように、エーテルの存在を認める認識を発表しています。それが、彼が重力を相対性理論の枠に組み入れて説明しようとした「一般相対性理論（general relativity theory）」です。この理論では、エネルギーや物質の存在に関連して、時空間が歪むという奇妙奇天烈な空想でした。エーテルという媒体も何もない「真空」が歪むというは、人間の認知（ロジック）と矛盾します。真空は何もない空間なので、変形しようがないからです。したがって、アインシュタインにとって、空間を歪ませるためには、エーテルという媒体が必要になったのです。

アインシュタインは、重力を新たに再定義しようとして、皮肉にもエーテルを〝再発見〟したのです。彼は、エーテルについて次のように述べています。「特殊相対性理論は、エーテルの存在を否定したわけではない。私たちは、エーテルが存在すると仮定できる。しかし、運動のある特殊な状態をエーテルが原因と考えてはいけない」【117】。さらに、続けて「エーテルの存在を否定することは、真空には何も物理的特性がないと仮定することになる。ニュートン力学の基本的な物理法則は、そのような見解と一致しない」【118】と述べています。

まさに、エーテルの死刑執行人が、救世主に成り代わった瞬間でした。この思想の転換は、現代の物理学や医学の基礎となっている「原子論（atomism、粒子仮説）」を否定することでもあります。しかし、彼は、エーテルを透明で、知覚することができず、何ら物理的特性を持たない不活発な媒体（inertial medium）としました。そのような物理的特性のないものが、〝存在する〟と言えるのでしょうか？

4 量子力学とエーテル

アインシュタインの相対性理論は、ミクロの世界の話でしたが、量子力学は、原子あるいは原子を構成する粒子（量子と仮定した）のマクロの世界を記述しています。一般相対性理論で、エーテルの存在を前提しなければならなかったのと同じく、究極の原子論を掲げる量子力学でも、エーテルの存在を前提としたアリストテレスの「連続体説（continuum theory）」に目を向けざるを得なくなってきました。量子力学の世界にエーテルの概念を結合した分野が登場します。「量子電磁力学（quantum electrodynamics, QED）」と呼ばれているものです。

この分野では、驚くべきことに、何もない空間も量子という仮想の粒子の集まりであるという奇妙な概念で形成されています。この量子で満たされる空間を「量子真空（quantum vacuum）」と名付けています【119】。なんのことはない、波動・粒子の二重性（wave-particle duality）を空間に適応しただけの話です。真空（vacuum）とは、空間に粒子が存在しないエネルギー状態の最も低い「量子場（quantum field）」であると定義しました。「不確定理論（uncertainty principle）」を提唱したハイゼンベルクは、1920年代にこの真空に存在するエネルギーをエーテルと呼ばずに「ゼロ・ポイント・エナジー（zero-point energy）」という言葉を用いました【120】。

量子空間がこのゼロ・ポイント・エナジーで満たされる証拠として「カシミール効果

（Casimir effect）」という現象が報告されています【121・122・123・124・125】。真空の空間に平行な金属板（チャージされていない伝導体）を置くと、微弱な力によってそれらが引き合ったり反発し合ったりするというもので、1948年にヘンドリック・カシミール（Hendric Brugt Gerhard Casimir）によって提唱され、1997年にラモロー（S. K. Lamoreaux）により実験的に確認された現象です。これは、金属板を置くことによって電磁場の真空エネルギー固有値が量子化された結果起こるものであり、量子場の影響が巨視的に現れた現象と説明しています。しかし、このカシミール現象は、ファラデーの電磁誘導と同じものです。なぜなら、空間における引力や反発力は、磁

エーテル（ゼロ・ポイント・エネルギー、ZPE）の存在証明
カシミール効果（Casimir effect）

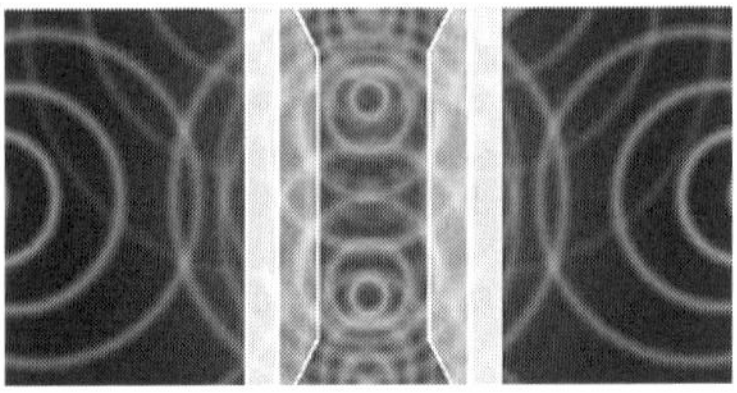

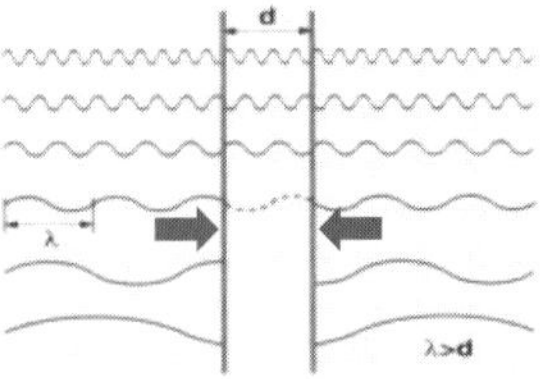

真空の空間に平行な金属板（チャージされていない伝導体）を置くと、微弱な力によってそれらが引き合ったり反発し合ったりする（真空にはエネルギーがある）

Casimir-type byproduct of electromagnetic zero-point fields

Demonstration of the Casimir Force in the 0.6 to 6 mm Range. Physical Review Letters, Vol. 78, No.1, pages. 5-8; January 6, 1997
『19th Natural Philosophy Alliance Proceedings』 Natural Philosophy Alliance; Volume 9 edition (July 14, 2012)

場や誘電場で起こる現象だからです。

「カシミール効果」では、ゼロ・ポイント・エナジーで満たされている空間から、光子などの仮想粒子が生み出されるとしています【126】。量子場の理論によれば、真空は、生成と消滅を絶え間なく繰り返す仮想粒子で満たされています。この真空のゆらぎは、カシミール効果となって測定可能な現象を引き起こすとしています。この静的カシミール効果とは、仮想光子が静止物体に及ぼす圧力によって生じる現象と解釈しています。

一方で、1970年、ジェラルド・ムーア（Gerald Moore）は、加速度運動する物体が、量子真空の揺らぎから本物の光子を生成させるという仮説を提唱しました。これが〝動的〟カシミール効果です。超伝導回路や光ファイバーなどは、これらの仮想粒子を基礎としたカシミール現象という仮説に基づいて実用化されているとしています【127・128】。しかし、前述したように仮想粒子が実在するという実証はありません。カシミール現象も実際は、後述するエーテルのねじれによる誘電場、磁場の作用の随伴現象に過ぎません。

シュレディンガー（Erwin Schrödinger）によって1935年に提唱された「量子もつれ（quantum entanglement）」という概念があります。この概念は、相互作用している粒子が違う方向に引き離された後でも、互いの粒子のふるまいに影響を及ぼし合うというものです【129】。量子力学では、量子同士が相互作用をすると非常に強い相関を示す特異な性質があると仮定されています。このため、一方が1ならばもう一方も1、反対に0ならば0の状態を示すということが事前に分かっているならば、一方を測定すればもう一方の状態が確実に分かることになります。例えば、もつれの関係にある量子（上向きと下向きのベクトルをそれぞれが持つ）を遠くに引き離します。「観察」によって、一方の量子が上向きのベクトルを持つことが測定されると、瞬時に他方の量子は下向きのベクトルを持つことに決定されるのです。もつれとは、見えない糸でつながれているようなもので、量子力学ではどちらかの状態が決定されるまでは、もう一方の状態も決定されていない状態を指します。

シュレディンガーは、この量子もつれが、量子力学の特徴的な現象であると主張しました。量子力学では、私たちが粒子を観測しようとした瞬間に全空間に広がった波動関数が点状粒子に収縮（収束）することになります。この過程は一瞬なので「超光速」になります【130・131】。量子もつれが超光速の存在を必要とすることから、アインシュタインの光速度不変の特殊相対性理論（光や物質の状態は観察によって変化しない）と相反することになります。したがって、アインシュタインは、この量子もつれが自身の相対性理論に反するために、「離れた場所の間で起こる不気味な遠隔作用（spooky action at a distance）」と少し揶揄《やゆ》気味に表現したのです【132】。1949年には、早くも実験的に量子もつれが証明されたとされています【133】。2022年には、「量子もつれにある光子が強い相関関係にある」ことを実験的に実証したとして、仏サクレー大学のアラン・アスペ（Alain Aspect）、米クラウザー研究所のジョン・クラウザー（John F. Clauser）、オーストリア・ウィーン大学のアントン・ツァイリンガー（Anton Zeilinger）の3氏にノーベル物理学賞が贈られています【134】。

この量子もつれという現象は、「量子電磁力学（quantum electrodynamics, QED）」の創始者であるディラック（Paul Dirac）によって1951年の時点で予言されていました【135・136】。彼は、その中で、真空というものは存在せず、エーテルが空間を満たしていると考えざるを得ないことを明記しています。エーテルの存在を認めざるを得なかった一般相対性理論において、エーテルは静止していて、どの方向にも均一な存在と仮定されていました。一方、ディラックの量子電磁力学（QED）においては、エーテルは光速を超えたスピードを持ち、因果律をもたらすものとして想定されています。因果律とは、一切のものは何らかの原因から生じた結果であり、原因がなくては何ものも生じないという法則です。つまり、エーテルがすべての現象（結果）をもたらす原因であることをディラックは想定していたのです。ちなみに、量子力学では、因果律は必ずしも成立しません。量子力学では、原因と結果が同時に起こったり、結果が原因を引き起こしたりするというようなロジックに反する解釈がなされています（単なる実験者の解釈であって、確たる実証はない）。彼の量子電磁力学（QED）では、いわゆる仮想粒子で構成される現代の原子論（アトミズム）は否定され、いわゆる粒子と呼ばれているものはエーテルを通じて瞬時に情報を伝播する質量を持たない電荷（点電荷、point charge）のようなものであるとされています【137】。量子もつれは、量子力学という現代の原子論を代表するものなどではなく、エーテルの存在を不可欠とする現象なのです。

5 ウィラーの「エーテル統一理論」

エーテルが物質および空間（場）、つまり宇宙の基本構造であることから組み立てられた優れた統一理論は、ファラデー（Michael Faraday）、トムソン（J.J. Thomson）、マクスウェル、テスラ、スタインメッツ（Steinmetz）、エリック・ドラー

エーテル統一理論①

・エーテルが物質および空間（場）、つまり宇宙の基本構造であることから組み立てられた優れた統一理論は、アリストテレス、ファラデー（Michael Faraday）、トムソン（J.J. Thomson）、マクスウェル、テスラ、スタインメッツ（Charles Proteus Steinmetz）、エリック・ドラー（Eric P. Dollard）といった優れた真のサイエンティストから生理学者で哲学者でもあるケン・ウィラー（Ken Wheeler）によって引き継がれている。

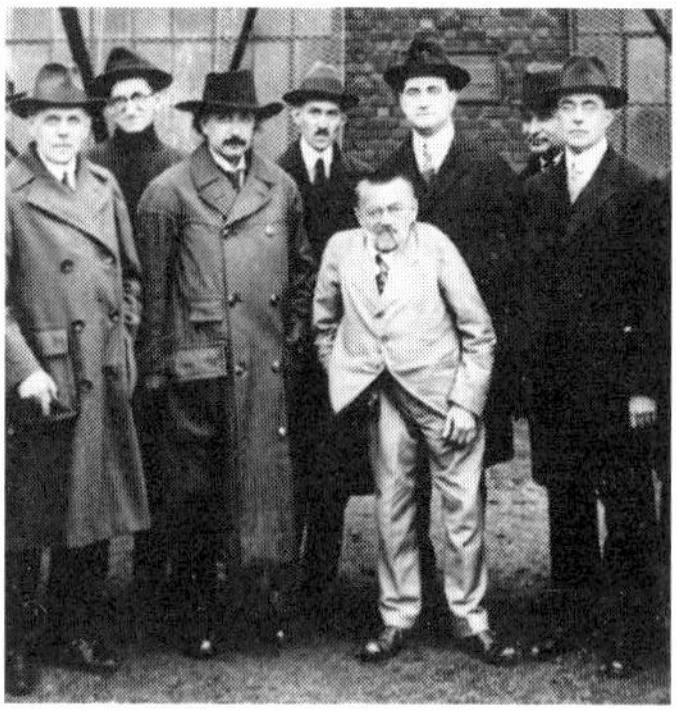

Charles Proteus Steinmetz

エーテル統一理論②

・ファラデーは、実験結果から電気や磁気を帯びた物体の間の空間には、ある力（the Lines of Force）が作用していると考えた。

・トムソンはこのファラデーの発見を空間にあるエーテルに電気が流れたときに、エーテルが運動量の倉庫のようになると考えた。エーテルは電気を帯びると、慣性（inertia：物体が常に現在の運動状態を保とうとする性質）や運動量、推進力（momentum）をもつ物質に変化する。

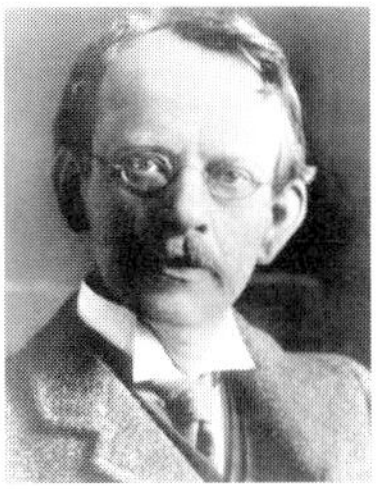

Joseph John Thomson

エーテル統一理論③

・ウィラーは、静止したエーテルがねじれ（torsion）などのストレスを受けることで生じる場を「誘電場（dielectric field）」と喝破した。

・誘電場（dielectric field）では蓄電、つまり電荷（charge）が蓄えられている。したがって、潜在的エネルギーは誘電場に蓄えられている。

・エーテルのねじれで生じた誘電場（dielectric field）が放電（エネルギーを失う）すると磁力（magnetism）および磁場（magnetic field）が発生する。

（Eric P. Dollard）といった優れた真のサイエンティストから生理学者で哲学者でもあるケン・ウィラー（Ken Wheeler）によって引き継がれます。

ファラデーは、実験結果から電気や磁気を帯びた物体の間の空間には、ある力（the Lines of Force）が作用していると考えました。トムソンはこのファラデーの発見を空間にあるエーテルに電気が流れたときに、エーテルが運動量の倉庫のようになると考えました。エーテルは電気を帯びると、慣性（inertia、物体が常に現在の運動状態を保とうとする性質）や運動量、推進力（momentum）をもつ物質に変化するとしています【138】。

ウィラーは、エーテルを基礎として場（誘電場、磁場、電場）そしてエネルギーの動態を統一理論として打ち立てました【139】。スタインメッツの1911年の著作に優れた電場（electric field）の図があります【140】。この図をよく観察すると、点線が誘電場、実線が磁場であることに気づきます。

2022年に天の川（Milky Way）から謎のガンマ線のバブルが観測されています【141】。このガンマ線のバブルの形（X線が輪郭となっている）は、まさに誘電場と磁場の幾何模様です。天の川に存在する銀河の1つが誘電場となって、ガンマ線やX線としてエネルギーを放出した結果、周囲に磁場が形成されているのです。

エーテルを基礎にすると、空間、時間や運動の本質を現代物理学のような多数の仮説や推

スタインメッツの電場の図（1911）

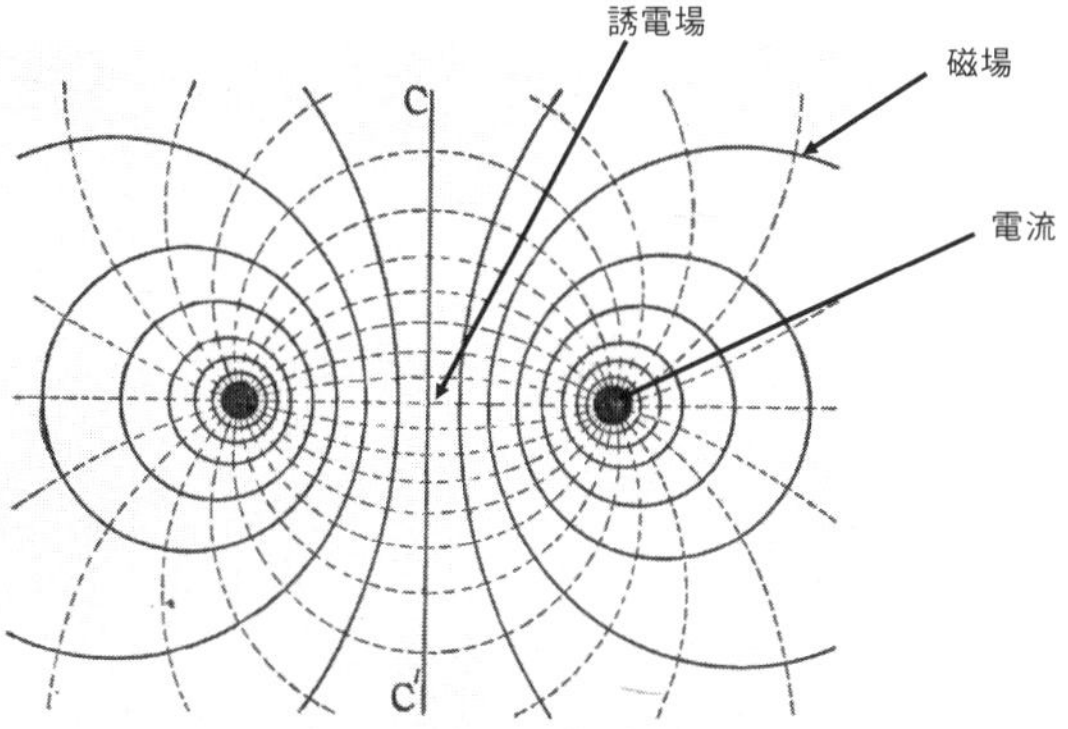

Fig. 9. — Electric Field of Circuit.

『Elementary Lectures on Electric Discharges, Waves and Impulses and other Transients』
CHARLES PROTEUS STEINMETZ, McGRAW-HILL BOOK COMPANY
239 WEST 39TH STREET, NEW YORK 6 BOUVERIE STREET, LONDON, E.G. 1911

スタインメッツの電場の図（改変）

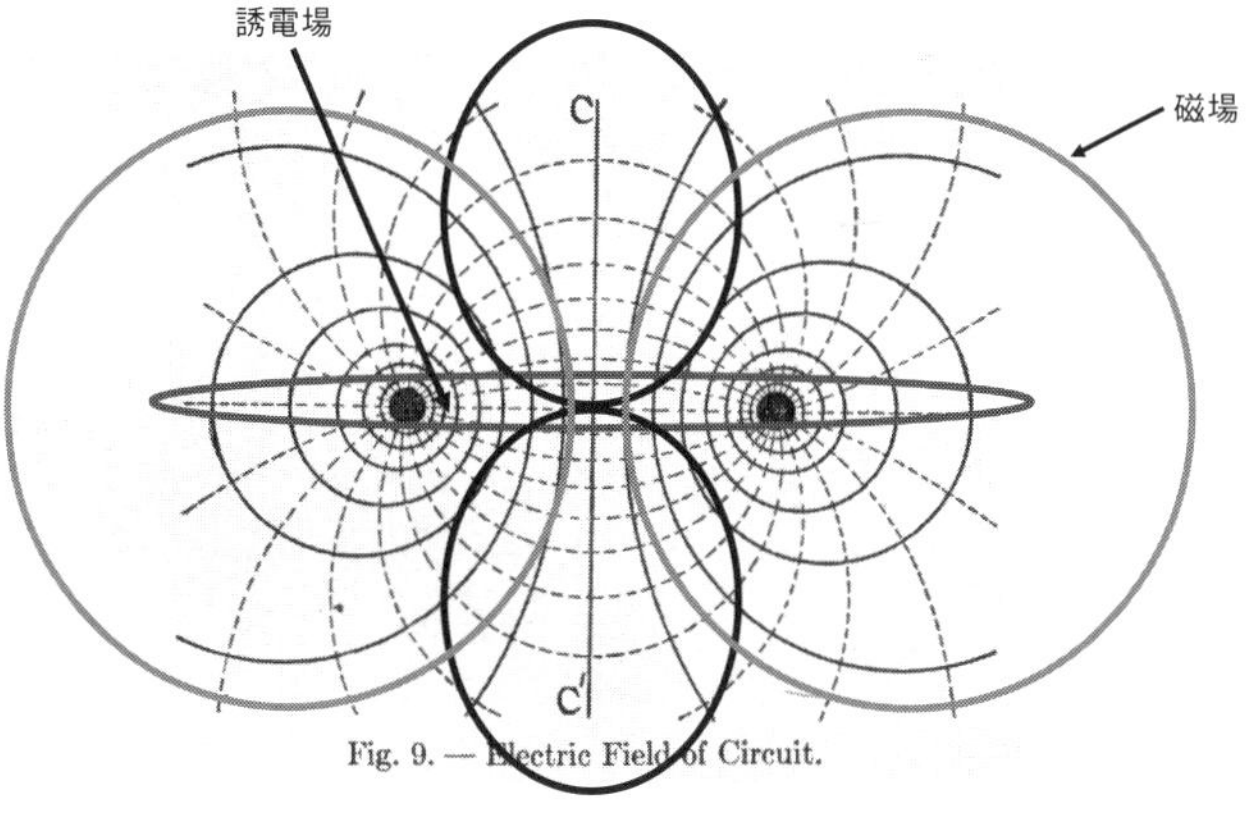

Fig. 9. — Electric Field of Circuit.

『Elementary Lectures on Electric Discharges, Waves and Impulses and other Transients』
CHARLES PROTEUS STEINMETZ, McGRAW-HILL BOOK COMPANY
239 WEST 39TH STREET, NEW YORK 6 BOUVERIE STREET, LONDON, E.G. 1911

天の川（ Milky Way ）から謎のガンマ線バブル①

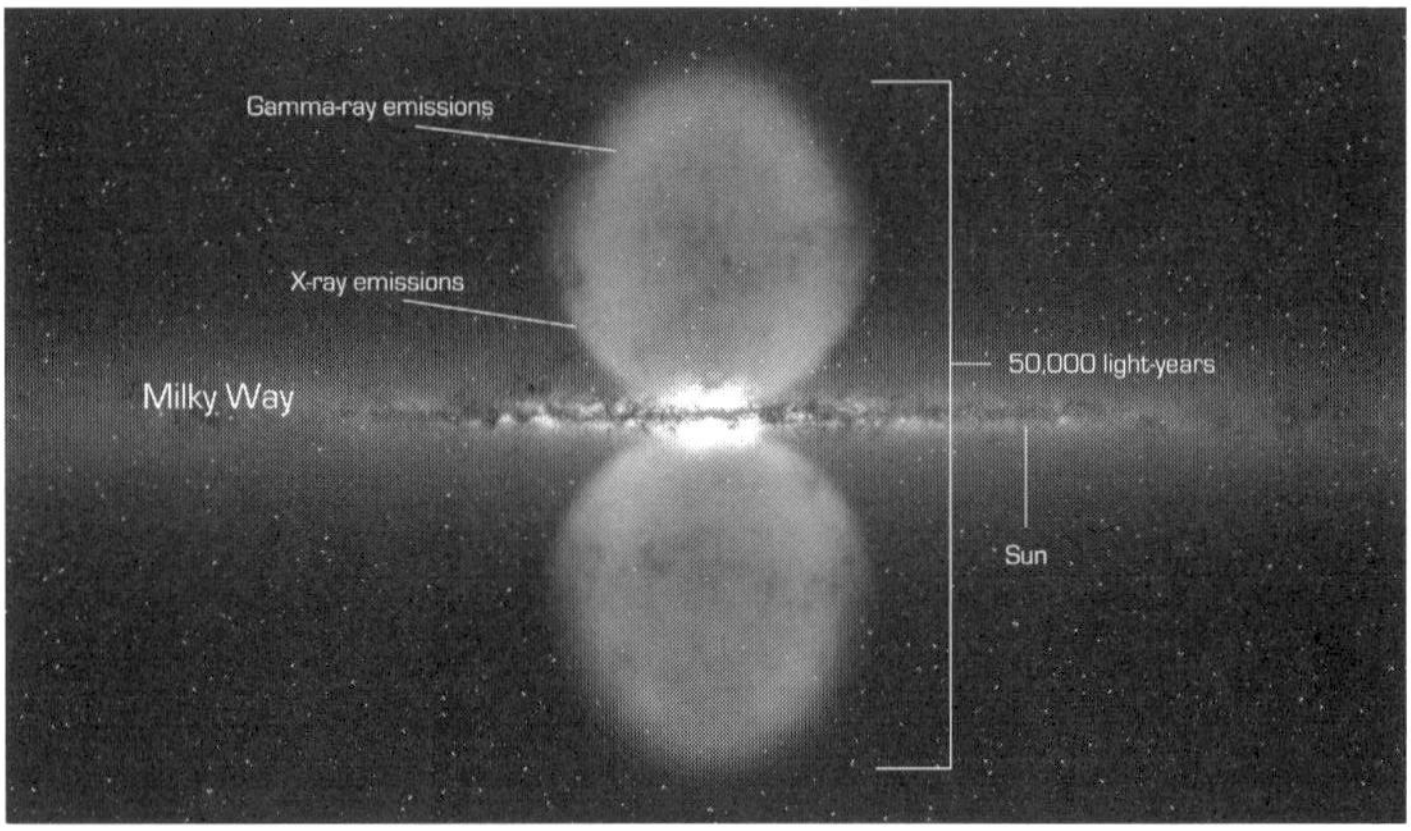

Gamma-ray emission from the Sagittarius dwarf spheroidal galaxy due to millisecond pulsars. Nat Astron 6, 1317-1324 (2022).

天の川（ Milky Way ）から謎のガンマ線バブル②

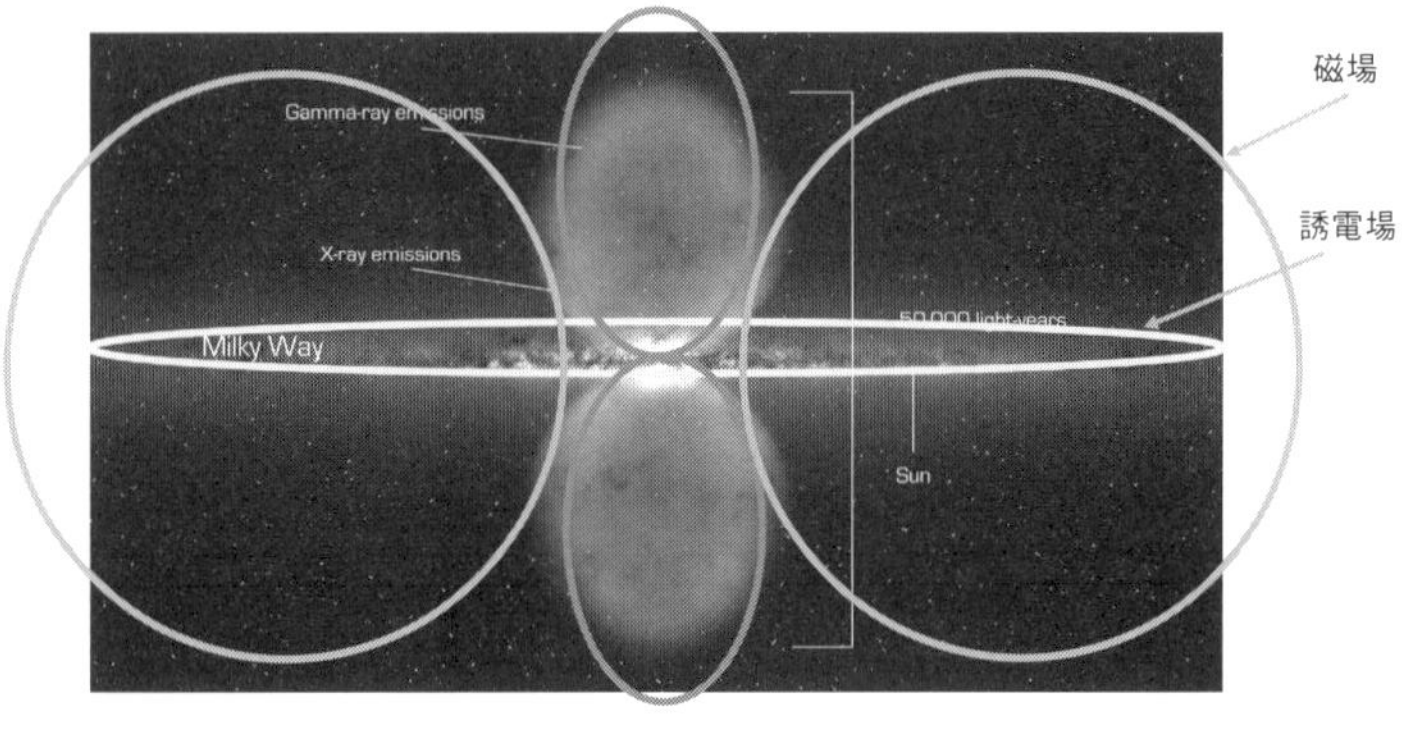

・銀河が誘電場となり、エネルギー（ガンマ線、X線）を放出。
それに伴って磁場が発生している

Gamma-ray emission from the Sagittarius dwarf spheroidal galaxy due to millisecond pulsars. Nat Astron 6, 1317-1324 (2022).

測を置かずにクリアーに説明できます。ウィラーは、相対性理論、そして量子力学の理論物理学者にとどめを刺す質問を紹介しています。それは、「「場（field）」の定義について尋ねると良い」とユーモアを交えて記述しています。理論物理学者は、この単純な質問について、たかだか仮想の抽象的な粒子の存在を用いて説明するくらいしかできません。それでは、電荷、重力、電場、磁場あるいは遠隔効果（量子もつれ）などを説明することができません。

それは、エーテルの存在を無視しているからです。エーテルは、空間でなく、可視化できず、検出できない休止状態（inertia）にありますが、一旦それが何かの作用によって乱されると力（force）や運動（motion）としての発露（磁場の力と運動）があります。「場（field）」は、エーテルのねじれ（torsion）の作用で生じるもので、場自体がエーテルで構成されています。場には、物質や物理的実体がありません。従来の物理学が提唱するように、空間の中に場があるのではありません。場の中に空間ができるのです。

ウィラーは、静止したエーテルがねじれ（torsion）などのストレスを受けることで生じる場を「誘電場（dielectric field）」と呼んでいます。誘電場（dielectric field）は、エーテルの境界面に発生・存在することになります。誘電場（dielectric field）では蓄電、つまり電荷（charge）が蓄えられています。したがって、潜在的エネルギーは誘電場に蓄えられています。電荷は、放電（discharge）すると電気が流れるもので、現代物理学のようにプラスやマイナスの電荷があるというのは間違いです。充電の「電荷（charge）」とその「放電（discharge）」の2つがあるだけです。

このエーテルのねじれで生じた誘電場（dielectric field）が放電（エネルギーを失う）すると磁力（magnetism）および磁場（magnetic field）が発生します。この誘電場と磁場の関係は、ちょうど前者が蒸気（steam）で、後者が水や氷の関係と同じです（気体は熱というエネルギーを放出して液体や固体になる）。蒸気と氷はいずれも同じ「水」が違う形態をとっているだけです。誘電場も磁場も同じものが違う形態で現れているに過ぎません。誘電場と磁場は、ちょうど「ライト（光）」と「照明」の関係と同じです。同じものが違う形態として知覚されるだけです。アリストテレスのポテンシャルが誘電場とすると、それを具現化（actuality）されたものが磁場と考えると分かりやすいでしょう（もちろん、エーテルそのもののがポテンシャルです）。

もう少し正確にこの関係を記述すると、エーテルこそは、すべてのエネルギーのポテンシャルの源です。このエネルギー（エーテル）がねじれて生じたものが誘電場です。この誘電場に潜在的エネルギーが蓄えられています。そして、その誘電場のエネルギーが具現化したもの、つまりエネルギーそのものが磁場ということです。ソフトボールくらいのウランの塊とその爆発（原子爆弾）も、前者が誘電場、そして後者が磁場の関係と同じです。ウランの塊（誘電場）にエネルギーがあるのです。爆発（磁場）は、そのエネルギーの散逸《さんいつ》に過ぎません。

誘電場から発生した磁場が「空間（space）」を作ります。誘電場に対して垂直方向に磁場空間が形成されます。ウィラーは、この誘電場とそれから発生する磁場の2つを一体の結合場（conjugate field）として生命体および自然、宇宙の基本単位であることを提唱しました。これを「エーテル統一理論」と命名しましょう。なぜなら、宇宙の基本単位がエーテルのねじれによって発生するからです。

この2つの場は、幾何学的にも陰陽（yin and yang）のように相補的な関係にあります。磁場は、ドーナツ型の環状体の

誘電場ー磁場結合体

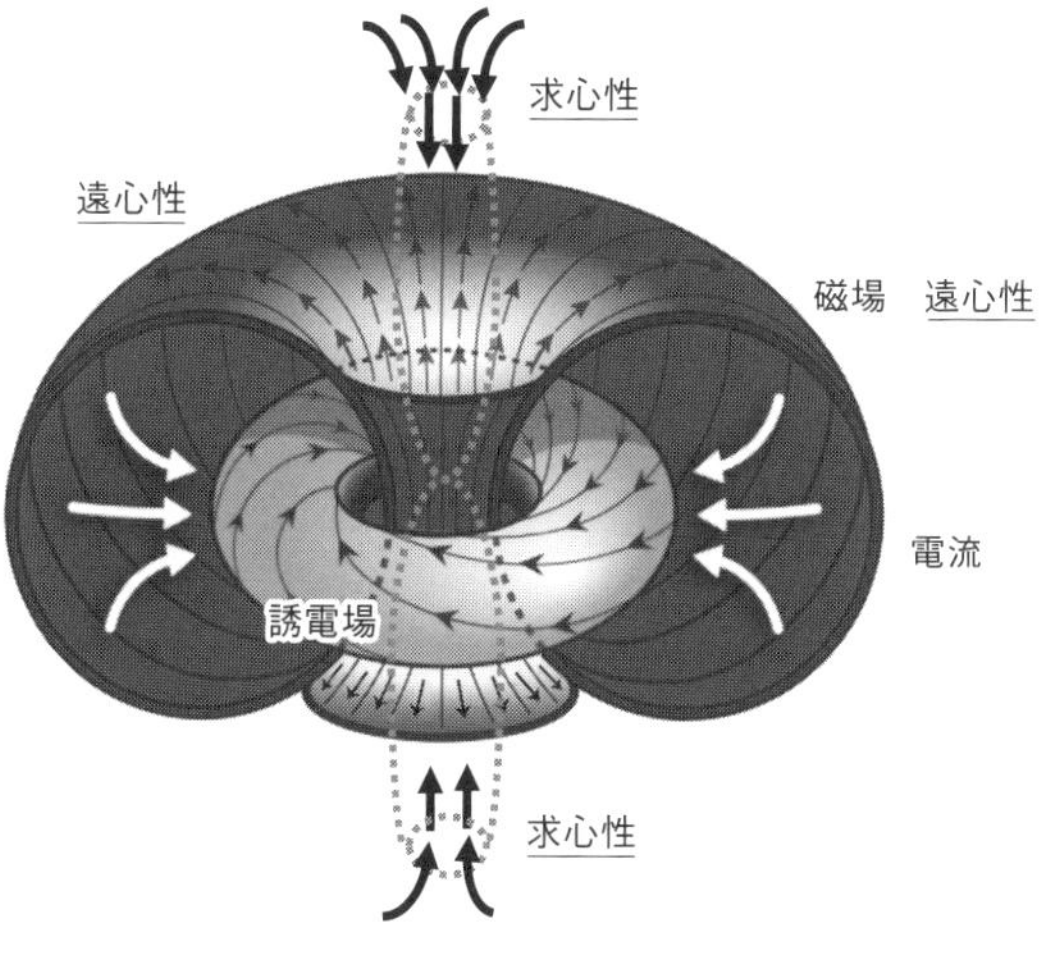

形（torus, toroid）をとるのに対し、誘電場は環状体の陰画（negative image）の砂時計のような双曲面（hyperboloid）の形をとります。

誘電場では、放射状（radial）に中心に向かって、つまり求心性（centripetal）にエーテルへ向かう動きがあり、空間を圧縮（contractionary and counter-spatial）していきます。重力、ブラックホールあるいは磁石の引き寄せなどは、すべて誘電場に向かう求心性の加速現象を表現しているに過ぎません。誘電場のエネルギーが高いほど、空間（＝磁場）が圧縮されます（空間が小さいほど、エネルギーが高い）。磁力の強い磁石（＝誘電場のエネルギーが高い）ほど、この求心性の空間圧縮作用が高いために、

空間を圧縮する誘電場

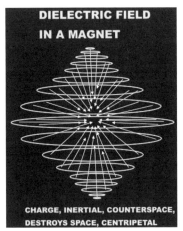

『Uncovering the Missing Secrets of Magnetism』 Ken Lee Wheeler, 3rd Edition September 25 2014

空間を形成・拡大していく磁場

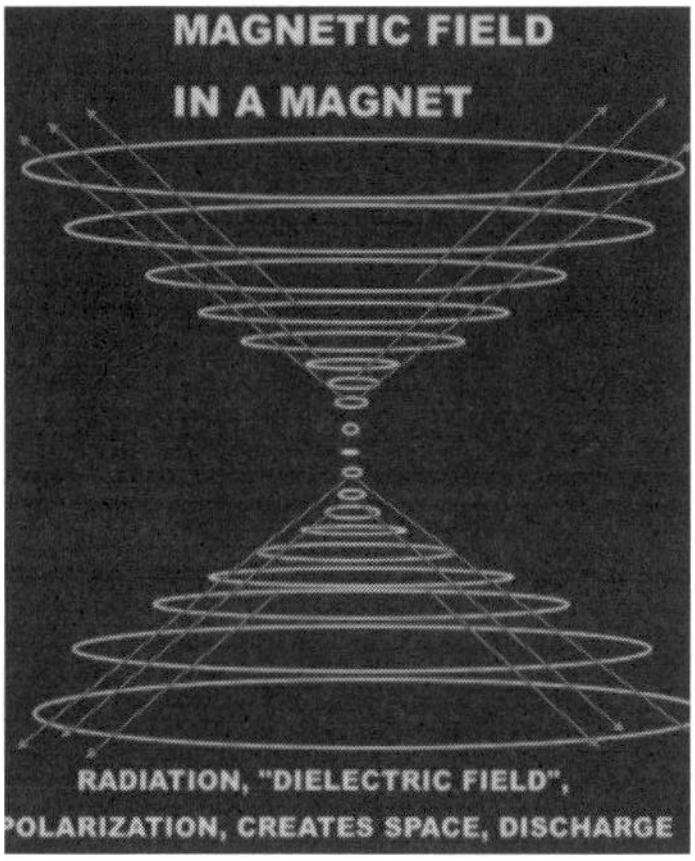

磁石の反発は、磁場が遠心性に拡大して動く力の現象。

『Uncovering the Missing Secrets of Magnetism』 Ken Lee Wheeler, 3rd Edition September 25 2014

空間を形成・拡大していく磁場（磁石）

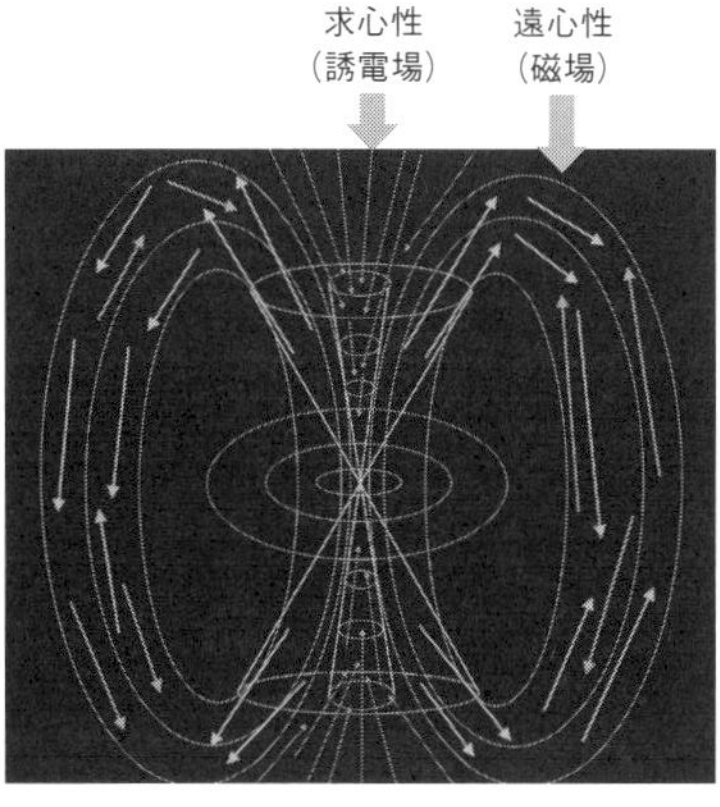

・中央部では誘電場に向かう求心性の加速、そして辺縁部では磁場からの遠心性の力が働いている

空間を拡大していく磁場から生まれるものが、現代物理学で「力の作用（force）」や「運動（motion）」と呼ばれているもの。そして、空間を測定することで生まれるのが「時間」という概念

鉄などが強く吸い寄せられます。しかし、磁力の強い磁石の磁場（磁石が反発する力）は弱くなります。誘電場のエネルギーが高いほど、空間が圧縮されます（空間が小さいほど、エネルギーが高い）。宇宙あるいは自然界のエネルギーはこの誘電場に潜在的に存在していることになります。エネルギーはエーテルそのものですが、誘電場という蓄電器に蓄えられています。

この誘電場からのエネルギー放出こそが、磁場そのものです、磁場では、誘電場とは逆に遠心性（centrifugal）に円弧（circular）を描く動きがあり、空間を拡大（spatial and expansile）していきます。この磁場の空間の拡大力が、磁石が反発し合う源となっています。

空間を拡大していく磁場から生まれるものが、現代物理学で「力の作用（force）」や「運動（motion）」と呼ばれているものです。そして、空間を測定することで生まれるのが「時間」という概念です（空間や時間は、粒子などの実体はない）。その一方で、潜在能力に相当する力（power）は、誘電場にあります。磁場の正体は、誘電場からの両極性（polarized、上下）に拡大していくエネルギー放電（discharge）です。

ファラデーでは、前述したように、伝導体の上に磁石を前後させることで、電流が発生することを発見しました。誘電体の上に磁石を素早く通過させると、誘電場の面の左右でねじれの回転力（誘電場と磁場の相互作用）が生じます。このねじれの力で、電流が誘電場と磁

右手の法則（Fleming's Right-Hand Rule）

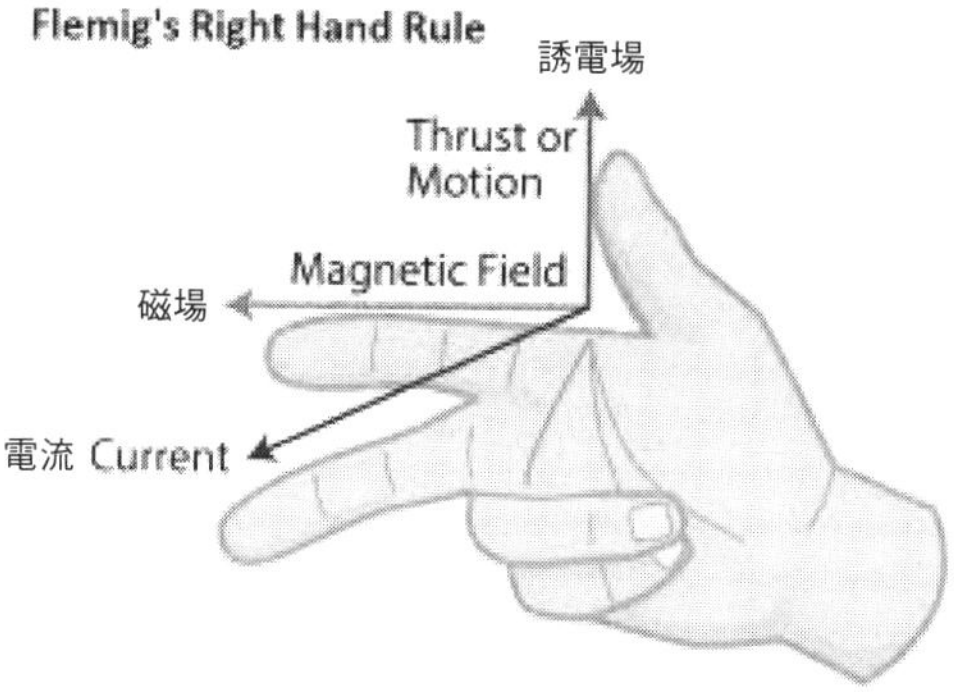

電線にはエネルギーは流れていない

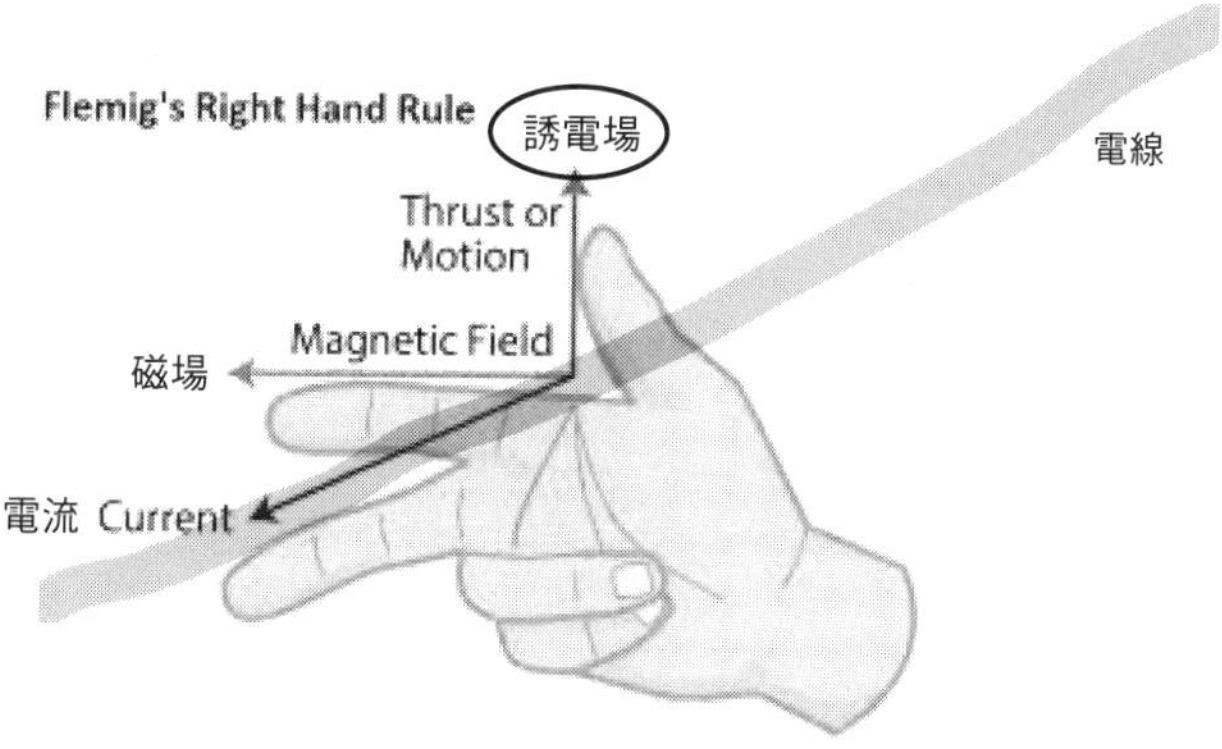

場に垂直方向に発生します。これが物理で有名なフレミングの右手の法則（Right-Hand Rule）と呼ばれるものです。ただし、右手の法則において、右手親指方向の運動（motion）とされているものは、実際は誘電場です。電場と呼ばれているものは、実際は「誘電場＋磁場」で発生する電流に過ぎません。しかも、実際のエネルギーは電気が流れている電線にはなく、電流を発生させている誘電場にあるのです。

したがって、電気や電場は、単体として存在するのではなく、誘電場と磁場の相互作用によって生じた結果（随伴現象）の1つを見ているだけなのです。電線を流れる電気（電流）も、電線の周囲に存在する誘電場と磁場から発生したものなのです。

電気は誘電場と磁場のハイブリッドに過ぎない

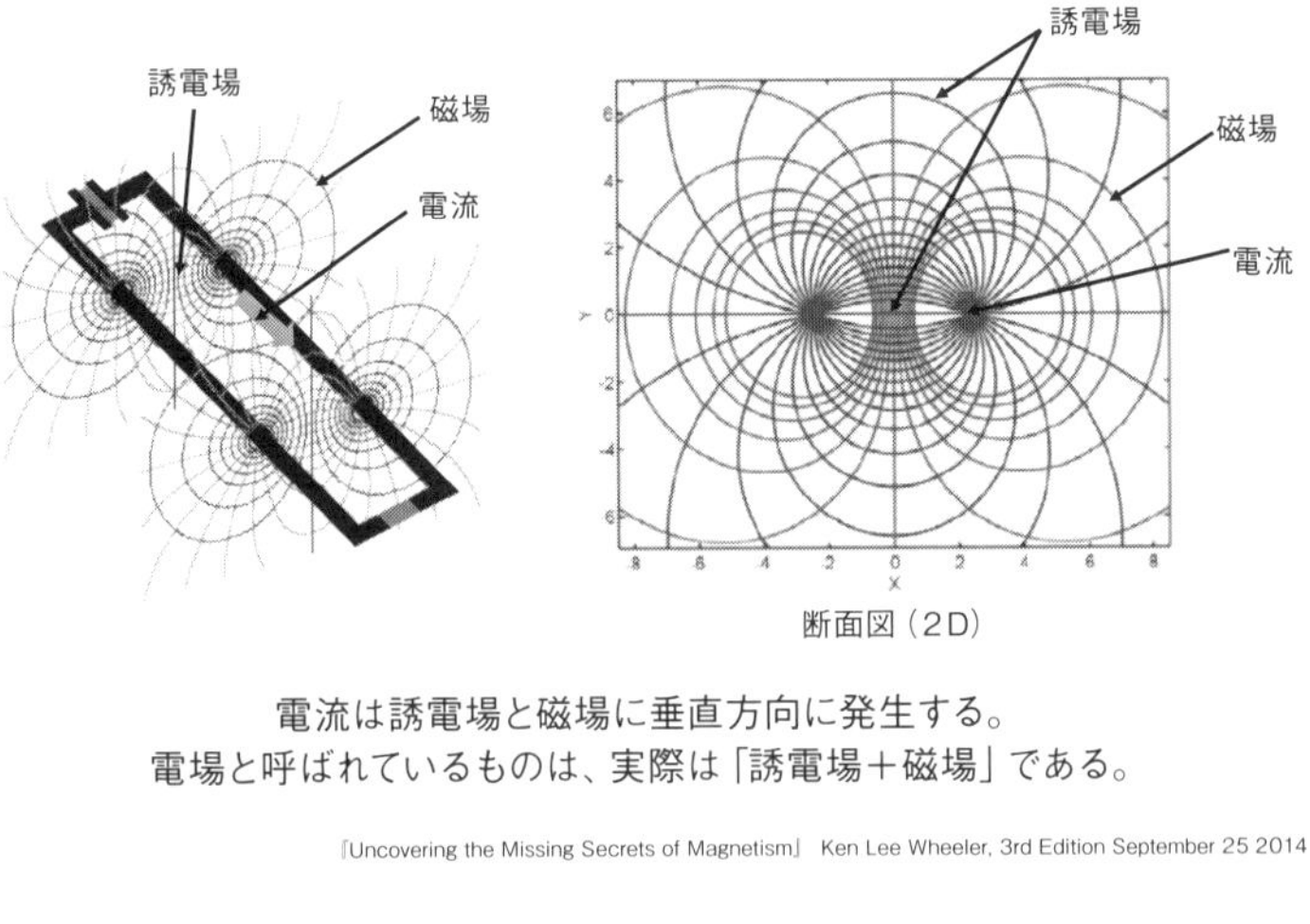

断面図（2D）

電流は誘電場と磁場に垂直方向に発生する。
電場と呼ばれているものは、実際は「誘電場＋磁場」である。

『Uncovering the Missing Secrets of Magnetism』 Ken Lee Wheeler, 3rd Edition September 25 2014

ラザフォード（Ernest Rutherford）やボーア（Niels Henrik David Bohr）の原子模型というものがあります。これは、原子核を中心として、電子という仮想粒子がその周囲にある軌道を描いて周回しているという仮説に基づいています（量子力学では、電子は〝確率的〟に原子核の周囲に存在するという言い回しになっている）。現代物理学では、原子というものは、原子核とその周囲を周回している電子から形成されるもので、その中身は99・9％以上が空洞（空間、真空）としています。しかし、実際は原子核という物質（陽子と中性子）も、やはりエーテルから発生した「誘電場＋磁場」で形成されています。したがって、原子核の周囲は真空ではなく、誘電場を中心として

電線を流れる電気も誘電場と磁場から発生

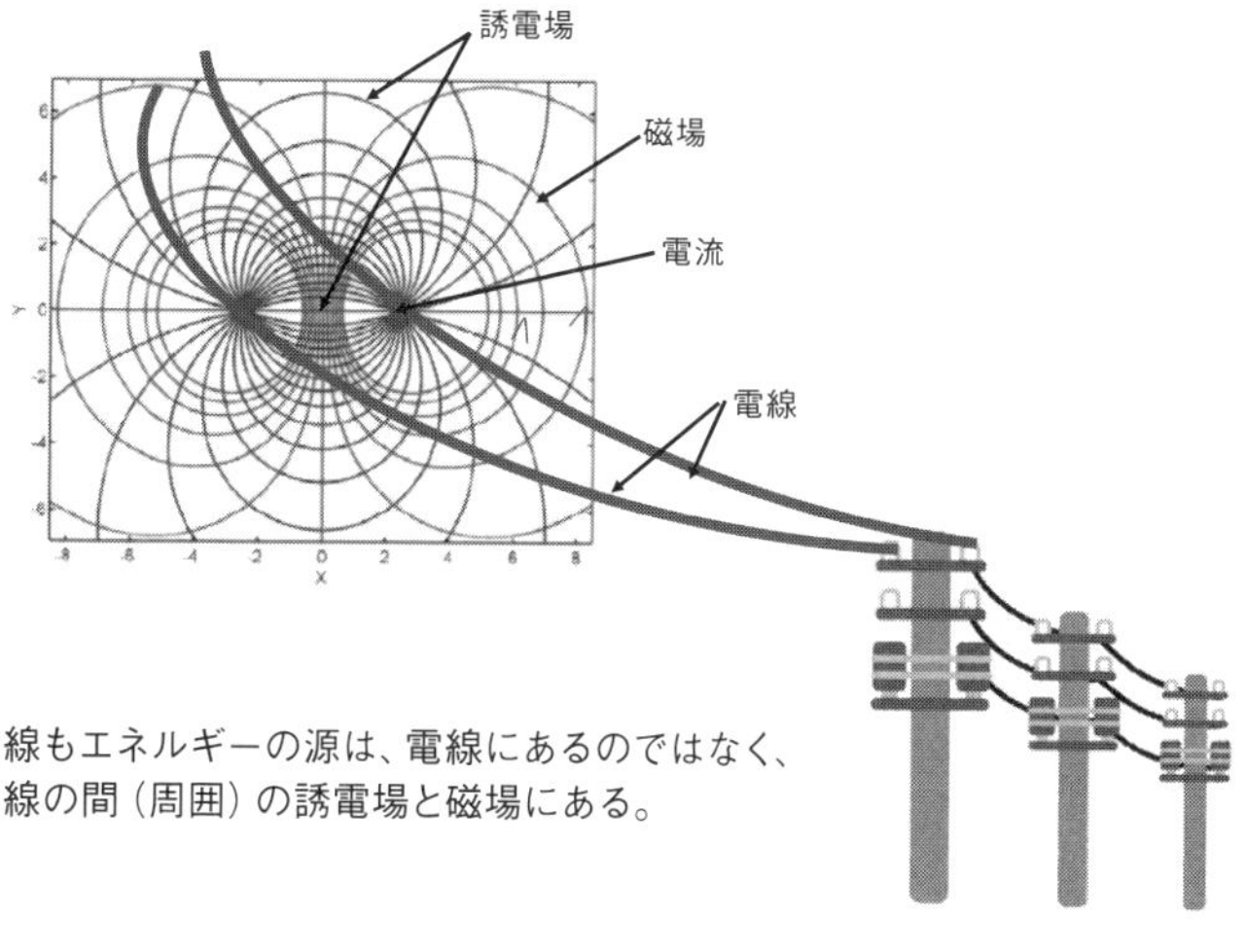

電線もエネルギーの源は、電線にあるのではなく、
電線の間（周囲）の誘電場と磁場にある。

発生した磁場の空間で満たされています。そして、原子核を構成する誘電場と磁場の相互作用で電流が発生します。この電流が原子核の周囲を円周するものが原子（水素原子）の基本的構造なのです。電子という仮想粒子が一定の軌道を周回しているという仮説は、空想に過ぎません。

6 「エーテル統一理論」で見た波動

波は水の存在がないと〝波立つ〟存在とはなりません。音は、空気（気体）の存在がないと、縦方向の振動（longitudinal vibrations）を伝える存在とはなりません（音も空気のかく乱によって生じる〝現象〟であって、音が実体として存在することはあ

原子核の構造も「誘電場＋磁場」

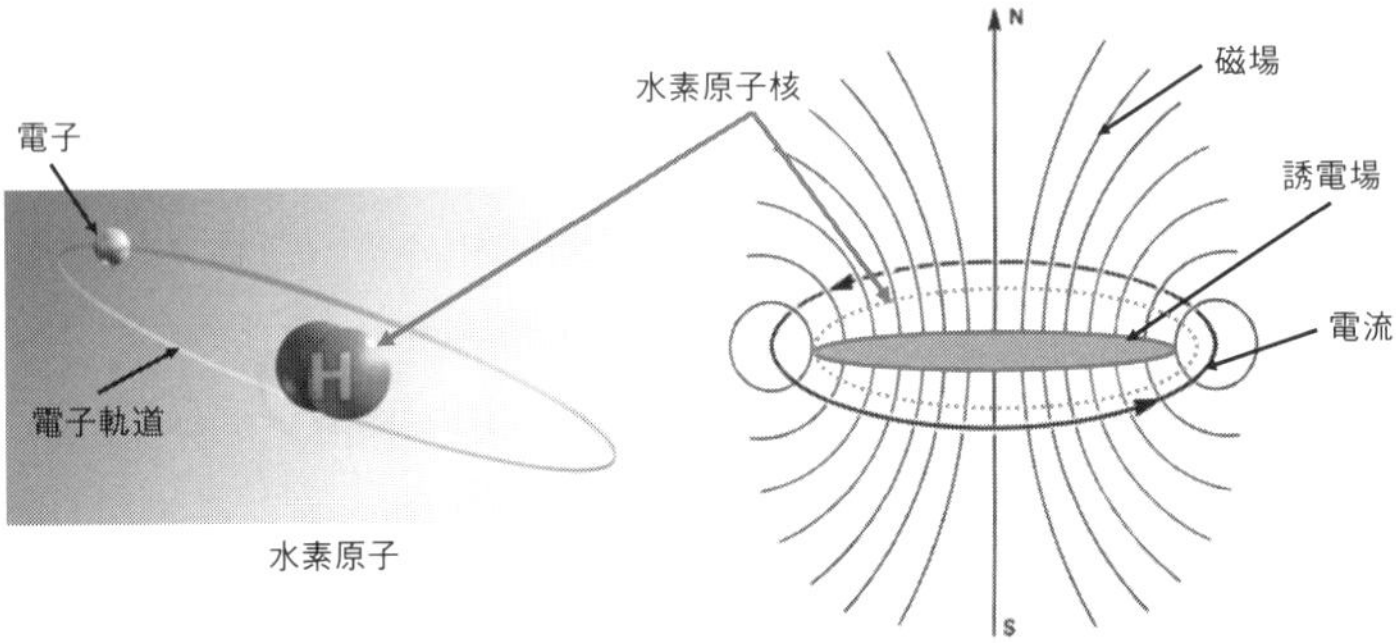

原子核は「誘電場＋磁場」で構成されている。原子核の周囲に電子なる仮想粒子が一定の軌道を周回しているという従来のモデルは間違い。誘電場と磁場の相互作用で原子核の周囲に電流が発生している現象を軌道と呼んでいるに過ぎない。

空気や水中に伝導する音波

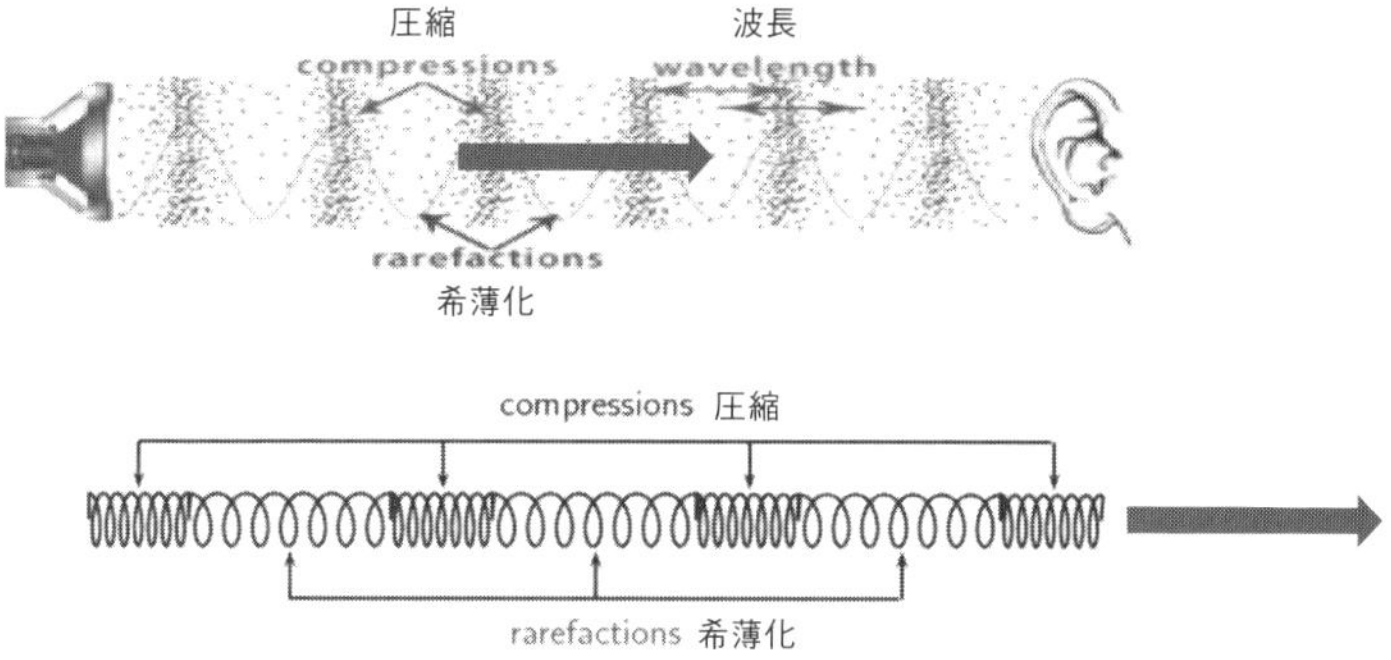

音波は空気中を圧縮と希薄化を繰り返して伝わっていく。
圧縮（ compression ）部位では、圧力や空気の密度が高い。
希薄化（ rarefaction ）部位では、圧力や空気の密度が低い。

空気中に伝導する音波

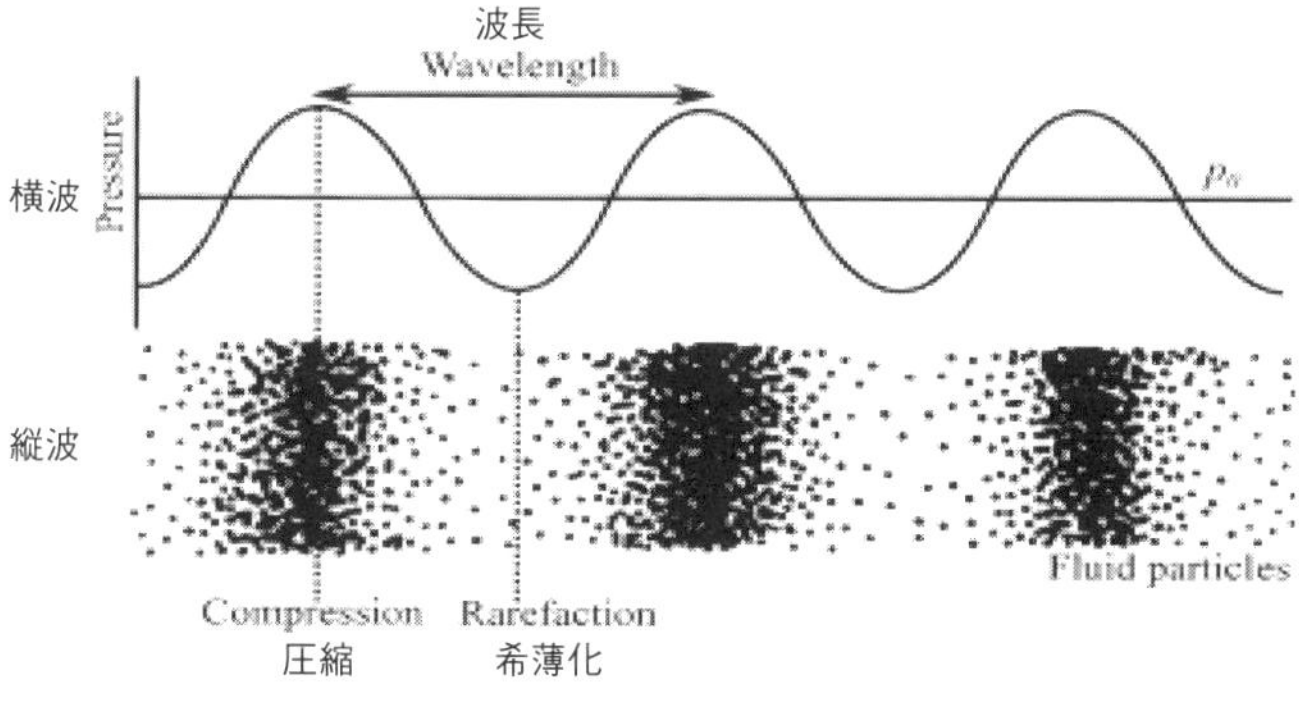

Doolan, C., Moreau, D. (2022). Acoustics. In: Flow Noise. Springer, Singapore

りません）。光もエーテルという空間を満たし、あらゆる物質を形作る存在がないと、透明の個体、液体、気体を横切るときに波立つ存在になりません。

音波は、圧力あるいは粒子濃度が低い希薄化した波と、圧力あるいは粒子濃度が高い圧縮した波の部分が交互に出現することで空気中や水中を伝わっていきます【142・143・144】。

自然界では、誘電場からのエネルギーの放出があると、進行方向の両端で誘電場の希薄化（rarefaction）が起こります。その希薄化した部分には、磁場や電気（電流）が出現します。まさに「誘電場－磁場結合体」です。光もエーテル内で誘電場からのエネルギーが希薄化（磁場と電場とし

光はエーテルのかく乱現象

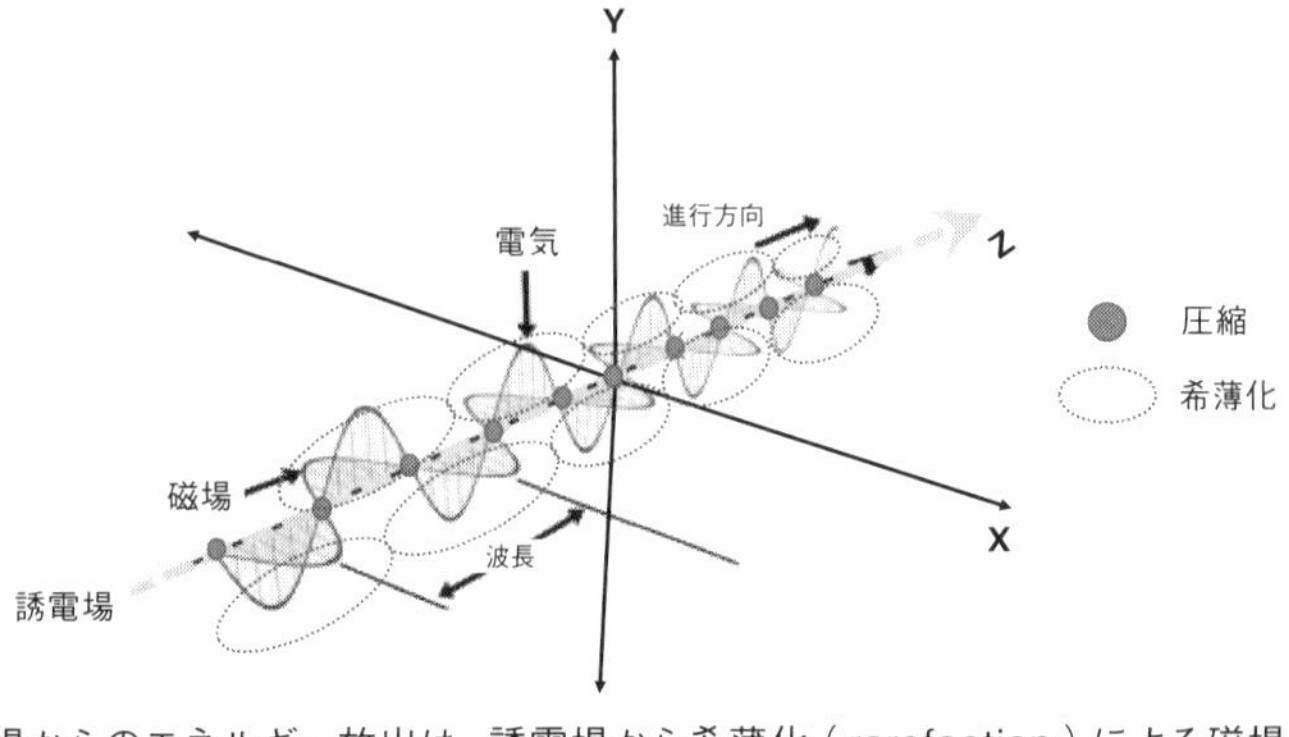

誘電場からのエネルギー放出は、誘電場から希薄化（rarefaction）による磁場と電気の発生（横波）を伴って、圧縮（compression）と希薄化を繰り返していく。この誘電場を基礎として、磁場と電気の2つのサーキット（coaxial circuit）を持つのが「光」である。

て出現）と圧縮（誘電場）を繰り返すために、２次元（２D）では波のように見えるのです。ただし、光は音波と違って、２つの波（磁場と電気）を横波（進行方向に対して垂直にアップダウン方向の波）として持ちます。量子力学の概念の基本となった「二重スリット実験」もエーテル統一理論で見ると明確になります。エーテル空間のかく乱によって生じた誘電場、磁場（そして電流）が希薄化と圧縮を繰り返して進行するために、あのスクリーンの縞模様ができるだけなのです。エネルギーの放出は、必ず縦方向に進行する誘電場の（パルスによる）かく乱の希薄化と圧縮を生みます。そして、その横方向には磁場と電流が発生します。

今、水滴が池の水面に落ちるところを見ていきましょう。水滴の両端に〝波〟が出現します。そしてまたその横に水滴を落とすと、同じように両端に〝さざ波〟（水のかく乱）が出現します。これを縦方向（longitudinal、進行方向）に繰り返していくと図（次ページ）のようになります。この水滴の両端にできたさざ波と水滴を進行方向に曲線でつなげると、いわゆる波動の形が出来上がります。

エーテルは非常に希薄な気体状のもので、すべての物質に浸透することができます。エーテルの場では、非常に高い周波数でねじれ、そして張力（緊張）を生じ、これがあらゆる物質の基礎構造を作ります。このエーテル場が物質に定在波（standing waves）の性質を付与します（ある方向に進んでいく波を「進行波」と言います。その一方で、どちらの方向にも進行せず、その場で振動する波もあり、これを「定常波（定在波）」と呼びます）。この定在波状態の物質（電子がその典型例）は、個体のような具体的な形を持たず、重さもありません。光、物質、磁気、電気と呼ばれているものは、すべてエーテルが基本構造であり、同じエーテル場において生まれるものなのです。

7 光とは何か？

現代サイエンスでは、月光（moon-light）は太陽が放出した光（sunlight）を月が反射していると説明しています。量子力学では、「フォトン（photon）」という仮想粒子を持ち出して、フォトンという物

水面に水滴が落ちる様子（2D）

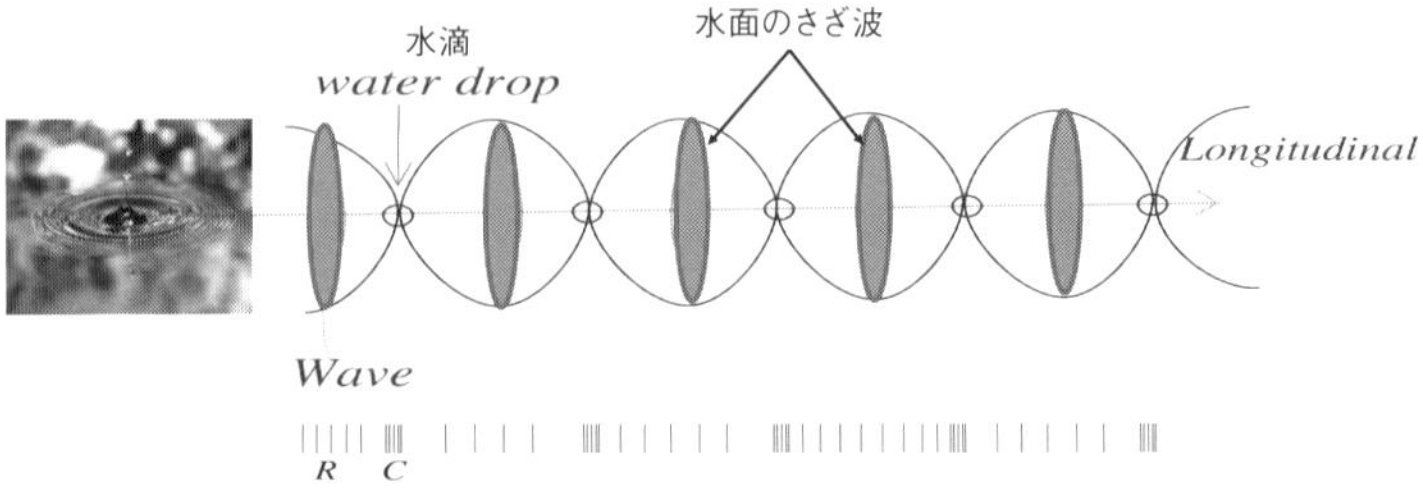

水滴が池の水面に落ちると、水滴の両端に“波”が出現する。そしてまたその横に水滴を落とすと、同じように両端に“さざ波”（水のかく乱）が出現する。これを縦方向（longitudinal、進行方向）に繰り返していくと図のようになる。この水滴の両端にできたさざ波と水滴を進行方向に曲線でつなげると、いわゆる波動の形が出来上がる。

質が反射していると説明します。あるいは「波（wave）」となって出現するとしています。
これも「エーテル統一理論」という基礎から考えれば、まったくナンセンスであることに気づきます。光はそもそも実体として存在するものではなく、エーテル（誘電場－磁場結合体）のかく乱によって発生する随伴現象です。照明（illumination）というのは存在しますが（私たちが日々目にしている）、光は存在しません。したがって、「光の発生源」あるいは「光のスピード」などと呼んでいるものも存在しません。太陽が光を放射しているのではなく、太陽のエネルギーによって、周囲のエーテルのかく乱が「光」という現象を引き起こすのです。相対性理論が基礎を置く「光のスピード」というのも統一理論で見直すと、「エーテルのかく乱がいかに早く起こったか（rate of induction）」という現象をあたかもスピードを持って進行しているように〝錯覚〟しているに過ぎません。

音は、空気のかく乱（hysteresis of air, the maximum rate of induction of air）によって生じる現象です。したがって、音は粒子でも波動でもありません。また、音に発生源やスピードなどありません。音には空気のかく乱によって発生する周波数だけが存在します。ニコラ・テスラは、「光は、エーテル中を圧縮と希薄化を繰り返して進行するかく乱現象である。光はエーテル中を進行する音波のようなものである」と核心を突いていますまさ【145】。まさに光は、音波と同じく、粒子や波動ではなく、かつ発生源やスピードなどもなく、周波数（振動）のみが存在するのです。周波数は、エーテルのかく乱によって生じた光がエーテル中を進行する際に、圧縮・希薄化を繰り返す周期のことです。この圧縮・希薄化の周期が短いものは、私たちがガンマ線、X線と呼んでいるものです。

車はエンジンのピストン運動で駆動しています。ピストンの運動は上下運動です。このエネルギーが車体に伝わると、車は水平方向に動きます。ピストンの運動方向がそのまま車の進行方向にはなりません。これと同じように、太陽のエネルギーが放射状にエーテルに伝わると、エーテル内に光がある一定方向に発生します。したがって、太陽からダイレクトにある一定方向の光が放射しているわけではありません。

光の２Dの模式図

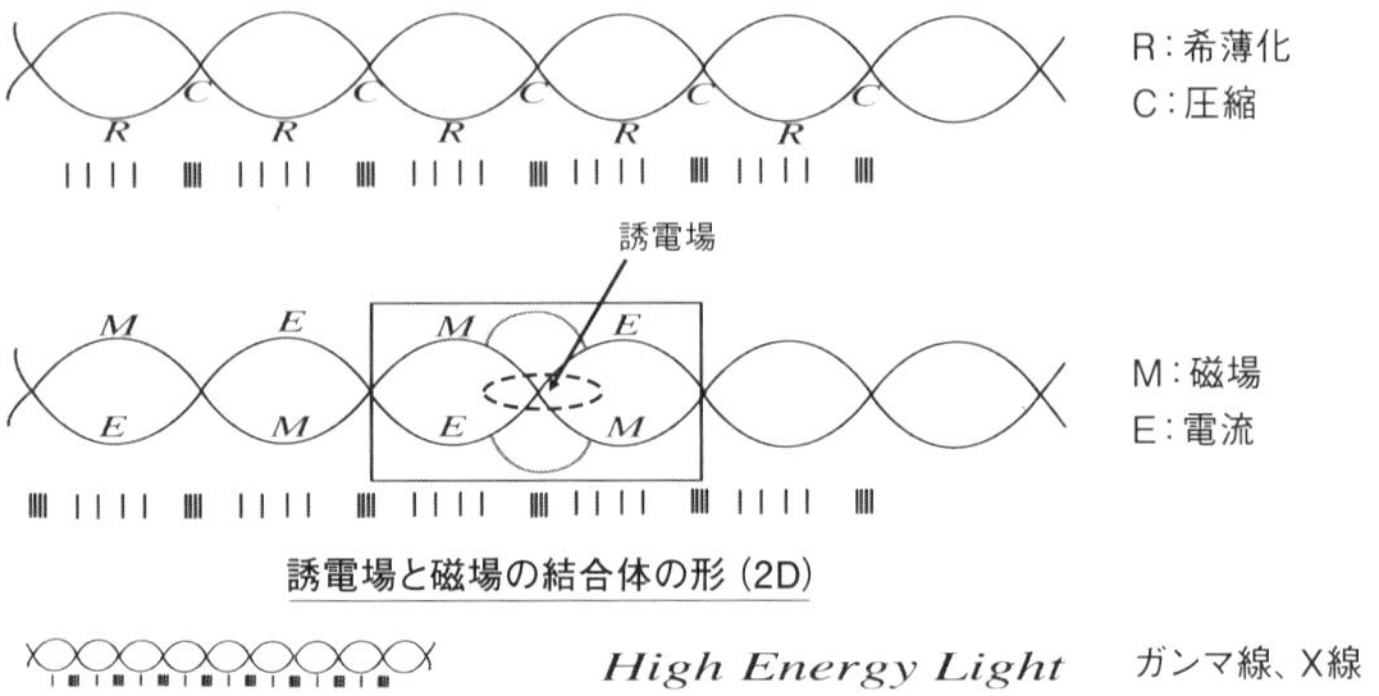

光の2D模式図。誘電場と磁場の結合体の形（砂時計＋トーラス）が2Dで表されている。

もし太陽が光の発生源であれば、地球や月だけでなく、太陽系はすべて光で眩しいばかりに満たされているはずです。しかし、NASAなどが提供している宇宙空間の写真はそうでないことを示しています。月光も月が放つ光ではありません。しかし、月光は太陽のエネルギーの影響を受けた月が放出するエネルギーによって、月の周囲のエーテルにかく乱が起こって形成された随伴現象です。したがって、月光は太陽の光の反射ではなく、月自体（太陽の影響を受けているが）のエネルギーによるものなのです。

月が見えなくなる「月食（lunar eclipse）」という現象があります。現代のサイエンスでは、月が満月のときに黄道面（地球の太陽に対する軌道面）の近くにいる場合、地球の影に隠れてしまって太陽光が月まで届かないために月が見えなくなると説明しています。この現象も「エーテル統一理論」で概観すると、太陽からのエネルギーが地球に遮られているために、月からのエネルギー（太陽からのエネルギーがない）によるエーテルの大きなかく乱が起きないと解釈できます。逆に月から見ると、地球は太陽からのエネルギーを受けて、地球周辺のエーテルのかく乱を起こして輝いて見えていることでしょう。

8 光がすべての物質の源である理由

あらゆる原子は誘電場を持ち、静電場あるいは磁場の発電機となります。なぜなら、誘電場のエネルギーが著しく高く、磁場を失った光（ultra-high capacitance light）が〝物質化〟したものこそが、あらゆる物質の単位となる「水素原子（hydrogen atom）」だからです。

１８６７年に、ウイリアム・トムソン（William Thomson、のちにケルビン卿となった）は、エーテルという流体の中にある渦（vortex）の作る結び目が原子でないかと考えました【146・147・148】。エーテルに発生する高速の渦が多種の原子になるという仮説です。ちなみに、このエーテルの渦を弦（string）という仮想の物質を持ち出して、「弦の振動によって物質が生み出される」という表現に置き換えただけの仮説が「超弦理論（ひも理論、string theory）」と呼ばれているものです。

１９３４年には、高エネルギーの光（ガンマ線）の衝突によって物質が生まれるという理論が提唱されていました【149】。これが実験で実証されたのが、２０２１年です。大型の衝突型加速器という装置で、高エネルギーの光を衝突させた実験で、電子－陽電子を生み出したとしています【150】。

原子の渦理論 Vortex theory of the atom

エーテルという流体の中にある渦の作る結び目が原子でないかと考えた。
エーテルに発生する渦が多種の原子になるという仮説。

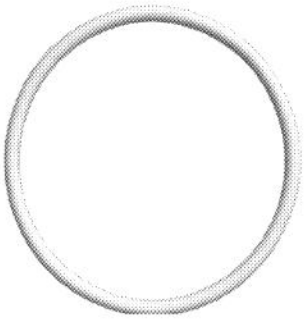

水素

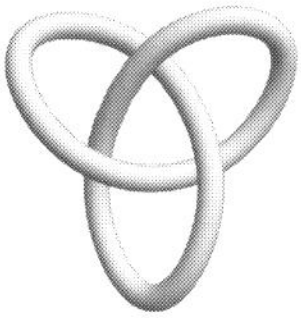

炭素

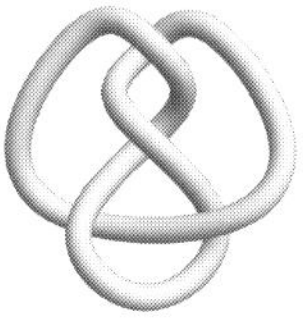

酸素

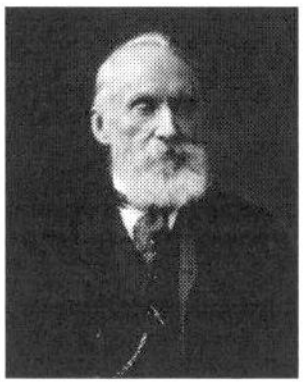

William Thomson
(the later Lord Kelvin)

The vortex atom: a Victorian theory of everything. Centaurus 44, 32-115 (2002)
On Vortex Atoms. Proceedings of the Royal Society of Edinburgh, Vol. VI, 1867, pp. 94-105.
William Thomson: Smoke Rings and Nineteenth-Century Atomism. Isis Volume 54, Number 4 Dec., 1963

超高エネルギーの光は、水素原子となる

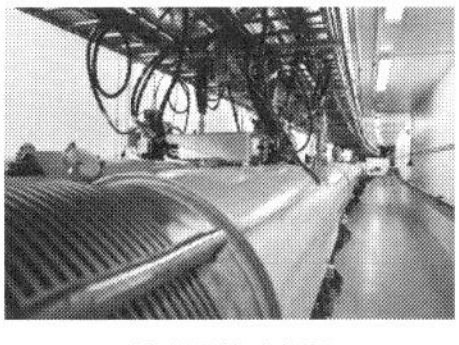

衝突型加速器
Relativistic Heavy Ion Collider
（RHIC）

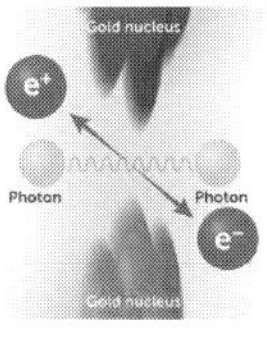

水素原子

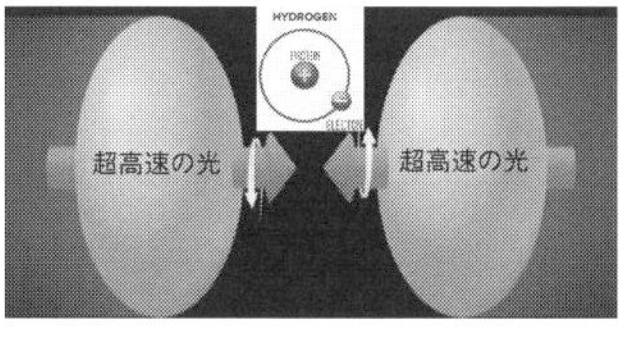

もちろん、電子や陽電子なるものは仮想のもので実在しませんので、これは水素原子が確認されたことを証明しているに過ぎません。超高エネルギー（非常に高い誘電場）の光が〝物質〟に転化されたものが水素原子なのです。光と物質は、蒸気と氷が同じ水でできているのと同じく、いずれもエーテルのかく乱から生じた誘電場から発生しているのです。

9　満潮と干潮はなぜ起こるのか？——潮の満ち引きと植物の成長の関係

海は満ち引きをくり返していて、基本的には1日に2回ずつ満潮《まんちょう》と干潮《かんちょう》を迎えます。現代のサイエンスでは、この潮の満ち引きの現象の説明として、月の引力が持ち出されます。地球が円を描くように動いていることで遠心力が生じます。また、月の引力は月に近いところほど大きく、遠いところほど小さくなります。そのため、海水が楕円形に引き延ばされるというのが従来の説明です。

しかし、少し考えるとこの説明はナンセンスであることに気づきます。地球の遠心力は、月と地球の赤道面の平面から90度および２７０度の位置でも作用するために楕円形に引き延ばされることはありません（円弧を描く）。それでは、「エーテル統一理論」でこの現象を見るとどうなるでしょうか？

月の軌道は、地球の誘電場である赤道面付近にあります。月（誘電場－磁場結合体）が通過することで地球に新たに発生した誘電場と磁場の相互作用が満潮（磁場、遠心性）と干潮（誘電場、求心性）を引き起こすのです。地球は1日に1回自転するので、多くの場所で1日に2回の満潮と干潮を迎えます。ちょうど月と地球の赤道面の平面から0度と180度のところです。月が地球の周りを約1か月の周期で公転しているために、満潮と干潮の時刻は毎日約50分ずつ遅れます。

昔から木こりが新月の前に伐採すると木が乾いているために良いという話がありま す。しかし、この新月伐採法は、いまだに十分検証されていません。実際は、月の満

満潮と干潮は、月の引力と地球の遠心力？？

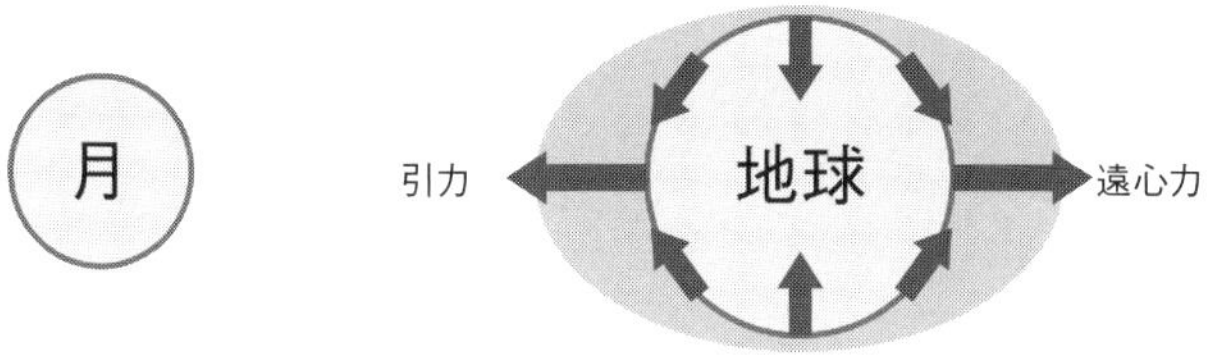

地球が円を描くように動いていることで遠心力が生じる。また、月の引力は月に近いところほど大きく、遠いところほど小さい。そのため、海水が楕円形に引き延ばされるというのが従来の説明。しかし、地球の遠心力は90°および270°でも作用するために楕円にはならない。

ち欠けではなく、干潮と満潮で、木の幹の太さや根の長さが変化することが報告されています【151・152・153・154】。満潮は満月（0度）と新月（180度）であり、干潮は上弦（90度）と下弦（270度）の月の時です。

満潮時にはまさに地球が「誘電場＋磁場結合体」の形になります。磁場の形成によって、空間が遠心性に形成されていくため、満潮時には木の幹も大きくなり、根は下に伸長していきます。干潮部位では、地球の赤道面の誘電場に求心性に加速していくため、植物の成長（組織の膨張）は止まります。

この植物の成長に関して興味深いのは、木の水分含有量が満潮からしばらくしてピ

満潮と干潮は誘電－磁場結合体の随伴現象

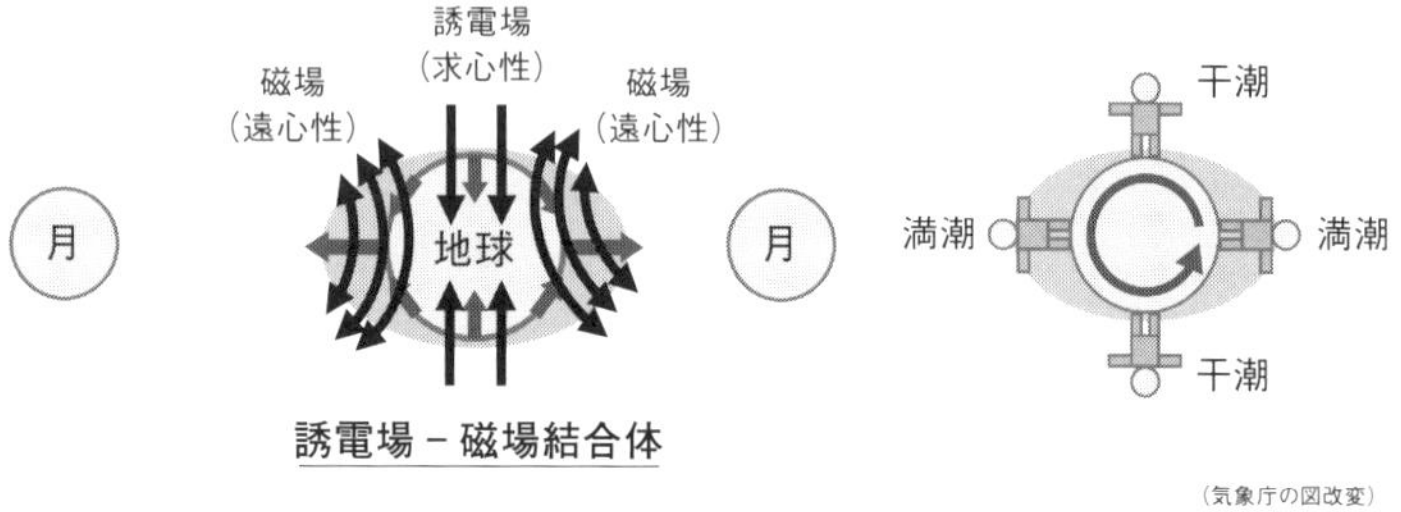

（気象庁の図改変）

月の軌道は、地球の誘電場である赤道面付近にある。月が通過することで発生した誘電場と磁場の相互作用（結合場）が満潮（磁場、遠心性）と干潮（誘電場、求心性）を引き起こす。地球は1日に1回自転するので、多くの場所で1日に2回の満潮と干潮を迎える。また、月が地球の周りを約1か月の周期で公転しているために、満潮と干潮の時刻は毎日約50分ずつ遅れる。

ークに達することです。

満潮付近では、木を伐採すると水分量を多く含むことになります。この理由として、満潮に発生する地球の誘電場－磁場結合体によって、木質部（xylem）の細胞にEZ水（152ページ参照）が形成されることが示唆されています【155】。EZ水はタンパク質や細胞壁などと強く結びついて安定しているため、水の含有量のアップによって、幹が太くなっている可能性が示唆されているのです。もちろん、満潮時に根が伸長することによって、水分を多く吸収することとも関係しているでしょう。

ルドルフ・シュタイナー考案（実験・実証していない）による「バイオダイナミック農法」は、太陰暦をもとにして農業暦を

植物の成長（幹の拡大、根の伸長など）は、潮の満ち引きと関係

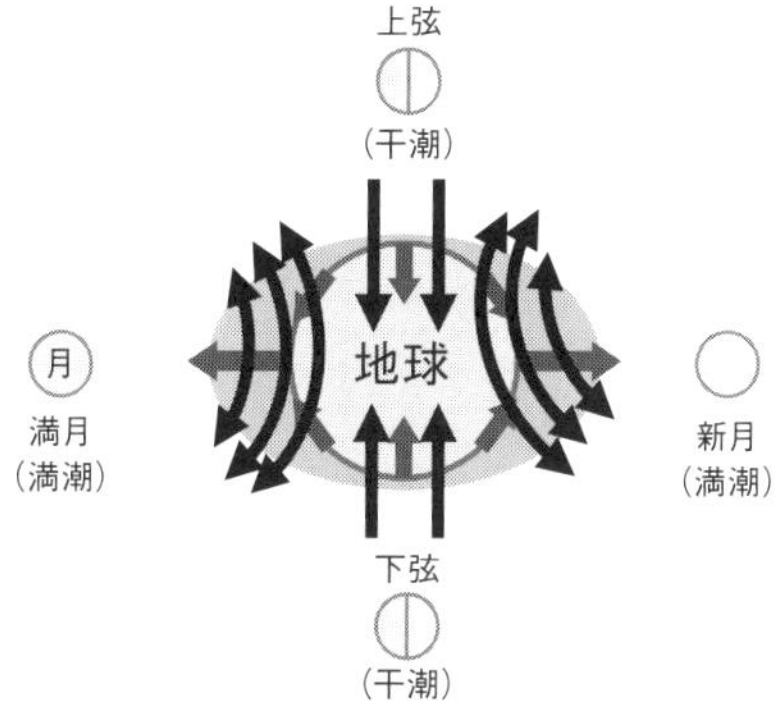

満潮時には、誘電場と磁場の結合体による質量の拡大（磁場発生による空間の形成）が起こる。そのため、植物の成長（幹の拡大、根の伸長など）は、満潮時にピークになる。

作成し、農業を行うという建前でした。しかし、その中身は無理やり4元素の理論に当てはめているだけで、まったく経験的な知恵が含まれていません。彼の農法も実証に乏しいだけでなく、「エーテル統一理論」から見ればまったくナンセンスな理論になっていることをみなさんも気づくでしょう。

月の満ち欠けが生体に及ぼす影響の研究は散見されるものの、潮の満ち欠けが生体に及ぼす影響を詳細に調べた研究は、現在も残念ながら渉猟できません。自然の摂理の基礎となる「エーテル統一理論」が普及するのを待つことにしましょう。

木の幹の太さは、潮の満ち引きと関係

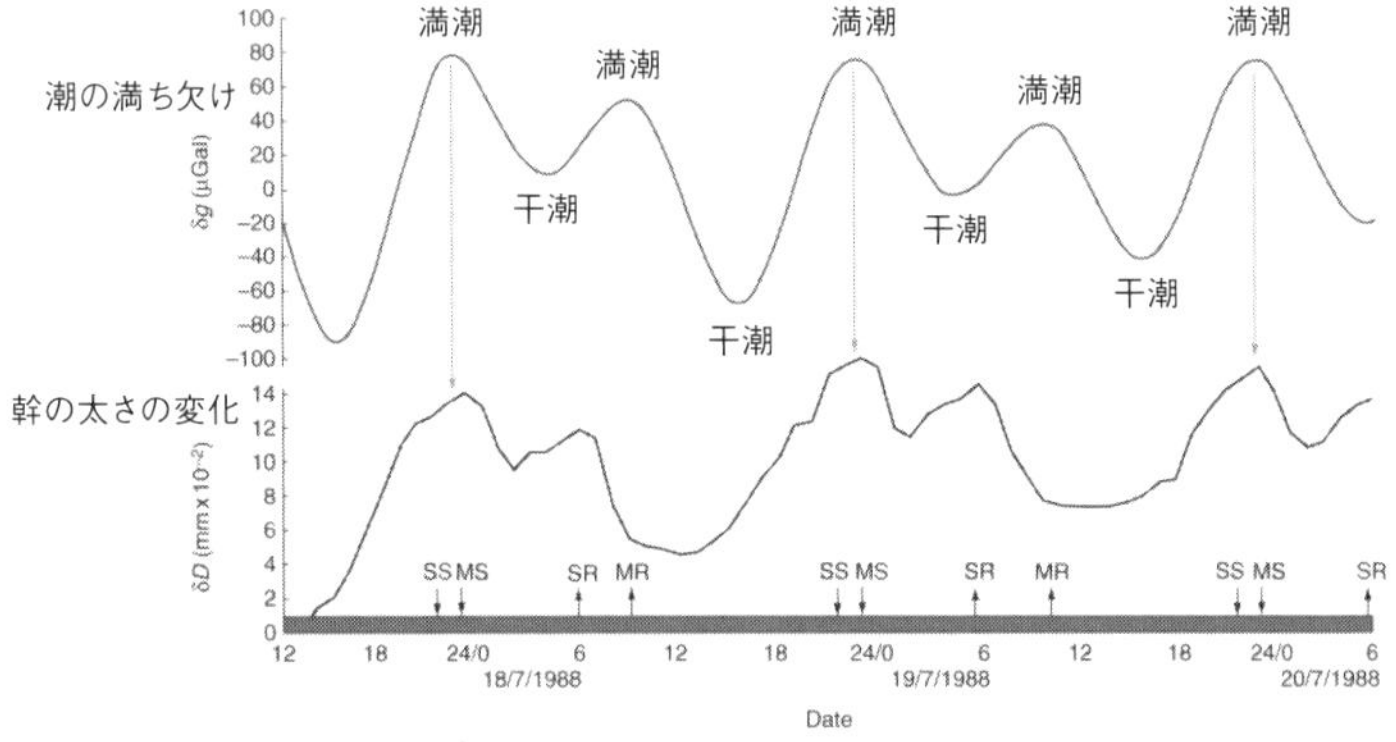

満潮時には、木の幹の太さがピークになり、干潮になるにつれて太さが縮小していく

Lunisolar tidal force and the growth of plant roots, and some other of its effects on plant movements. Ann Bot. 2012 Jul; 110(2): 301-318

根の伸長率も、潮の満ち引きと関係

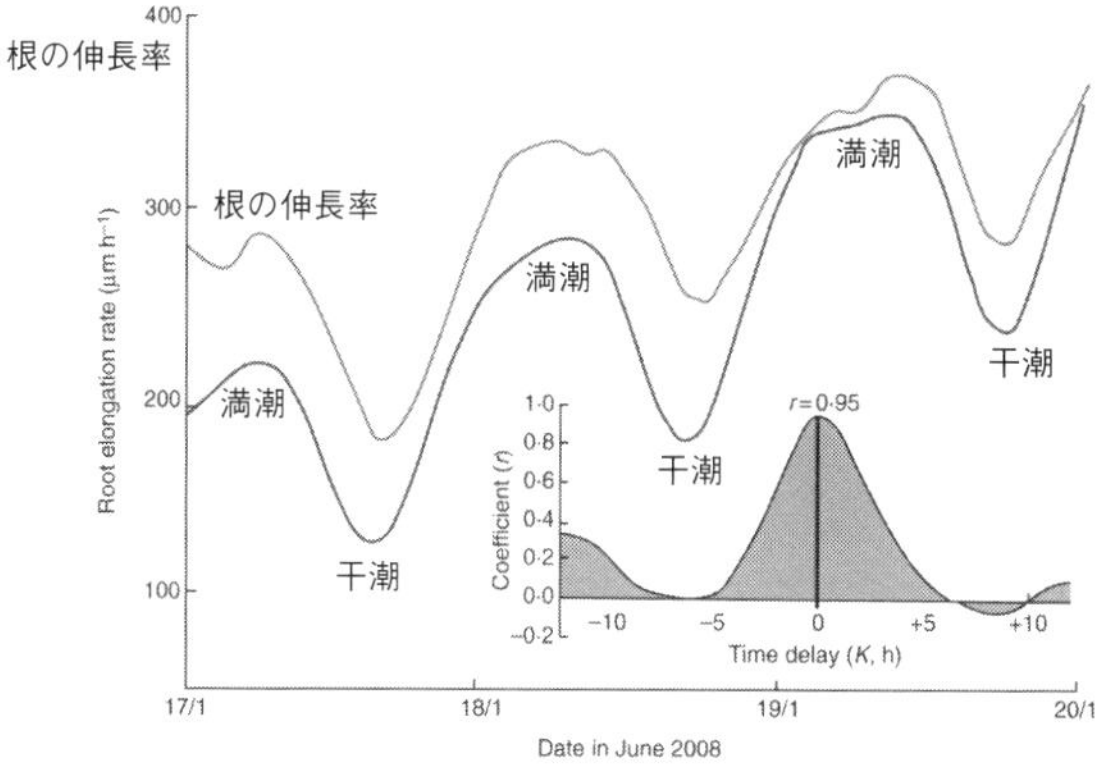

満潮時には、根の伸長率がピークになり、干潮になるにつれて根の伸長率が低下していく

Lunisolar tidal force and the growth of plant roots, and some other of its effects on plant movements. Ann Bot. 2012 Jul; 110(2): 301-318

木の含水量も、潮の満ち引きと関係

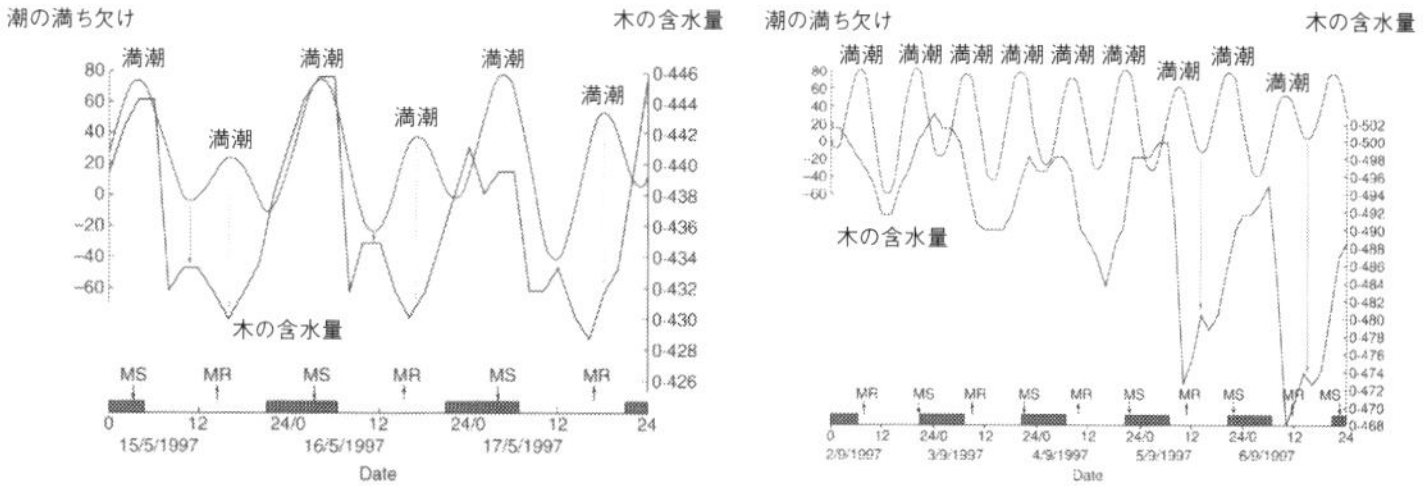

満潮からしばらくして木の水分含有量のピークが来ている

Lunisolar tidal force and the growth of plant roots, and some other of its effects on plant movements. Ann Bot. 2012 Jul; 110(2): 301-318

第5章

エーテル医学

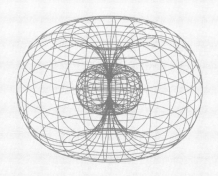

1 すべての運動は螺旋状《らせん》（spiral）に動く

現代物理学では、ニュートン力学にならって物質の運動を直線で仮定しています。しかし、私たち生命体あるいはそれを包む自然は、決して直線的に移動することはありません。もちろん、運動は誘電場から生じる磁場がもたらすものであるので、その磁場の形（トロイド、3次元S字カーブ）に沿って動きます。私がこのことを確信したのは、心臓の機能・構造からでした。

心臓はポンプ器官と言われていますが、そのポンプ作用だけでは、全身の細かい毛細血管まで血液を届けることが不可能です。血液が体の隅々まで届くためには、まさにエーテルから生み出される磁力が必要となってきます。

心臓の筋肉の束（ventricular myocardial band、心筋線維）は、心臓から肺にいく肺動脈の根元から大動脈（心臓から全身の血管にいく）の根元までつながっています。この長い筋肉の束は、受精卵の成長に伴ってらせん状に回転します。肺動脈から出発した心臓の筋肉束は、心臓の左右の心室に伸び、その先端で１８０度回転しらせんを作ります（この心臓の先端の筋肉束のらせんを心臓の渦（心渦、vortex cordis）と呼んでいます）。そして、左の心室から出る大動脈に終わります。

心臓が血液を全身に送る時は、心臓の左心室の先端（胸部の一番下に位置する）が反時計回り（counter-clockwise）に回転し、左心室の基部（房室）は時計回り（clockwise）に回転することが分かっています。つまり、心臓に溜まった血液を全身に送り出す際（収縮期と呼ばれている）に、濡れ雑巾を絞るのと同じく、心臓（左心室）の上下がねじれるのです。そして、血液を全身に送った後（拡張期と呼ばれている）は、このねじれが元に戻ります【156・157・158・159・160・161・162・163】。また、左心室が収縮するときには、左心室の外側の筋肉線維（subepicardium）と内側の筋肉線維（sub-endocardium）が互いに反対方向にねじれ

左心室の収縮期のねじれが血液のスパイラルを生む

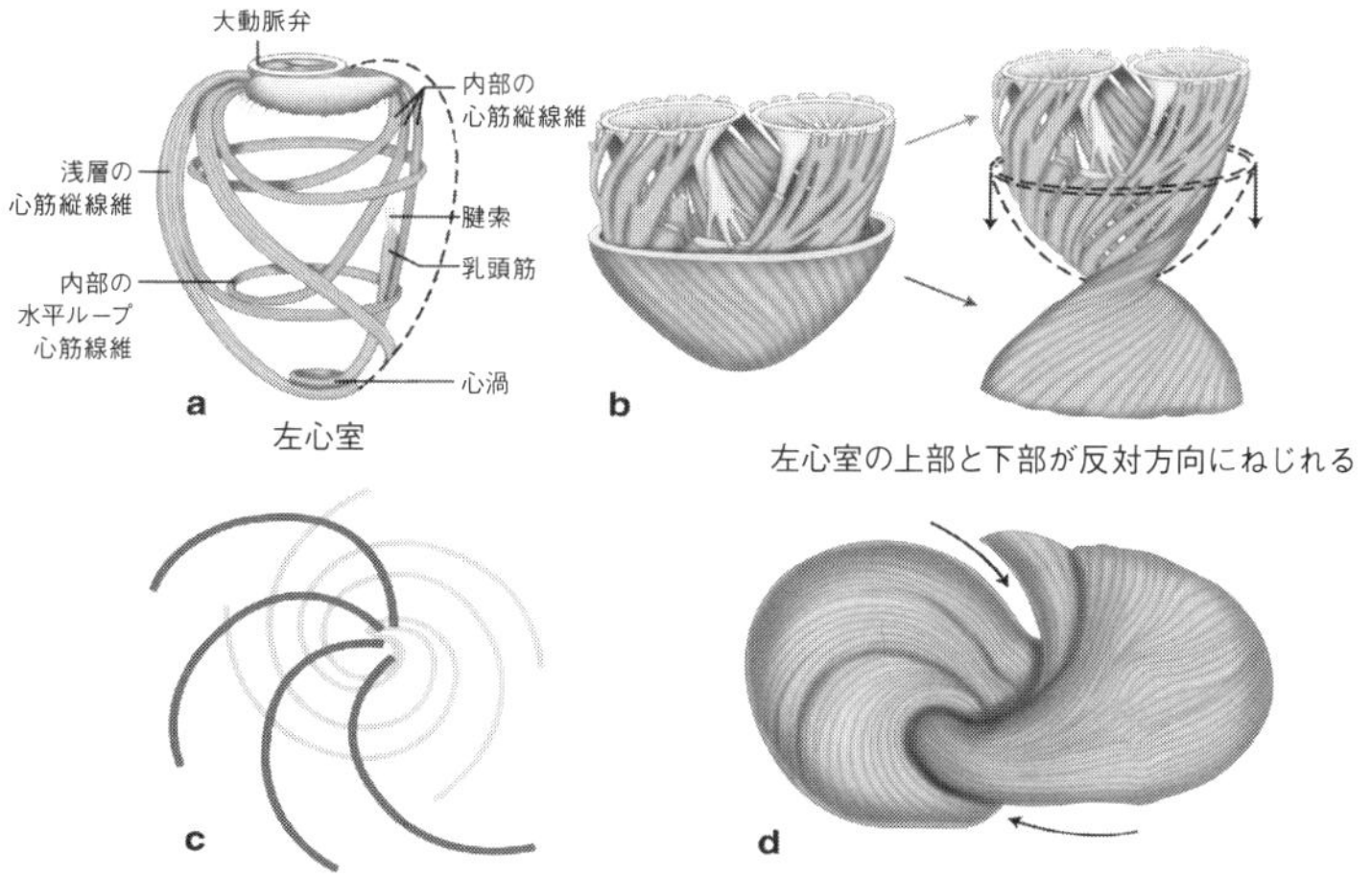

左心室

左心室の上部と下部が反対方向にねじれる

『Functional Morphology of the Heart』 The Heart and Circulation, 2020

ています。

エーテルにねじれの作用が起こったときに誘電場が発生し、そこにポテンシャル（potential energy）が生まれます。この誘電場がエネルギーを放出すると磁場という空間および力の作用（遠心性のベクトル）が発生します。心臓もねじれることで、そこに誘電場が発生し、誘電場から放出されるエネルギーが血液をスパイラル（らせん状）に放出する空間（＝磁場）を作るのです。

その心臓の左心室のねじれから駆動した血液は、時計回り（clockwise）にらせん（螺旋、spiral, helical）状に渦（vortex, swirl）を巻くようになります【164・165】。この時計回り方向のらせん運動は、前進運動をも

ねじれが動き（力）を生む

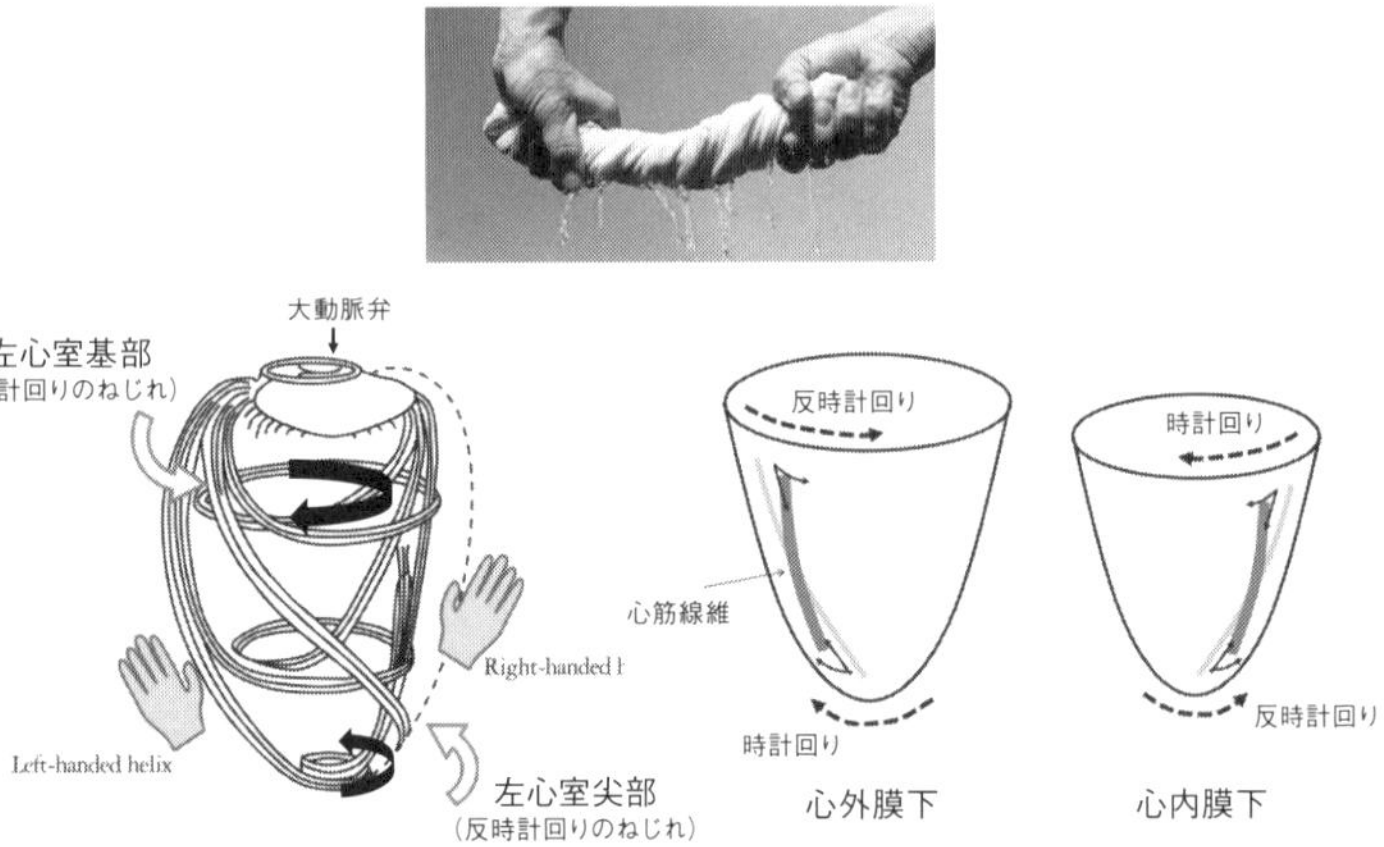

Left Ventricular Rotation and Twist: Why Should We Learn?J Cardiovasc Ultrasound. 2011 Mar; 19(1): 1-6

たらすのです【166・167・168・169・170・171・172】。この血液のらせん渦回転（clockwise vortex spin）が駆動力となって、血液が私たちの末梢組織の隅々の毛細血管まで届けられているのです。

ちなみに、加齢とともに、この時計回りのらせん運動による前進速度が低下していくことが報告されています【173・174】。つまり、加齢に伴い、血流が全身の隅々まで届きにくくなるということです。また、血管に血栓、動脈硬化や高い圧力がかかっていると、血液のらせん運動が逆回転、つまり反時計回りになることが分かっています【175・176】。この場合は、血液の逆流が伴います【177】。

磁場は、この心臓の左心室の収縮と同じ

血液のらせん渦回転（clockwise vortex spin）

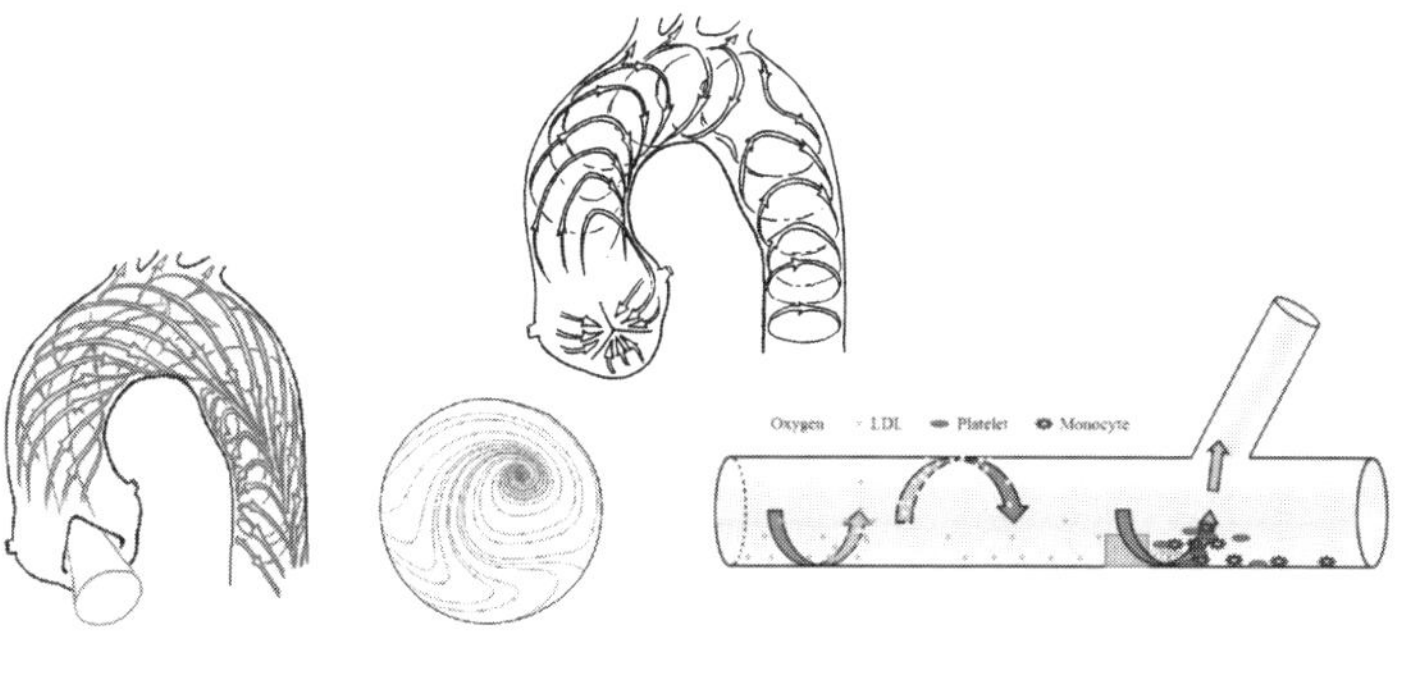

Helical and retrograde secondary flow patterns in the aortic arch studied by three-directional magnetic resonance velocity mapping. Circulation. 1993 Nov;88(5 Pt 1):2235-47
Physiological Significance of Helical Flow in the Arterial System and its Potential Clinical Applications. Annals of Biomedical Engineering · August 2014

く、上下に時計回りと反時計回りのスピンに分極しています。磁場は、ちょうど3次元空間で、針金をS字カーブにして両端を時計回りと反時計回りに曲げた形の遠心性のベクトル（force vector）を持っています。左心室からの血液の時計回りのらせん渦運動は、まさに磁場による遠心性（centrifugal）に拡大（expansion）していく性質と同じものです。この性質が血液の駆動力（前進する力）になるのです。

この磁場の遠心性のベクトルは、S字カーブの中央の圧力がゼロの位置、つまり誘電場に戻ってきます。心臓の大動脈への遠心性のベクトルもスピンするうちに、元の左心室（ねじれの中央部）に戻ってきます。これは、スケートで氷の上をスピンして加速すると腕が中央に戻るのと同じ原理です。回転している中心が、一番抵抗が少ないからです。

ちなみに、心臓から大動脈と逆の方向にも遠心性のベクトルがあります（磁場のS字カーブの両端）。この反対方向のベクトルにも血液が流れますが、左心室には分厚い弁が上から蓋をしているため、血液が左心房に逆流することはありません。この逆方向のベクトルに蓋をしている弁が負けて逆流する場合は、「僧帽弁逆流症（mitral valve regurgitation, MR）」という肺水腫や心不全となる病態になります。

宇宙全体もこの誘電場と磁場からできる結合場になっています（すべて相似形、フラクタル［fractal］構造）。したがって、宇宙は遠心性に拡大していく一方で、圧力がゼロの誘電場（磁場の空間の中央）に求心性に収縮しているため定常状態を保っています。宇宙は縮小したり、拡大したりしていません。ビックバンや宇宙膨張説はまったくのデタラメなのです。

2 もう1つの血液の駆動力──血液の誘電場

私たちの血液の循環は心臓のねじれによる血液のスパイラルによるものだけではありません。マウス、ラット、犬、ヒヨコなどでは心臓が止まったあとも、血液が循環している現象（Postmortem blood flow）が知られています【178・179・180】。実際にオタマジャクシのような両生類の幼生では、心臓を取り除いても15日間は生きながらえることができます【181・182・183】。このことは、心臓以外にも血液を全身に循環させる作用が存在していることを示しています。

とくに毛細血管や静脈に溜まった血液を心臓へ戻すのに使用されているのが私たちの体の中で糖のエネルギー代謝から発生する「熱（heat）」です。熱は、近赤外線（infrared, IR）を体内で放出します。この近赤外線（IR）は、体内の水を誘電場にします。具体的には、水と親水性の物質の間に、「EZ領域（exclusion zone, EZ）」という数百ミクロン（㎛）の水の層を作ります【184・185・186・187】。

この水の層は、電荷（charge、放電する性質がある）をもっており、バルクの水（整列していない水の塊）の層と分離します。EZ領域は、静電容量（capacitance）を持つバッテリーと同じで、いつでも必要なときにエネルギーを供給できます（エーテルから形成される誘電場そのもの）。水は電気を通しますが、誘電率も比較的高いことが知られています（水そのものが誘電場にもなる）【188】。実際に、水に近赤外線を照射するとEZ領域のような誘電場を作ります。水が親水性の物質に触れるとき、その物質の表面付近では水が水素イオンや微粒子を排除するという現象が認められます。この現象は、EZ領域の水が溶質をはじく性質をもっているからです【189・190・191・192・193】。このEZ領域の水は、通常の水の塊（bulk water）とは異なった特質を持つため、「EZ水（EZ water）」、「構造水（ordered water, structured water）」、あるいは「境界面水（interfacial 'bound water', vicinal water）」などさまざまな名称で呼ばれています（以下、EZ水で統一）【194】。

この誘電場であるEZ領域が水に形成されることで、チューブ内の水にフローが起こることが実験的に確かめられています【195・196・197】。

果たして、生体内でも同じ現象が起こるのでしょうか？

胎児のヒヨコの心臓を止めた後の血管を用いた興味深い実験が報告されています【198】。心臓が停止した2分30秒後の胎児血管の血管壁に沿ってEZ領域の形成が確認されています。

血液のフローをもたらす他の要因（重力、化学物質）を慎重に排除して、近赤外線を血管に当てると、静脈のフロー速度が増加し、照射をオフにすると静脈のフロー速度が減少しました。

次に心臓が動いた状態で、同じく近赤外線照射を行って血流の変化を調べています。心臓が動いている場合でも近赤外線を照射すると静脈の血流速度が上がり、照射をやめると低下しました。

以上の結果から心臓が動いているときでも、心臓のねじれによる血液のスパイラルフロー以外にも、近赤外線などで体内の血液（水）に誘電場が形成されると、血液のフローが起こることが分かりました。さらに心臓が停止した死体でもしばらく血流が

心臓停止２分30秒後のヒヨコの胎児血管

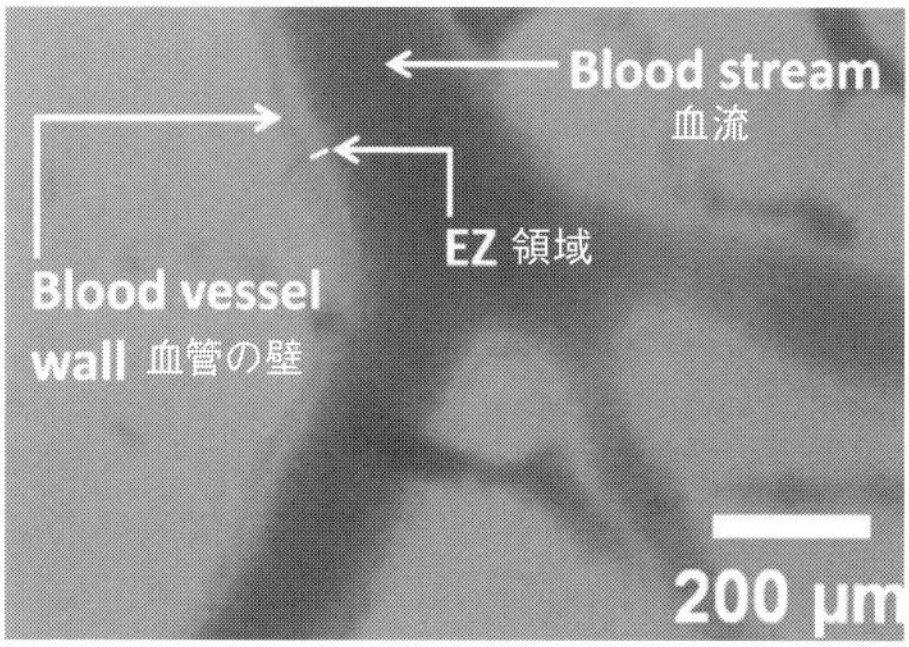

血管の壁に沿ってEZ zone 形成

On the Driver of Blood Circulation Beyond the Heart. bioRxiv preprint doi: DOI: 10.1101/2021.04.19.440300

心臓停止後のヒヨコの静脈の血流速度変化

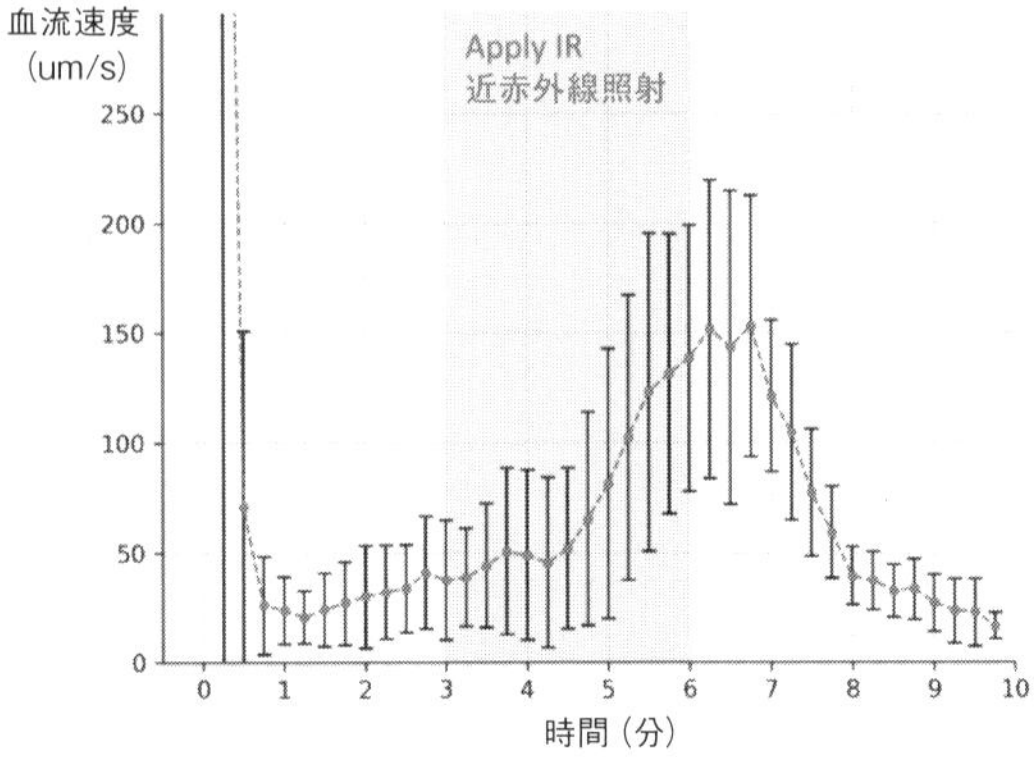

近赤外線を照射すると静脈の血流速度が上がり、照射をやめると低下

On the Driver of Blood Circulation Beyond the Heart. bioRxiv preprint doi: DOI: 10.1101/2021.04.19.440300

心臓が動いているヒヨコの静脈の血流速度変化

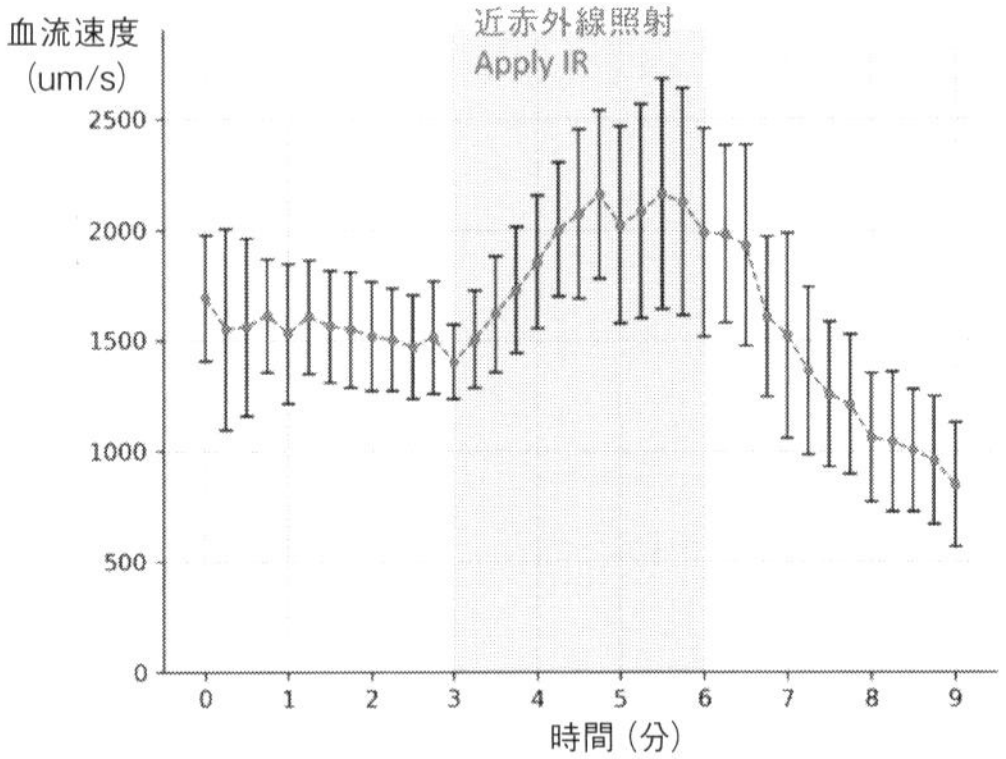

心臓が動いている場合でも近赤外線を照射すると静脈の血流速度が上がり、
照射をやめると低下

On the Driver of Blood Circulation Beyond the Heart. bioRxiv preprint doi: DOI: 10.1101/2021.04.19.440300

あるのは、死体に光あるいは近赤外線が外部から当たっていることが考えられます。

誘電場からは力の作用・運動として、遠心性（centrifugal）および発散的（divergent）な磁場が生じます。この磁場が血液（特に静脈から心臓への血流）を駆動しているのです。現在のところ、水にEZ領域のような誘電場を形成する作用が大きいのは、光の中でも近赤外線領域とされています【199・200】。

さらに、近赤外線以外にも磁場をかけることでも水にEZ領域を作ることができることも報告されています【201】。磁場は誘電場の放電現象です。誘電場、つまり静電容量（capacitance）があれば、磁場が発生します。私たちの細胞内で、この静電容

胎児ヒヨコの卵黄の血管の変化

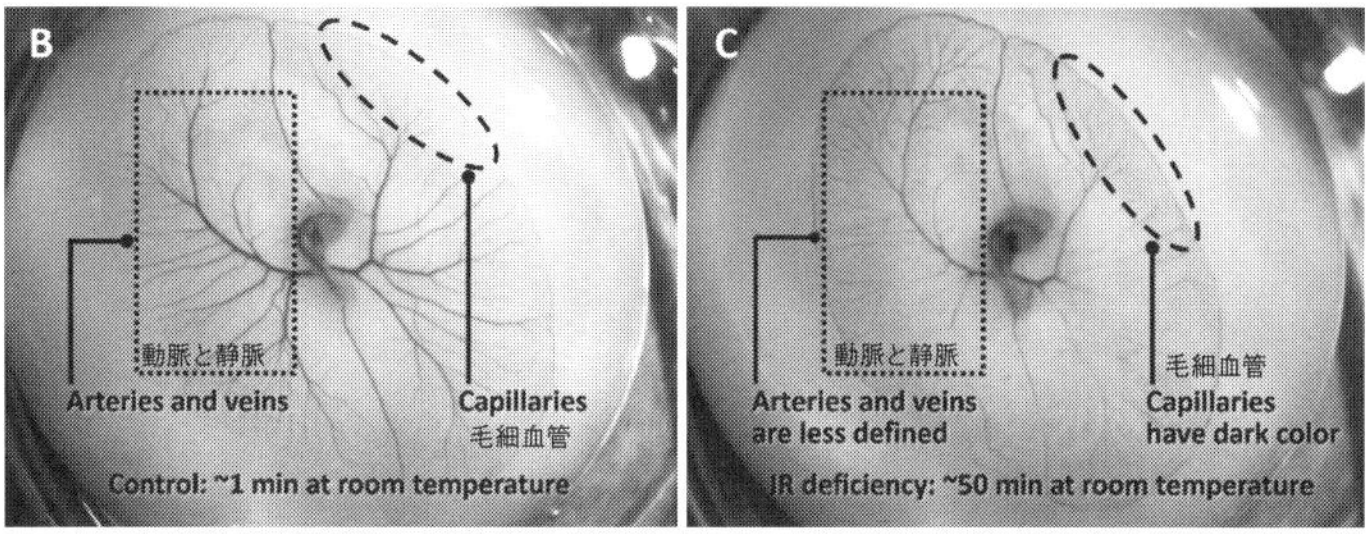

室温で1分経過　　室温で50分経過（近赤外線欠損）

孵卵器（ふらんき、保育器）から取り出して1分後では、まだ動脈、静脈の血管がしっかりと拡張している。50分経過して、近赤外線が完全に欠如すると、動脈、静脈の血管は縮み、毛細血管に血液が貯留している。これは、血液がフローしていないことを示す。

On the Driver of Blood Circulation Beyond the Heart. bioRxiv preprint doi: DOI: 10.1101/2021.04.19.440300

量（capacitance）の源になっているものは、糖のエネルギー代謝の中心となるミトコンドリアです。体内で発生する近赤外線の源となる熱は、ミトコンドリアで作られています。実際にミトコンドリアでは、水のＥＺ領域が水素イオンをバルクの水の領域に押し出すのと同じく、水素イオンはミトコンドリア内膜外に搬出されます【202・203・204】。この水素イオンの移動は、糖の代謝で得た直流の電流のエネルギーを利用したものです。水素をミトコンドリアの内膜外へ汲み出すのに「ポンプ（pump）」などの仮想物質などは必要ありません。ミトコンドリア内膜の周囲に形成されたＥＺ水が水素を内膜外に押し出すのです。そして、ミトコンドリアからエネルギーが熱という形で放電されるか、ＡＴＰという形で蓄電された後に、ＥＺ水の形成がなくなって水素がまた内膜内に戻ります。自然の摂理である「誘電場＋磁場結合体」を基礎としてすべての生命活動が成り立っています。

3 誘電場と磁場の縮小が慢性病を招く

誘電場からの放電が小さいと、磁場という空間を作る動き（力の作用）は小さくなります。心臓でこれが起こるとどうなるでしょうか？　心臓の壁を遠心性に外へ拡げる運動が低下します。つまり、心臓の筋肉が十分に拡張しない、つまりリラックスできない状態になります。

この状態を「拡張期不全（diastolic dysfunction, negative lusitropic）」と言います。左心室の収縮（大動脈への血液の駆動）は保たれていても、心臓が拡張できないため心不全になるケースが近年増えています。現代医学は、この状態を「収縮機能が保たれた心不全（heart failure with preserved ejection fraction, HFpEF）」と呼んでいます。現代の加齢現象の1つとされています【205・206】。

この心臓の拡張不全による「収縮機能が保たれた心不全（HFpEF）」は、悪性のガンよりも5年生存率が低くなるほど予後が悪いことが知られています【207】。この状態では、心臓に血液が戻らないために、全身の臓器に血液が貯留したままになり、フローがなくなります。そのため、心臓の拡張不全は、糖尿病、肥満、高血圧（動脈硬化）、脂肪肝などのメタボリック・シンドロームだけでなく、自律神経障害、慢性腎不全などの全身の慢性病と関連していることが複数の研究で報告されているのです【208・209・210・211・212・213・214・215・216・217・218・219・220・221・222・223・224・225・226・227】。

現代医学では、全身の血管に動脈硬化があることで、心臓が必要以上にポンプ作用を働かせることで高血圧になると考えられていました。この心臓の収縮力が高まることで血圧が高くなる現象を「収縮期高血圧（systolic hypertension）」と呼びます。そして、加齢とともに、心臓の拡張作用も落ちてきて、今度は拡張期でも高血圧となる「拡張期高血圧（diastolic hypertension）」に移行するとされてきました【228】。しかし、誘電場および磁場が落ちることで、心臓の拡張が最初にダメージを受けることで、高血圧や動脈硬化に発展するケースもあるのです。糖のエネルギー代謝が低下している現代人では、後者のパターンのほうが多い可能性があります。

心臓（右心室）の拡張に障害が起こると、当然心臓に戻ってくる血液（静脈）が渋滞します（これを測定したものが中心静脈圧［CVP］）。肝臓の鬱血《うっけつ》、小腸粘膜の浮腫《ふしゅ》、腹水、そして腎不全を招きます。腎臓には、大動脈から枝分かれした腎動脈と呼ばれる血管を通じて血液が流れ込みます。血液は腎動脈から細い動脈を通過していきますが、最も細くなった部分は細動脈と呼ばれます。細動脈を通過した血液は、毛細血管と呼ばれる微細な血管が房状になった糸球体という構造物に流入します。血液は個々の糸球体から、細い静脈につながった細動脈を通って流れ出ます。複数の細い静脈が合流して最終的に1本の太い腎静脈になり、腎臓に入った血液はこの静脈を通って出ていきます。

ここで非常に重要になってくるのが、尿形成の場である腎臓の糸球体に流入する動脈（細動脈）と流出する静脈の間に圧力の差があることです。この圧力によって、尿を濾《こ》し出す組織が腎臓なのです。心臓の拡張不全が起こり、心臓に戻ることのできない血液の鬱滞《うったい》（中心静脈圧の上昇）は、腎臓の実質内の内圧を高めます。そのことによって、腎臓に入ってくる細動脈の流入量が減り、圧力が低下します。その結果、動脈と静脈の間の圧力（血管内圧）の差がなくなり、尿を濾し出すことができなくなるのです【229・230・231・232・233・234・235】。

尿を濾し出すことができなくなると、下肢が浮《む》腫《く》み始めます。また、腎臓機能が低下しても心臓不全を引き起こします。腎臓の機能が低下すると、腎臓は血流をたくさん得ようとして、血圧を上げようとします。このときに、腎臓は交感神経以外にも「レニン-アンジオテンシン-アルドステロン系（RAA system）」というストレスシステムを作動させます。これが、新型コロナウイルスなる人工ウイルスあるいは遺伝子ワクチンの病原性物質スパイクタンパク質

腎臓での血液の濾過→尿の形成

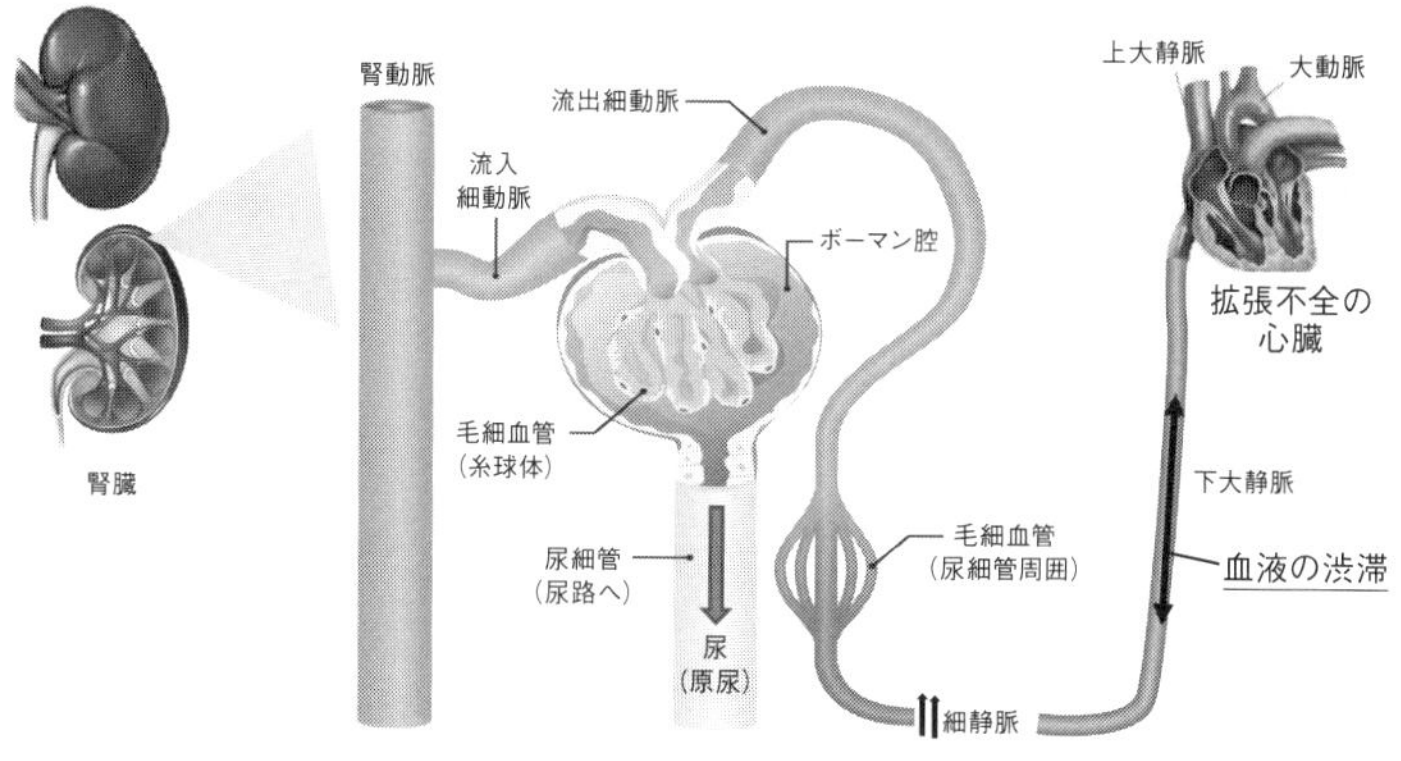

腎臓に流入する動脈（細動脈）と流出する静脈との間に圧力の差がないと尿として濾し出せない。

が刺激するストレスシステムであることは拙著『ワクチンの真実』（秀和システム）、『ウイルスは存在しない』（一般社団法人ホリスティックライブラリー）、『ハチミツ自然療法の最前線』（秀和システム）等でも詳しくお伝えしました。「レニン-アンジオテンシン-アルドステロン系（RAA system）」が作動すると、血管が収縮するため、心臓がそれを押し広げようとしてさらにポンプ作用を強くしなければなりません。さらに「レニン-アンジオテンシン-アルドステロン系（RAA system）」は、炎症を加速させる作用があります。その結果、心臓の筋肉肥大と線維化が起こり、心不全をもたらします。心臓と腎臓は、このように相互に作用を及ぼし合います。

糖のエネルギー代謝低下では、細胞内ミトコンドリア（熱とエネルギーの発電所）が形成する誘電場が小さくなり、拡張期不全が最初に起こります。実際に、糖のエネルギー代謝の代替の指標である甲状腺やミトコンドリアの機能は、心臓の筋肉の拡張を左右しています【236・237・238・239・240】。現代人では、糖のエネルギー代謝が低下することによる誘電場および磁場の低下による心臓の拡張不全が全身の慢性病の引き金となっているのです。

4 生命体のタンパク質のダイナミックスとEZ水

水は、私たちの体内の60%を構成する最大の物質です。水は、私たちの生命体を構成するさまざまな物質（biomolecules）の構造決定、安定性、反応性あるいは機能に積極的に関与しています【241・242・243・244・245】。生体物質の中でもタンパク質は、水との反応で研究が進んでいます。タンパク質の「水和反応（hydration）」と呼ばれるものです。タンパク質の表面を覆うようにして薄い水の層があり、この水の層がタンパク質の機能に深く関与しています【246】。このタンパク質を覆う薄い水の層は、通常の水（bulk water）とは違ってガラスのような状態（非結晶で無定形の固体）になっています【247・248・249・250】。そして、このタンパク質を覆う薄い水の層は、強い誘電場を持つ（ferroelectric）ことが報告されています【251・252】。まさにEZ水そのものです。

タンパク質はアミノ酸が連なったものです（1次構造という）。それが折りたたまれて2次構造（αヘリックスとβシーツ）というものを作ります。この2次構造がさらにユニットになったものが酵素、神経伝達物質などのさまざまな機能を持つものになります。糖のエネルギー代謝の指標であるミトコンドリアの機能が低下した状態では、このタンパク質の折りたたみ（folding）がうまくいかなくなります【253・254】。このタンパク質の折りたたみの失敗によってさまざまな慢性病が発生します。糖尿病、アルツハイマー病、パーキンソン病、ハンチントン舞踏病、白内障、嚢胞《のうほう》性線維症、筋萎縮性側索硬化症、心筋肥大症などが代表的な疾患で、これらを総称して「折りたたみ異常疾患（protein misfolding disease）」あるいは「アミロイドーシス（amyloidosis）」と総称しています【255・256・257・258・259・260・261】。

この細胞の中のタンパク質を機能させる折りたたみに関与しているのが、タンパク質と近接し、固定（confined）されているEZ水です。タンパク質の表面に限局しているEZ水とバルクの水とは、タンパク質との反応が違うことが報告されています。EZ水との反応のほうが、タンパク質を安定させる効果があり、かつタンパク質の折りたたみを促進する効果があるのです【262・263・264・265・266・267・268】。

タンパク質の表面のEZ水の形成がないと、タンパク質の折りたたみ異常（misfolding）が発生します【269・270・271・272・273】。したがって、タンパク質の折りたたみ異常で起こるさまざまな慢性疾患は、タンパク質と相互作用するEZ水の形成に失敗した結果と言えます。実際に、変性したタンパク質周囲のEZ水は、機能を持ったタンパク質よりも少ないことが報告されています【274】。これらの複数のエビデンスは、タンパク質の構造と機能を維持するために、タンパク質周囲のEZ水からのエネルギー供給が必須であることを物語っています。このEZ水の形成は、糖のエネルギー代謝の指標であるミトコンドリアの機能をブロックするグリホサート（商品名「ランドアップ」）で阻害されることが報告されています【275】。糖のエネルギー代謝が回ると、体内で熱による近赤外線を発生させることで体内のEZ水形成を促すからです。

また、ガンマ線やX線のような波長の短い高エネルギーのものを生体に照射した場合も、水分の多い皮膚や筋肉で誘電場が縮小することが実験的に知られています【276】。これは、ガンマ線やX線でもEZ水形成が縮小することを示しています。ガンマ線やX線照射は、私たちの体内でプーファ（PUFA、多価不飽和脂肪酸）の脂質過酸化反応を促進します【277・278】。その結果、ミトコンドリアの機能を破壊されて糖のエネルギー代謝が低下します【279・280・281】。

ミトコンドリアのエネルギーおよび熱産生所である電子伝達系（ETC）を構成するタンパク質（complex I, cytochrome c oxidase）は、表面のEZ水から水素を受け取り、その水素を移動させることでエネルギーを発生させています【282・283】。EZ水は誘電場（発電機）となって、タンパク質にエネルギーを供給することで、タンパク質の機能・構造を維持させているのです。この誘電場からの電流がタンパク質の機能と構造を変化させることを応用した治療も試みられています。例えば、人工新型コロナウイルスや遺伝子ワクチンのスパイクタンパク質に電流を流すと、構造（タンパク質の2〜3次構造）が変化することで病原性を失うことが報告されています【284】。

EZ水は、タンパク質だけでなく、DNAの表面にも認められています【285・286】。DN

Aは、ヒストンというタンパク質に巻きついていますが、タンパク質を作るときにヒストンから解《ほど》けます（rewinding）。このときにも、EZ水との相互作用が報告されています【287・288】。したがって、EZ水は遺伝子の制御にも重要な役割を果たしているのは間違いありません。

5 ビタミンDのサプリメントは何故万能ではないのか？

新型コロナウイルス感染症で注目を集めるようになった物質の1つがビタミンDです。ビタミンD濃度が低いと、新型コロナウイルス感染による合併症や死亡率が高まることが複数報告されています【289・290・291・292・293】。ビタミンD不足による病態は、新型コロナウイルス感染以外にもガン、自己免疫疾患、糖尿病、脳卒中、心臓血管疾患、腎不全、うつ病などの精神疾患や骨の代謝異常など、あらゆる慢性病と関連しています【294・295・296・297・298】。これは、ビタミンDが全身の臓器の細胞の遺伝子などに作用を及ぼすからとされていますが、遺伝子や分子レベルの近視眼的な説明しかありません【299・300・301】。ビタミンD以外にも、ステロイドなどのホルモンも含めてあらゆる物質は、細胞の遺伝子レベル（エピジェネティックスを含め）に多岐にわたって作用します。したがって、いくら局所的に細胞や遺伝子を調べたところで、なぜビタミンDとあらゆる病態に関連性があるのかという納得できる説明をすることはできません。

ビタミンD不足から慢性病が起こるのであれば、ビタミンDのサプリメントを投与すれば良いということになります。この現代医学の単純な思考に基づいて、ビタミンDのサプリメントを投与した臨床実験では、「効果があった」というものがあるものの、「効果がなかった」というネガティヴ・データも多数出ています【302・303・304・305】。例えば、血液のビタミンD濃度の低値は、肥満、糖尿病、心臓血管疾患などのメタボリック・シンドロームの発症と相関していると報告されています。しかし、ビタミンDのサプリメント投与では、体重減少、血圧やインシュリン抵抗性などのメタボリック・シンドロームの指標の改善が認められません【306】。なぜビタミンDのサプリメントでは効果が出ないのでしょうか?

もちろんビタミンDのサプリメントの質の問題が絡んできますが、それ以上に重要な問題があります。それは、サプリメントとして投与されるビタミンDは、ビタミンD2（ergo-calciferol）の形であるということと関連しています【307】。体内で作用を及ぼす形は、ビタミンD3（cholecalciferol）です。

サプリメントとして投与されたビタミンD2がビタミンD3に変換されるためには、肝臓の酵素（cytochrome p450）が必要となってきます【308・309】。この酵素は、紫外線などの光で活性化されるのです【310・311・312】。つまり、日光のエネルギーによって酵素というタンパク質を覆う水が誘電場（EZ水）になることで、タンパク質がチャージされて活性化されるのです。

このメカニズムは、ビタミンDサプリメントだけでは効果がない理由を明確にしています。日光を浴びないとビタミンDは作用を持つ形態に変化しないのです。実際に皮膚（角化細胞）は、紫外線の作用でコレステロールからビタミンD3を作ることができます【313・314】。日光によって体内の水が誘電場（発電機）、つまりEZ水になることで、前述したように、ビタミンD3の産生だけでなく、他の生命反応が進行します。したがって、ビタミンDと慢性病の関係も、実際は日光や体内の熱（糖のエネルギー代謝）からできる近赤外線による水の誘電場形成（EZ水の形成）と慢性病の関係の随伴現象（epiphenomena）を見ているだけなのです。もう少し分かりやすく説明します。今年は暑い夏で感染症が流行したとしましょう。また、暑い夏だったので、アイスクリームの売り上げが伸びました。この場合、アイスクリームの売り上げの伸びと感染症の増加が相関関係にあることが分かります。しかし、アイスクリームの売り上げの伸びが感染症を増加させた原因ではありません。あくまでも、アイスクリームの売り上げの伸び（ビタミンDに相当）と感染症（慢性病に相当）の増加は、いずれも暑い夏（日光に相当）という共通の原因で起こった随伴現象です。ビタミンDというのが、日光による体内の水成分の誘電場化の1つの指標になっているということです。ビタミンDによって慢性病のリスクが低下するのではなく、ビタミンDを体内で形成する日光が慢性病の発症を防ぐのです。

ただし、ビタミンD3（cholecalciferol）には、肝臓で産生される「カルシダイオール（calcidiol, 25-hydroxyvitamin D［25(OH)D］）」と腎臓で産生される「カルシトライオール（calcitriol, 1,25-dihydroxycholecalciferol［1,25(OH)2］）」の2種類があります。前者が健康増進効果を持つもので、後者はストレス物質です（前者と正反対の作用をする）。

6 すべての物質は発電機（dynamo）

電気抵抗や静電容量（capcirance）の計測機器の利用が可能となった150年以上前から、電気が私たち生体に及ぼす影響への関心が高まっていました。1849年にフランスの物理学者（かつ時計のディーラー）のペルティエ（Jean Charles Athanase Peltier）は、動物の体は直流の電流（DC）を通すと、分極（polarized）して電気を蓄える（蓄電、静電容量）性質があることを発見しました。そして電流を止めると、放電することも確かめています【315】。実際に、細胞レベルでは、糖のエネルギー代謝から得た直流の電流がミトコンドリアの内膜の電子伝達系に流れて、熱かATPという蓄電形態に変換されています。電気が生体への治療へ応用されたのも、この頃で「電気治療（Electrotherapy）」と称して、現代と同じようにイカサマ師が跋扈《ばっこ》した時代でもありました【316】。

第2次世界大戦以降にさまざまな波長を持つ交流電流（AC）が開発され、交流電流の生命体への影響も盛んに調べられるようになりました。1898年にニコラ・テスラ（Nikola Tesla）は、ニューヨークの電気治療学会で、「生体組織は蓄電器である。高周波の交流電流に対して電気抵抗が低い」と発言しています【317】。テスラ自身が10～100kHzの交流電場を自分で浴びて人体実験を行ったことは有名です（10～

各組織の比誘電率（relative permittivity）

Frequency	A Skeletal muscle parallel (nonoriented)	B Skeletal muscle perpendicular (nonoriented)	C Liver	D Lung	E Spleen	F Kidney	G Brain white matter	H Brain gray matter	I Bone	J Whole blood	K Fat
10 Hz	10^7	10^6	5×10^7	2.5×10^7							
100 Hz	1.1×10^6	3.2×10^5	8.5×10^5	4.5×10^5					3800		1.5×10^5
1 kHz	2.2×10^5	1.2×10^5	1.3×10^5	8.5×10^4					1000		5 × 104
										2900	
10 kHz	8×10^4	7×10^4	5.5×10^4	2.5×10^4					640		2×10^4
					1.4×10^4					2810	
			1.8×10^4		3.4×10^4	4.8×10^4					
100 kHz	1.5×10^4	3×10^4	9760		3260	1.09×10^4—1.25×10^4	1960—3400	3800	280	4000	
		2.5×10^4—2.7×10^4	1.4×10^4							2740	
		1.4—1.6×10^4	6700		6300	8300					
1 MHz			1970		1450	2390—2690	543—827	1250	87		
		2460—2530	1970							2040	
		1900—2150	1000		1300	1500					
10 MHz		170—190	338		321	431—499	163—209	352	37		
		187—204	300		352—410	190—204	200	380		200	
		162—181	251—265		300	308	190—191	237—289			
100 MHz		67—72	77		83	89—95	57—66	90	23		4.5—7.5
		68 ± 2	79	35	71—76	56—62	65	90		67	
		64—70	65—68		81 ± 3	85 ± 1	58—64	65—80		72—74	
1 GHz		57—59	46		54		40—44		8	58—62	4.3—7.5
		58	55	35	50—51	43	5	45		63—67	3—6
		48	47—49		50	46	38—39	47—51		63	
3 GHz			42		52 ± 0.6		35—41		7.5	55—56	4—7
		52.5 ± 0.7	53				33	44			
		46	42—43		46	47.5 ± 1					
10 GHz		40—42	34—38		42			8	50—52	3.5—4.0	
		37	37				25	40		45	
		35			38	38—37					
35 GHz		19.1 ± 1.5					17.8 ± 1.7	21.3 ± 0.9		23.6 ± 0.3	3.6 ± 0.3

誘電の度合いを示すときは、真空の誘電率との比（比誘電率）で表す。

Dielectric properties of tissues and biological materials: a critical review. Crit Rev Biomed Eng. 1989;17(1):25-104

100kHzでは、ショックや筋肉の収縮が発生しない）。私たちの体の組織は電気を蓄える性質があります。この電気を蓄える性質を「誘電性（dielectric permitivity）」と言います。私たちの体内の水や血液は、誘電性が高い物質です。その他にも、筋肉、肝臓、脾臓、腎臓、脳などの組織も蓄電性があります【318】。

その水素原子が構成している私たちの体を構成する水分、糖質、アミノ酸、タンパク質、核酸（遺伝子）、酸などもすべて「誘電場」です【319】。この中でとりわけ重要なのが生体内の水と糖質です。糖質は、太陽エネルギーを蓄電した誘電体です。その糖質を摂取することで、糖質の誘電場からの電流が細胞のミトコンドリア内で熱とATPに変換されるのです。

この誘電場の重要性は、前述したようにエネルギーを蓄えられる発電機となることです。電気のエネルギーを蓄えておくのには、誘電体以外にもバッテリー（電池）と一般に呼ばれるものや、スーパーキャパシター（電気二重層コンデンサー、ウルトラキャパシター）と呼ばれる次世代のコンデンサーがあります。

バッテリーは、蓄電機能は高いのですが、出力（電力）密度（power density）と呼ばれる、質量あたりの取り出せる電力が低いデメリットがあります。また廃棄による重金属の流出などの環境汚染も懸念されます。スーパーキャパシターは、自己放電によって時間と共に失われる電気（リーク電流）が比較的多いという問題があります。それに対して誘電体は、出力（電力）密度が高く、充電（蓄電）および放電のスピードが早く、充電と放電の可能サイクル回数も最も長いというメリットがあります【320】。

したがって、私たちの体内でエネルギーを速やかにチャージして、必要なときに速やかに放電するために誘電場（体内では水がその主な誘電場）を作るのは最適の方法なのです。宇宙と私たちの体が相似形であることは、シンプルな自然の摂理と言えるでしょう。

7　しなやかでタフな体も誘電場から

私たちが外部からの衝撃やストレスに対して柔軟に対応するためには、まず体が「しなやか（flexible）」でなければなりません。体が硬いと、外力をそのまま受け取ってしまうために、筋肉損傷や骨折といった外傷になります。「しなやか」というと、単に体が柔らかいと思われがちです。しかし、しなやかさは同時に剛鉄のような強度も持つというのが生命の本質です。しなやかな物質が束になると、剛鉄よりも強度を持つようになるだけでなく、外力に対して柔軟に対応することができます。外力をむしろ自分のエネルギーに転換できるのです。

その一方で、物質世界における単に〝硬い〟という物質は、外力に反発してすぐに割れてしまいます。それでは、私たちの体内で「しなやかで丈夫」を担っているものは何でしょうか？ それは、みなさんが鶏皮や牛のテールをコッコッと煮ると浮き上がってくる「コラーゲン」です。

コラーゲンは、私たちの体のタンパク質の30％を占める最大の構成成分です。皮膚の真皮、血管、結合組織、骨、軟骨、靱帯、角膜、強膜（眼球）などに豊富に含まれています【321・322】。コラーゲンは外力（張力）に対して非常に強い性質（tensile strength）を持っています【323】。このタフで丈夫なコラーゲンの特質は、コラーゲンが誘電体であることに由来しています。

誘電体の中には、圧力をかけることで分極する性質のものがあります。これを「圧

コラーゲン

- 体内のタンパク質の**30**％を占める
- 皮膚（真皮）、骨、結合組織に含まれる
- 皮膚の弾力性、強靱性（鋼鉄より強靱）
- 40代を過ぎると体内産生が低下
- 28種類ある

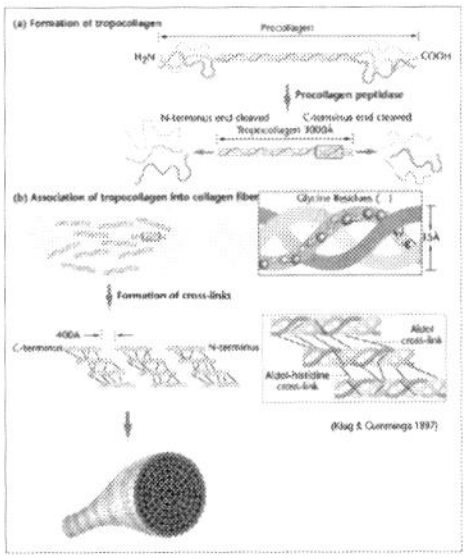

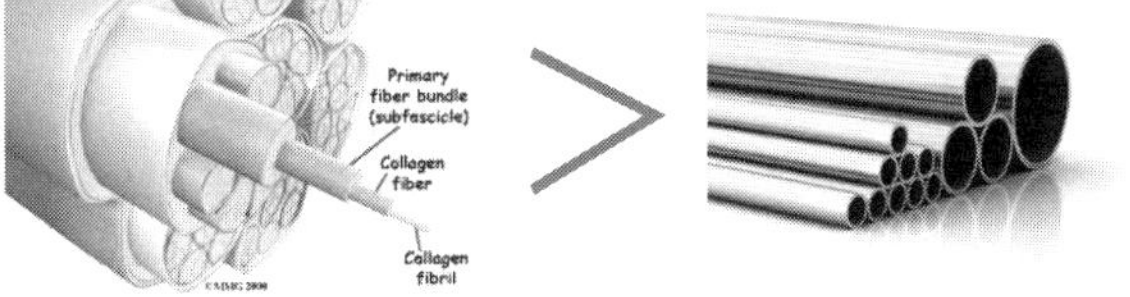

Enigmatic insight into collagen. J Oral Maxillofac Pathol. 2016 May-Aug; 20(2): 276-283
Collagen fiber formation in repair tissue: development of strength and toughness. Coll Relat Res. 1985 Dec;5(6):481-92

電性（piezoelectricity）」と言います。1880年に行われた圧電効果の最初の公開実験は、トルマリン、石英、トパーズ、ショ糖、ロッシェル塩（$KNaC_4H_4O_6 \cdot 4H_2O$）といった結晶体を用いて、外部圧力により電気分極を生ずる圧電効果を論証しました【324・325】。第1次世界大戦では、この圧電性を示す素材が、潜水艦の探知機（ソナー）に応用されました。現在でもテレビのリモコンなどは、この圧電性を利用したものです。そして、私たちの体の中で、この圧電性を持つ誘電体がコラーゲンなのです【326・327・328・329・330・331】。

　コラーゲンが外部から圧力を受けると、誘電場となります。その誘電場から放出されたエネルギーが骨組織（骨芽細胞）に働

コラーゲンは圧電性を持つ誘電体

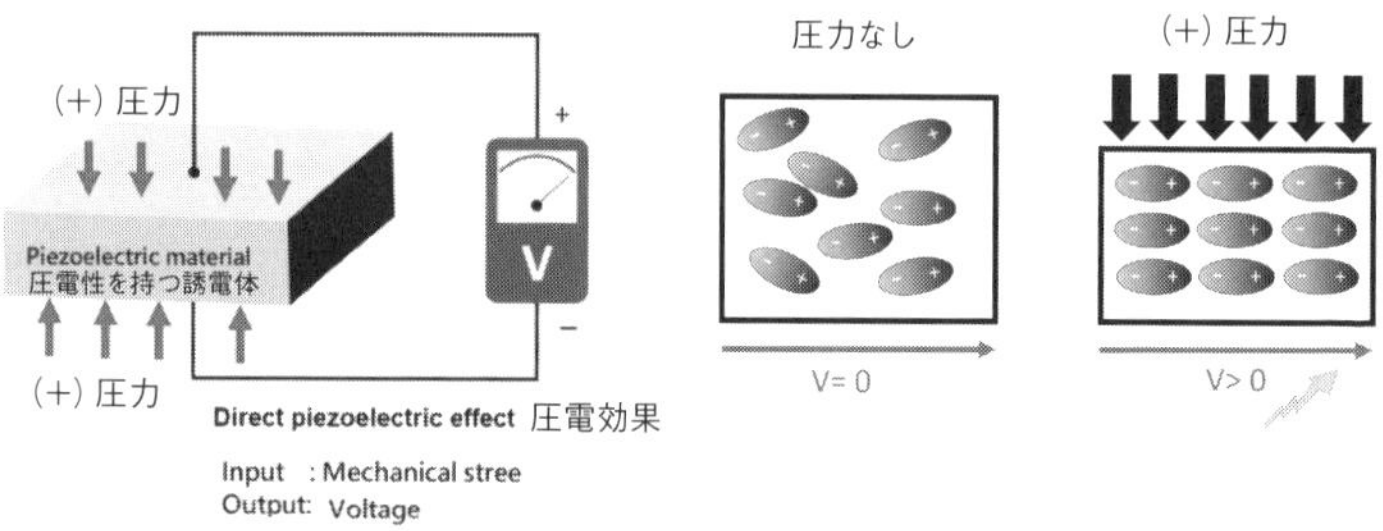

誘電体に圧力をかけるとプラスとマイナスに分極して電圧を発生する（圧電効果、piezoelectricity）。このような性質を持つ物質を圧電体という。生体内ではコラーゲンが圧電体である。

Bio-piezoelectricity: fundamentals and applications in tissue engineering and regenerative medicine.
Biophys Rev. 2022 Jun 28;14(3):717-733

きかけて、骨や軟骨を形成するのです【332・333・334・335】。コラーゲンが骨を丈夫にする鍵を握っていることになります。もちろん、骨の材料になるカルシウムも必要ですが、カルシウムを骨に沈着させるのには、やはりエネルギーが必要になります。コラーゲンはタンパク質ですから、周囲に形成されているEZ水によっても、エネルギーを供給されています【336】。

2018年に報告されたマウスの実験では、ガン組織を移植されたマウスがストレッチ（1日10分のストレッチを1か月）を行うと、ガン組織が50%縮小したという興味深い結果が出ています【337】。ガンというのは、糖尿病などと同じく糖のエネルギー代謝が低下した「代謝病（metabolic dis-

体を構成する圧電性を持つ誘電体

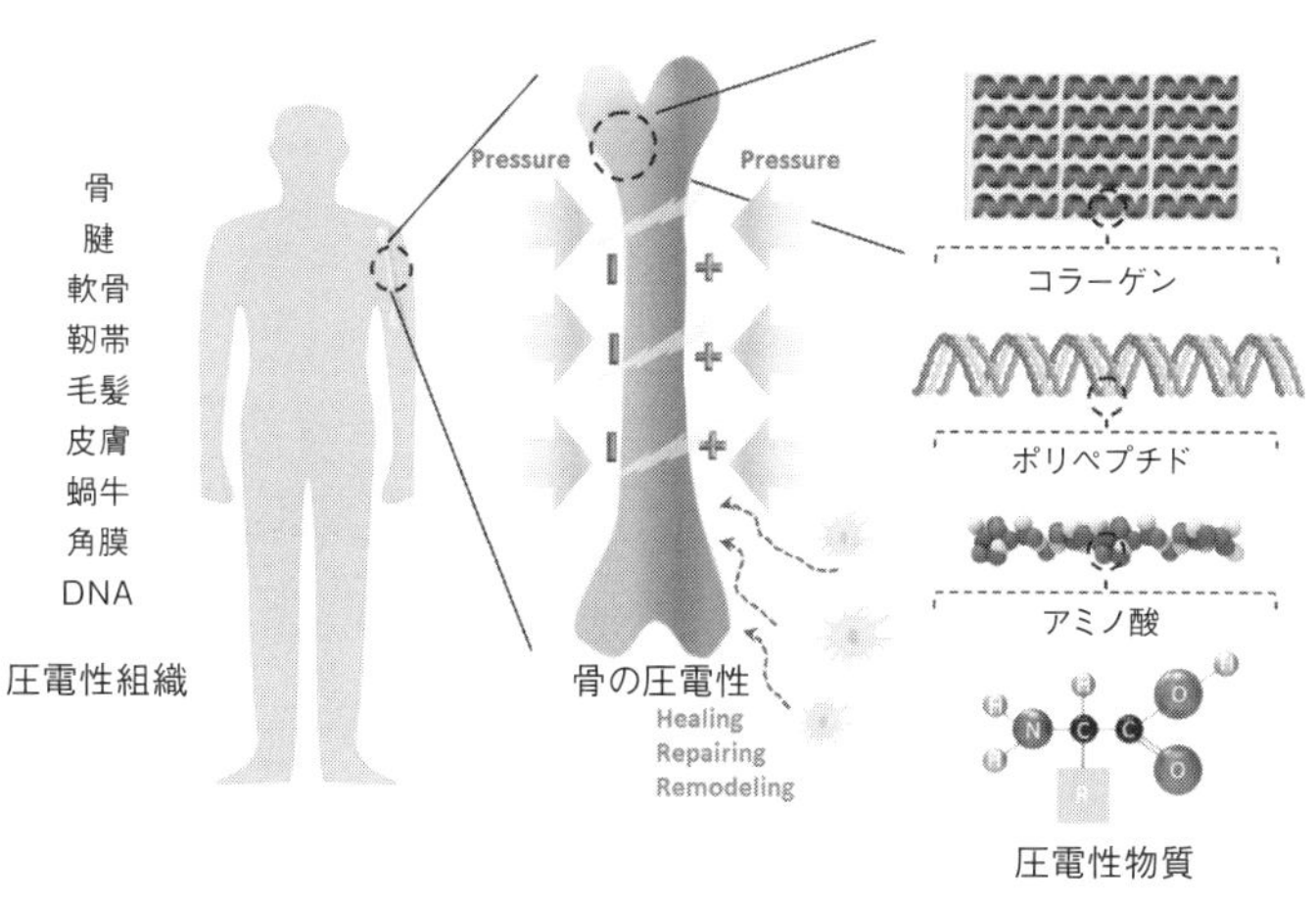

Biomolecular Piezoelectric Materials: From Amino Acids to Living Tissues. Adv Mater. 2020 Apr;32(14):e1906989

ease）」の代表的な疾患です【338・339・340・341】（拙著『ガンは安心させてあげなさい』鉱脈社、参照）。ストレッチによるコラーゲンの圧電効果による誘電場の形成が、周囲の細胞にエネルギーを供給することによって、組織の成長と修復が図られるのです。そして、ガン組織も供給されたエネルギーによって正常組織に戻るか、あるいは処理されて縮小していきます。ちなみに、細胞自身もストレッチ刺激によってミトコンドリアでのエネルギー（ＡＴＰ）生産がアップすることが知られています【342・343・344】。これは、細胞内のコラーゲンを形成するアミノ酸、ペプチドあるいはＤＮＡなどが圧電性を持つからです【345】。

骨と同様に、コラーゲンが重要な働きを担っているのが私たちの歯です。昔から食べ物をよく噛めば噛むほど頭が良くなると言われてきました。噛むことを余儀なくされるイカのスルメなどの硬い食べ物が好まれました。この経験則は、実はリアルサイエンスでも証明されています。実際に、咀嚼《そしゃく》（噛むこと）は脳の認知力などの能力を向上させることが示されています【346・347・348】。それでは、なぜ噛めば噛むほど脳の機能が向上するのでしょうか？歯の表面のエナメル質や象牙質は、ハイドロキシアパタイトというミネラルの結合体が主体になっています。しかし、歯の中心にある歯髄（pulp）は、コラーゲンが主体になっています【349・350・351】。しっかり咀嚼すると、歯髄のコラーゲンに圧電性の誘電場が形成されるのです。そして、この歯髄の誘電場から、歯髄の神経（三叉《さんさ》神経）に電流が通ります。歯髄の神経は、脳につながっています。したがって、歯髄で発生した電流が脳に通るために脳が活性化されるのです。大リーグのベースボールを見ていると、選手がいつもガムを噛んでいます。日本人の多くは、それを見て態度が悪いと捉えますが、実際はゲームに集中するために脳を活性化していたのです。

しなやかで丈夫な体を作るには、コラーゲンのキープと咀嚼も含めたストレッチ刺激などの運動が必要です。体内の最大のタンパク質構成成分であり、体の構造の維持に必須のコラーゲンを変性させるものは、現代社会においてはやはりプーファと鉄です。プーファと鉄による脂質過酸化反応で生じた過酸化脂質（アルデヒド）やその結

噛めば噛むほど頭が良くなる理由

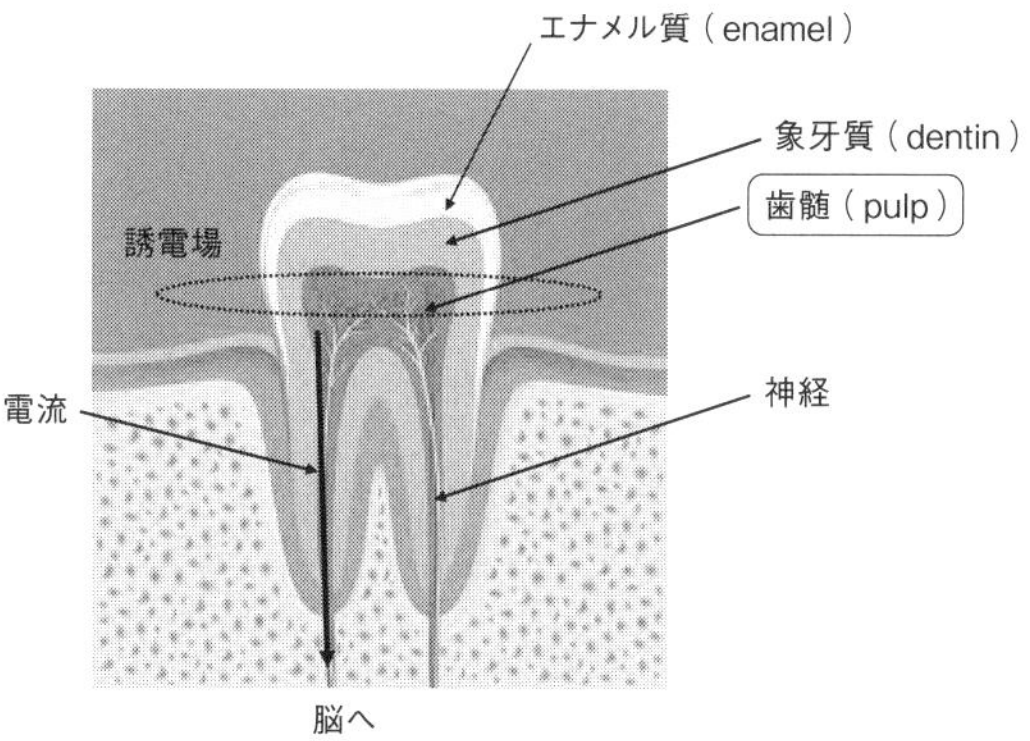

しっかり咀嚼すると、歯髄のコラーゲンに圧電性の誘電場が形成される。そして、この歯髄の誘電場から、歯髄の神経（三叉神経）に電流が通る。歯髄の神経は、脳につながっている。したがって、歯髄で発生した電流が脳に通るために脳が活性化される。

合体（終末脂質過酸化産物、ＡＬＥｓ）は、コラーゲンを分解・変性させるからです【352・353・354・355・356・357】。加齢とともに、体の柔軟性が失われていくのも、加齢とともにプーファと鉄が体内に蓄積していくからです。

8　「エーテル統一理論」から見たクンダリーニ（kundalini）

ヨガをやっている人なら一度は「クンダリーニ（kundalini）」という言葉を聞いたことがあるのではないでしょうか。この言葉は、２０００年以上前のサンスクリットで書かれたヒンズー教の聖典ヴェーダ（Vedas）の関連書物である「ウパニシャッド（Upanishads）」に遡れるとされています【358】。また、西暦５００〜６００年前後あるいは西暦６００〜８００年前後に書かれたヒンズー教のタントラの聖典（Yogavasishtha, Yoga Kundalini Upanishad, and Hatha Yoga Pradipika、あるいはTantric Ŝaivism scripture）に初めて登場した言葉ともされています【359・360】。ヨガ（Yoga）そのものは、ヒンズー（インド）の歴史の前に存在したものであることを考えると、クンダリーニは比較的新しい概念と言えます。クンダリーニとは、潜在的に眠っているエネルギーが呼び起こされて、脊椎《せきつい》を下から上昇していく現象です。そのときに、随伴して強い人生観が変わるような感覚、体感（クンダリーニ覚醒

［kundalini awakening］）を生じるケースも多数報告されています【361・362】。体の中を電気が走ったり、光が見えたりする（光が体から放射される）といった体験が寄せられています。この電気はまさにクンダリーニの上昇と同じく、脊椎を上に上がっていくものですが、同時に脊椎を下降していくというアップダウンの感覚を体験する人も少なからずいます【363】。

脊椎の下に渦を巻いたクンダリーニのエネルギー（蛇にたとえられる）が眠っていて、それが解けると「ナディ（naadi［subtle energy channels］）」と呼ばれる脊椎の近くに存在する経路を上昇していきます。このナディの経

クンダリーニの上昇

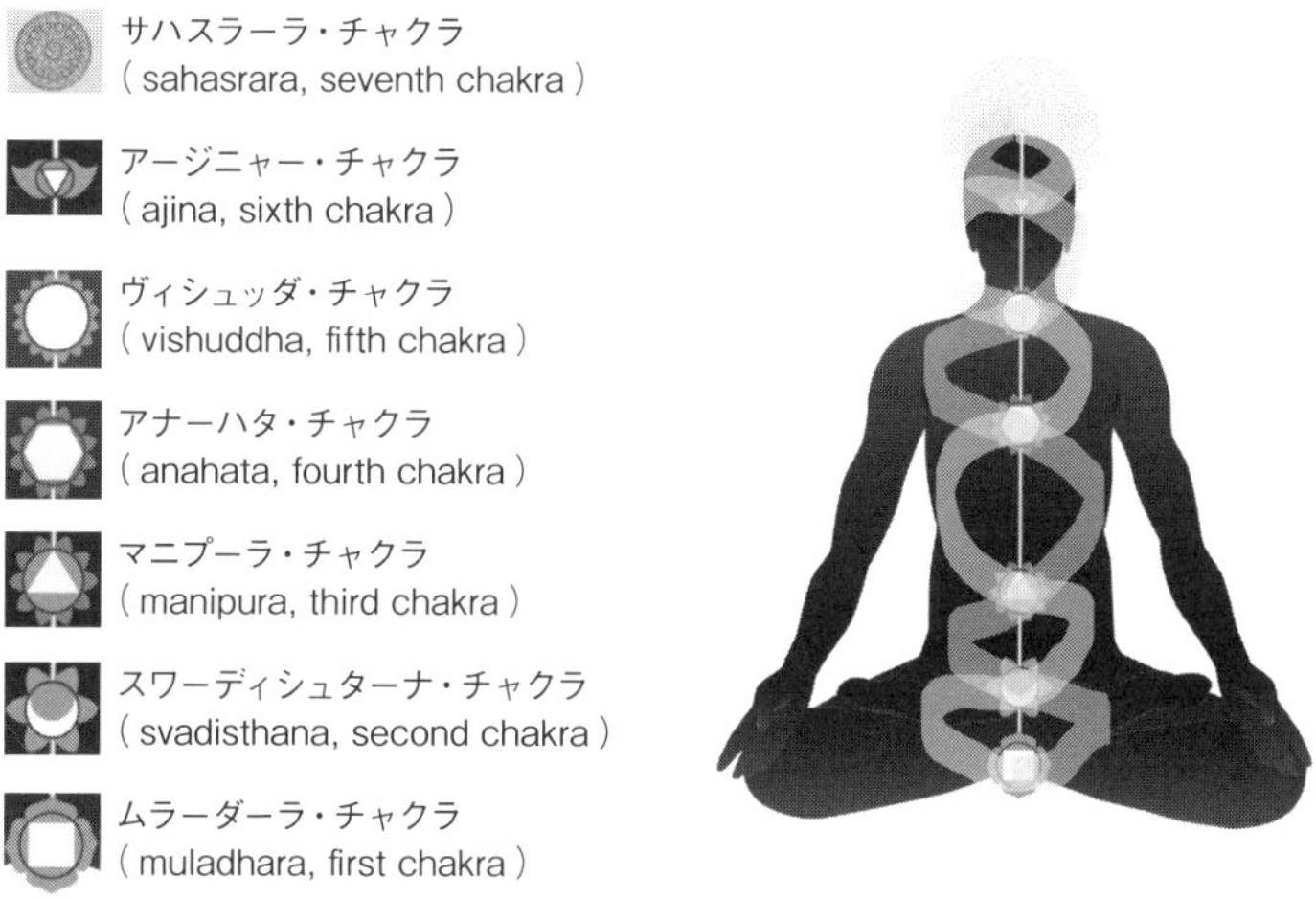

路には、中心のスシュムナ（sushumna［central channel］）、その左側と右側にそれぞれ位置するイダ（ida［left channel］）、ピンガラ（pingala［right channel］）の3つがあります。クンダリーニのエネルギーの上昇は、ちょうど真ん中の経路であるスシュムナを中心にして、左右にらせん状に頭頂（sahasrara［the crown of the head］）まで上昇するとされています。この上昇の際に、いわゆるチャクラ（chakra［energy point］）と呼ばれているエネルギーポイントを貫いていきます【364】。ちょうど左右のらせんが交差した点がチャクラになります。

2022年の研究において、ヨガ（Tantric Yoga）の瞑想によるクンダリーニ現象が詳細に報告されています【365】。その中で、私の興味を引いたのは、個人が体験した主体的な感覚の中で、脊椎あるいは背中を上昇していく感覚（rising sensations）が84名中13名に認められていることです。これらの人の中には、上昇してまた下降してくる感覚があった人もいました。

細胞と細胞の間にはそれらをつなぐギャップ結合（gap junction）というタンパク質があります。小腸の腸粘膜細胞間のギャップ結合が破壊されると、小腸粘膜間に隙間ができて毒性物質がフリーで小腸から血管に入る、いわゆる「リーキーガット（leaky gut）」という病態になります。このギャップ結合は、全身の細胞間あるいは細胞内（ミトコンドリアなどの小器官）においても情報伝達という極めて重要な役割をしています【366】。

神経細胞の間での情報の伝達方式には2種類あります。1つは、シナプス間に神経伝達物質を放出して情報をやり取りする方法。もう1つは、電流を流す方法です。後者の電流による情報伝達を担っているのが、神経細胞の間に存在するギャップ結合なのです【367・368・369・370】。ギャップ結合は、コネキシン（connexins［Cxs］）やパネキシン（pannexin［Panx］）と呼ばれるタンパク質から形成されていますが、特に胎児の大脳、脳幹、網膜、脊髄などの脳神経系の発達に重要な役割を果たしています【371・372・373・374・375・376・377・378・379・380・381・382・383】。シナプス間に化学物質を放出

2種類の神経のシナプス伝達

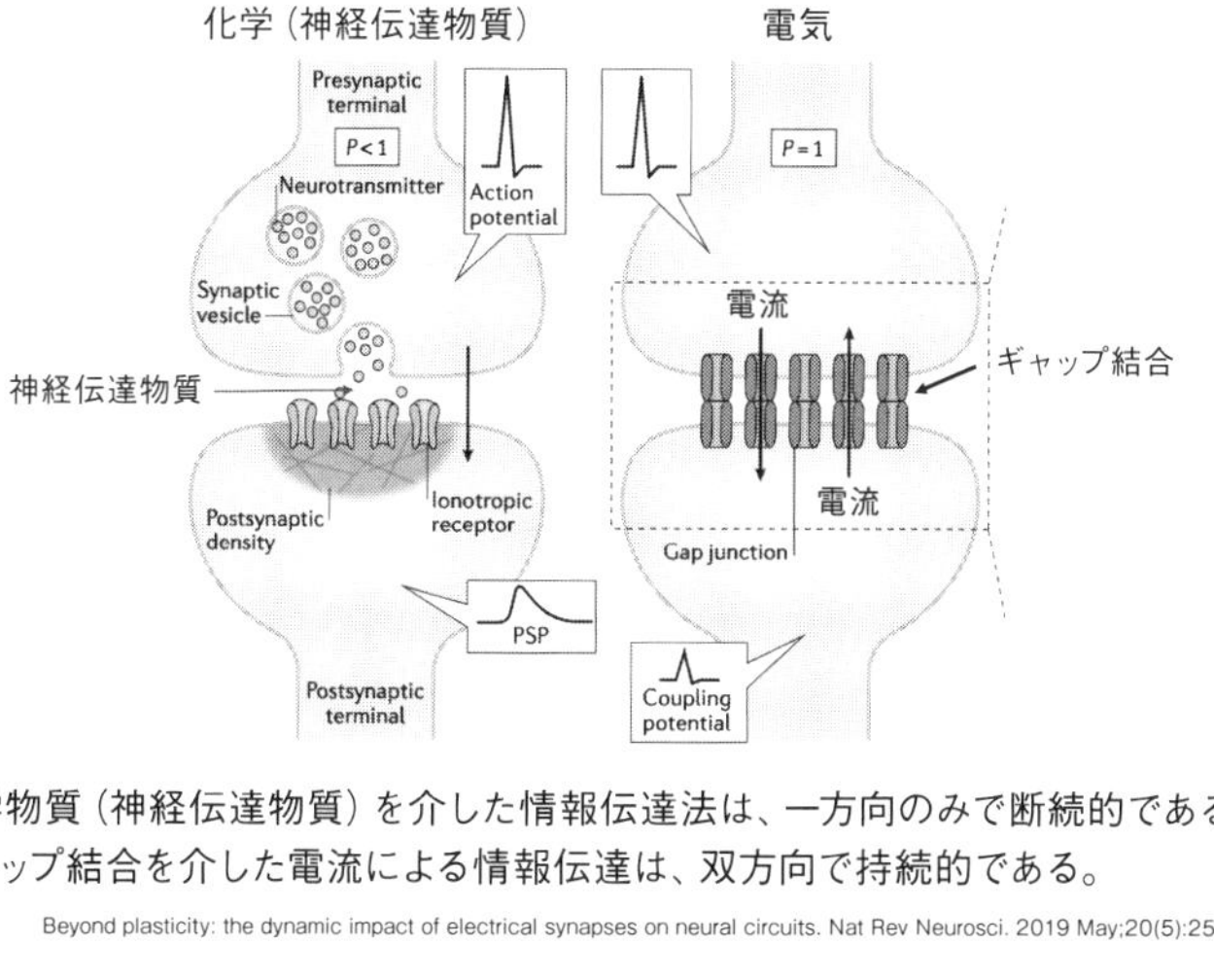

化学物質（神経伝達物質）を介した情報伝達法は、一方向のみで断続的である。
ギャップ結合を介した電流による情報伝達は、双方向で持続的である。

Beyond plasticity: the dynamic impact of electrical synapses on neural circuits. Nat Rev Neurosci. 2019 May;20(5):253-271

して情報伝達する方法は、一方向のみであり、断続的です。その一方で、シナプス間のギャップ結合を通して電流を流す情報伝達は、両方向であり継続的に行われます。脳神経系の発達には、神経細胞間の密な情報伝達と同期（synchronization）して活動することが必要なので、後者の電流を用いた情報伝達がより重要になってくるのです。

脳神経系において、グリア細胞は、神経細胞の10倍以上の数があります。グリア細胞の役割は、神経細胞を支えることにあります。外傷、脳卒中、感染など脳内のダメージでは、グリア細胞が増殖して、その傷を埋める役割をします。これをグリオーシス（gliosis）と言います。皮膚の傷の治癒がうまく行かない場合、線維化（瘢痕化《はんこん》）するのと同じで、グリオーシスは脳の傷の修復の失敗形態と言えるでしょう。この脳のダメージによってグリオーシスが起こっている場所では、ギャップ結合が過剰に出現（あるいはギャップ結合のチャンネルが過剰にオープンになっている）し、そのギャップ結合を介して炎症反応が加速し、細胞興奮が過剰になっています。その代表的疾患は、自閉症、偏頭痛、てんかん、慢性疼痛《とうつう》、緑内障、頭部外傷、脳卒中、アルツハイマー病、パーキンソン病、筋萎縮性側索硬化症（ALS）などです【384・385・386・387・388・389・390・391・392・393・394・395・396・397・398】。

クンダリーニは、脊髄や脳の神経細胞のギャップ結合を通して電流が上下する現象であることを示唆する興味深い論文が出ています【399】。この脊髄～脳の神経細胞に存在するギャップ結合を流れる電流こそがナディという経路であるということです。クンダリーニが脊髄を上昇したり下降したりするのは、ギャップ結合を流れる電流が双方向性を持つことから説明がつきます。これらのエビデンスを総合して、「エーテル統一理論」で俯瞰《ふかん》してみましょう。クンダリーニを経験しているヒトは、まさに身体全体が誘電場となり、頭部と尾部から求心的にエーテルが流入します。これがギャップ結合に電流を流すために、脊椎を上昇したり、下降したりする感覚を体験することになります。

　私はクンダリーニを経験した人たちから体験談を伺ったことがあります。その中の1人は、脊椎を上がって降りて元に戻る感じがしたと言っていました。また頭のてっ

クンダリーニの上昇と下降

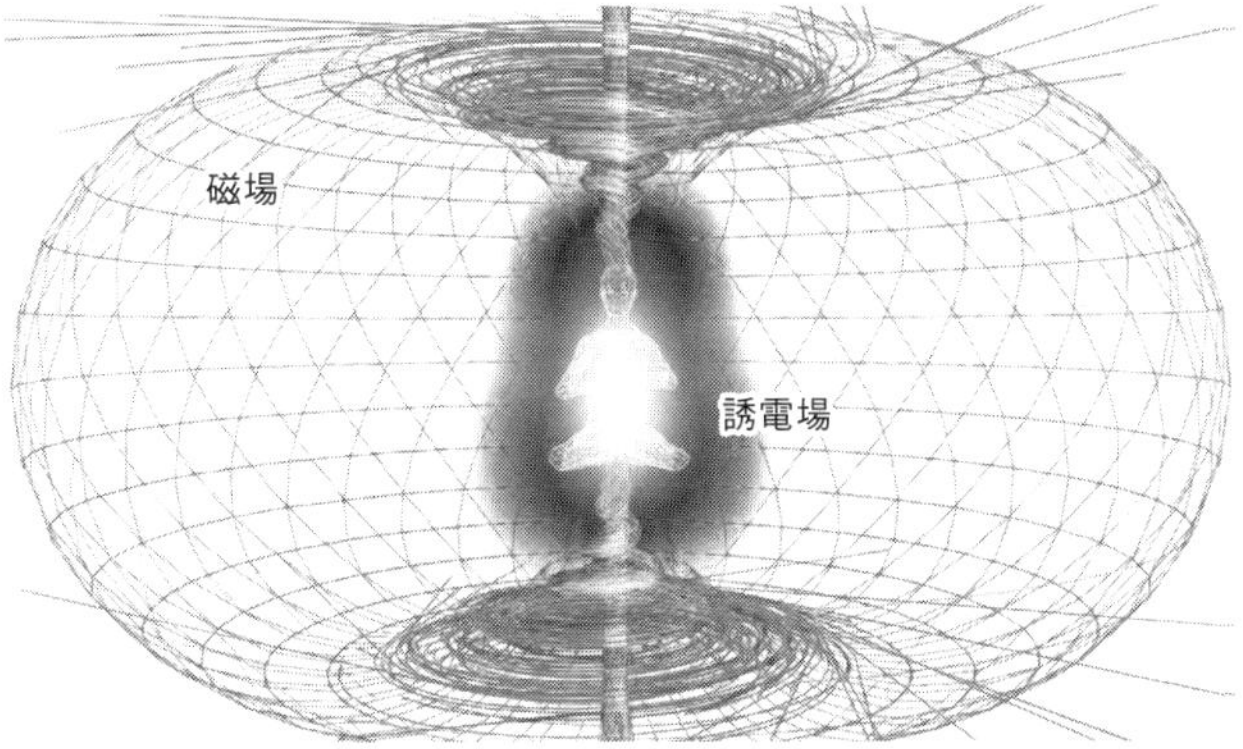

人間の体全体が誘電場となり、周囲に磁場が形成される。
誘電場には、求心性にエーテル（エネルギー）のフローが流れ込む

ぺんから脊椎まで渦巻きの流れが流れ込んでピンと背骨を串刺しにする感覚を体験した人もいます。私たちは、体全体が誘電場であるため、いつも求心性にエーテルが流入し、遠心性に磁場という空間を形成しています。しかし、私も含めてこの感覚を自覚できる人はほとんどいません。この自然の摂理を自覚できる方法として、ヨガの長年の瞑想や鍛錬があるということです。

ちなみに、クンダリーニに付随する覚醒と呼ばれる変容現象は、この自然の摂理である「誘電場－磁場結合体」の自覚とは違います。変容現象は、臨死体験（near-death experiences）、性行為、ファスティング、睡眠不足、過激な運動やサイロシビン（psilocybin、スィロサイビン）、ＬＳＤ（lysergic acid diethylamide）、アヤワスカ（ayahuasca）、ＤＭＴ（N,N-dimethyltryptamine）などの幻覚剤（psychedelics）と呼ばれる物質によっても経験されることは一般にもよく知られているところです【400・401・402・403・404・405・406】。

これらの変容現象は、子供やパートナーなど近親者との死別や外傷性ストレス障害など長い間の精神的ストレスの後に起こりやすいことが知られています【407・408】。幻覚剤は、代表的なストレス物質セロトニンと同じ作用をする物質です【409】。ファスティングや過剰な運動は、低血糖ストレスから幻覚の原因となるストレスホルモンのコルチゾールが大量に分泌されます。つまり、変容現象は、過剰なストレスがもたらした〝幻覚〟という現象です。

過剰なストレスによって糖のエネルギー代謝が低下するために、認知、判断、記憶といった大脳の高次機能（多大なエネルギーを必要とする）がストップするからです。クンダリーニ現象のあとに変容現象を体験するケースがあるのも、長時間の座位の瞑想によるストレスがもたらしたものと言えます。したがって、クンダリーニ現象そのものと一般的に報告されている意識変容体験は、別ものと考えないといけません。

インドのヨガのマスターたちに直接伺った話では、インドにおいても巷《ちまた》であふれているクンダリーニの話はビジネスのためのもので、クンダリーニの本物のマスターと呼ばれる人はごく少数に限られるようです。インドでは偽のマスターたちが尾ていい骨付

ギャップ結合にダメージを与える環境毒

殺虫剤

・有機塩素系

DDT（1,1,1-trichloro-2,2-bis（4-chlorophenyl）ethane）、ディルドリン（Dieldrin）、クロルデン（Chlordane）、エンドスルファン（endosulfan）、ヘプタクロル（heptachlor）、アルドリン（aldrin）、メトキシクロル（Methoxychlor）、リンデン（Lindane）、クロルデコン（Chlordecone）、マイレクス（Mirex）

・塩素化合物

トキサフェン（toxaphene）

除草剤

アイオキシニル（ioxynil、有機ヨウ素化合物）、アラクロール（Alachlor、塩素化合物）

防カビ剤

ビンクロゾリン（Vinclozolin、有機塩素系）、ペンタクロロフェノール（Pentachlorophenol、有機塩素系）

エストロゲン作用物質

ビスフェノール（Bisphenol A）、フタレート（Phthalates）、多環芳香族炭化水素（polycyclic aromatic hydrocarbons、PAH）、ダイオキシン（2, 3, 7, 8-tetrachlorodibenzo-p-dioxin、TCDD）

その他

ピーファス（PFAS, フッ素化合物）、ポリ塩化ビフェニル（PCB, 塩素化合物）、アルミニウム、水銀、PM2.5

近に針を刺して、無理やり電気を体に走らせるような危険なことを行っているケースも多いということでした。クンダリーニは、よほどの長年の瞑想や鍛錬を経ないと逆効果（体の不随意運動などが発生）になる「諸刃《もろは》の剣」であることに注意喚起がなされています。本当にクンダリーニでチャクラを開くと、自然と一体化し、自分の声だけで周囲の人間だけでなく、動物や植物も癒されるようになるようです。ヨガのマスターたちとの対話の中で、本当の静かなる覚醒と単なるストレスによる意識変容とは別物ということが改めて理解できました。

クンダリーニの体内現象を担うギャップ結合のダメージは、エストロゲン作用を有する環境毒（BPA、フタレート）、永遠の環境毒であるフッ素化合物のピーファス（Per- and poly-fluoroalkyl substances, PFAS）、塩素化合物のポリ塩化ビフェニル（polychlorinated biphenyls, PCB）、農薬、除草剤、殺虫剤、防カビ剤、重金属やPM2・5などで起こることが報告されています【410】。これらの環境汚染物質は、すべて甲状腺機能を低下させて、糖のエネルギー代謝を低下させるものです。

9 誘電場を作る神経の重要性

私たち人間も含めた哺乳類では、胎児のときの傷は瘢痕を残さずに綺麗に再生します

【411・412・413・414】。しかし、加齢とともに、怪我などで喪失した指、腕や足などの体の部分を再生する能力が低下していきます【415・416】。その一方で、サンショウウオ（salamanders）やプラナリア（planarians）などは、喪失した部分を完全に再生する能力があります。メキシコサンショウウオ（アホロートル、axolotl salamander）などは、老齢になっても、フルサイズの体を再生することが可能です【417】。1823年に英国の医師トッド（Tweedy John Todd）は、サンショウウオの足を切断した際に、足の神経（坐骨神経）を剥がして抜き取りました。そうすると、サンショウウオの足の再生がうまくいかなったのです【418】。サンショウウオやマウスなどの四肢

切断肢の再生過程

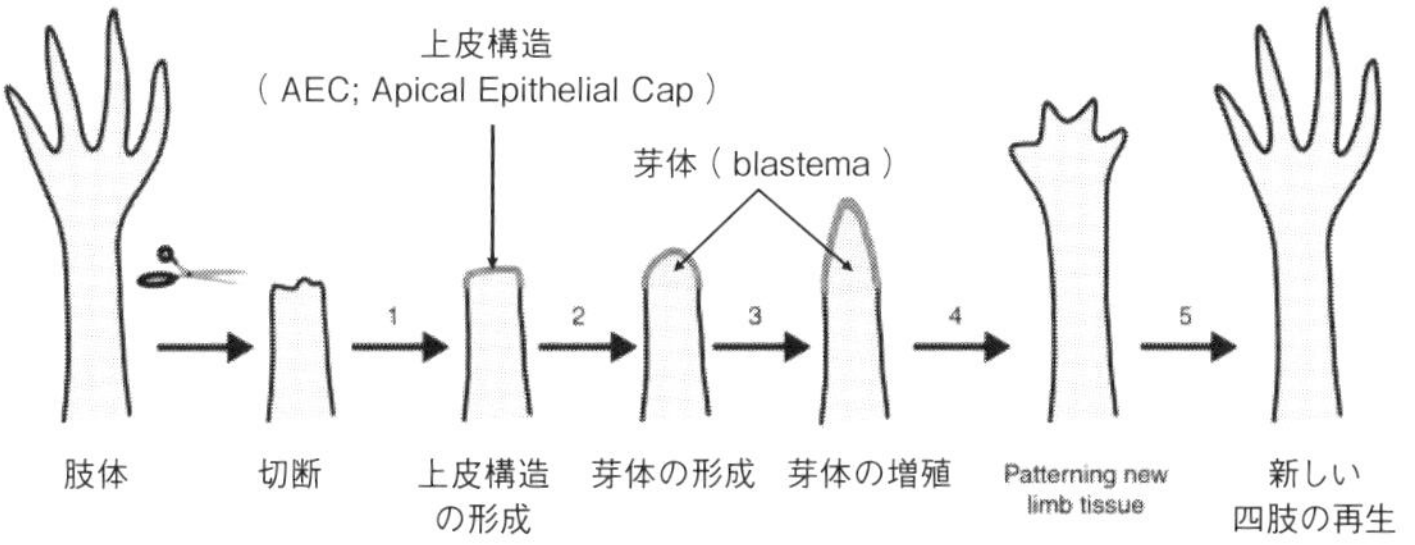

＊上皮構造 (AEC; Apical Epithelial Cap)：肢芽の先端部分の上皮細胞が土手状に盛り上がった部分

Limb regeneration revisited. J Biol 8, 5 (2009)

を切断すると、切断面に「芽体（blastema）」と呼ばれる胚性細胞の塊が出現します【419・420】。この細胞の塊は、どの組織、臓器にでも分化できる潜在能力を持っています。

しかし、切断した四肢に神経がないと、この芽体と呼ばれている胚性細胞の塊が出現しなくなるのです【421】。このため、神経を切断した四肢から分離すると、四肢の再生ができなくなります。その他の爬虫類、魚やマウスなどの実験においても、ダメージを受けた組織や臓器に分布する神経を分離すると、組織・臓器再生が不可能になることが示されています【422・423・424・425】。

四肢、特に下肢に組織が腐敗する「壊《え》疽《そ》」という状態になったため切断を余儀な

神経依存性の組織再生

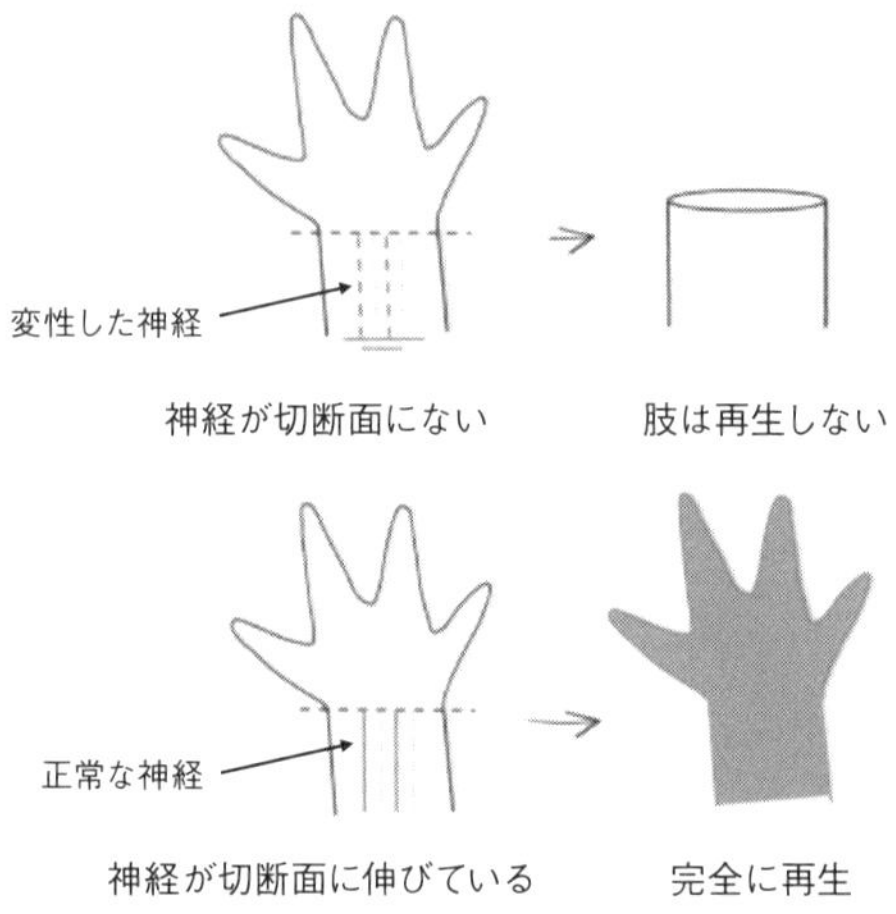

くされるケースのほとんどは、糖尿病が原因です【426・427】。これは、糖尿病で下肢の末梢神経がダメージを受けるからです【428・429・430・431】。また、脳卒中か脊髄損傷などで、四肢が麻痺している人は、傷の治りが悪いことが分かっています【432】。これも傷の部分に神経が通っていないからです。以上から、神経は組織や臓器再生に必須の役割を果たしていることは明確です。

では、神経は失われた組織の再生にどのように寄与しているのでしょうか？ 一般に上皮細胞が損傷を受けると、健全な組織から損傷部位へ電流が流れます。これは、健全な上皮細胞が、損傷部位に対し電位が高くなることが原因です【433】。この電流が治癒を促進します。

組織損傷部位には電流が流れる

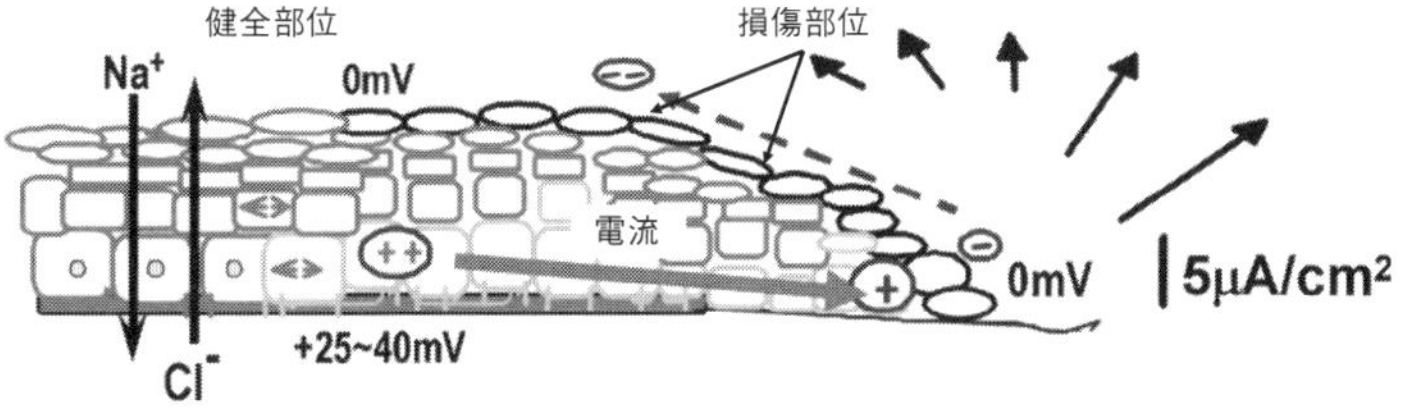

Electrical fields in wound healing-An overriding signal that directs cell migration. Semin Cell Dev Biol. 2009 Aug;20(6):674-82

1972年に米国の整形外科医のベッカー（Robert Otto Becker）は、切断したラットの四肢に低電圧の直流電流を通すことで、切断肢を部分的に再生した実験結果を報告しました【434】。このベッカーらの実験は、2015年に再実験が行われましたが、同じ結果が出ています【435】。

ダメージを受けた組織が再生できなくて瘢痕化（線維化）する場合は、炎症反応が継続しています。切断あるいはダメージを受けた組織の再生がうまく行く場合には、最初は炎症反応が優位になっていますが、再生過程で炎症が静まってきます【436・437】。この炎症反応の担い手は、マクロファージという掃除役の白血球です。マクロファージが貪食《どんしょく》（phagocytosis）という作用を通して、死滅した細胞や異物などを綺麗に掃除します。このときに、エネルギーが十分ないときには、炎症反応が強く出ます。マクロファージが切断面を綺麗に掃除した後は、芽体組織が切断面に形成されます【438】。切断肢に電気を通した場合は、組織の再生に必須のマクロファージを活性化することが示されています【439】。切断肢の電気刺激で、3日目までは掃除役のマクロファージ（M1）がより活性化（貪食作用）します。しかし、7日目には、治癒を促進するタイプのマクロファージ（M2）に取って代わられることで、再生が進むのです。

アホトロールやマウスの実験において、マクロファージを除去した場合は、ダメージを受けた組織の治癒や再生が不可能になることも確かめられています【440・441】。マクロファージという白血球が、私たちの形態形成を維持している重要なプレーヤーなのです（拙著『新・免疫革命』鉱脈社、参照）。

マクロファージの働きの後、組織再生ではコラーゲン線維が重要となってきます。コラーゲン線維は、新しい細胞が根付く足場（scaffold）となるからです。組織再生に失敗して瘢痕化する場合には、このコラーゲン線維が並行に密に束になって配列しています。その一方で、組織が再生する場合には、コラーゲン線維は網目状に配列します【442】。ヒトの胎児のコラーゲン線維の配列も網目状です。電気刺激を行うと、コラーゲン線維が網目状に配列するのです

電気刺激でマクロファージが活性化

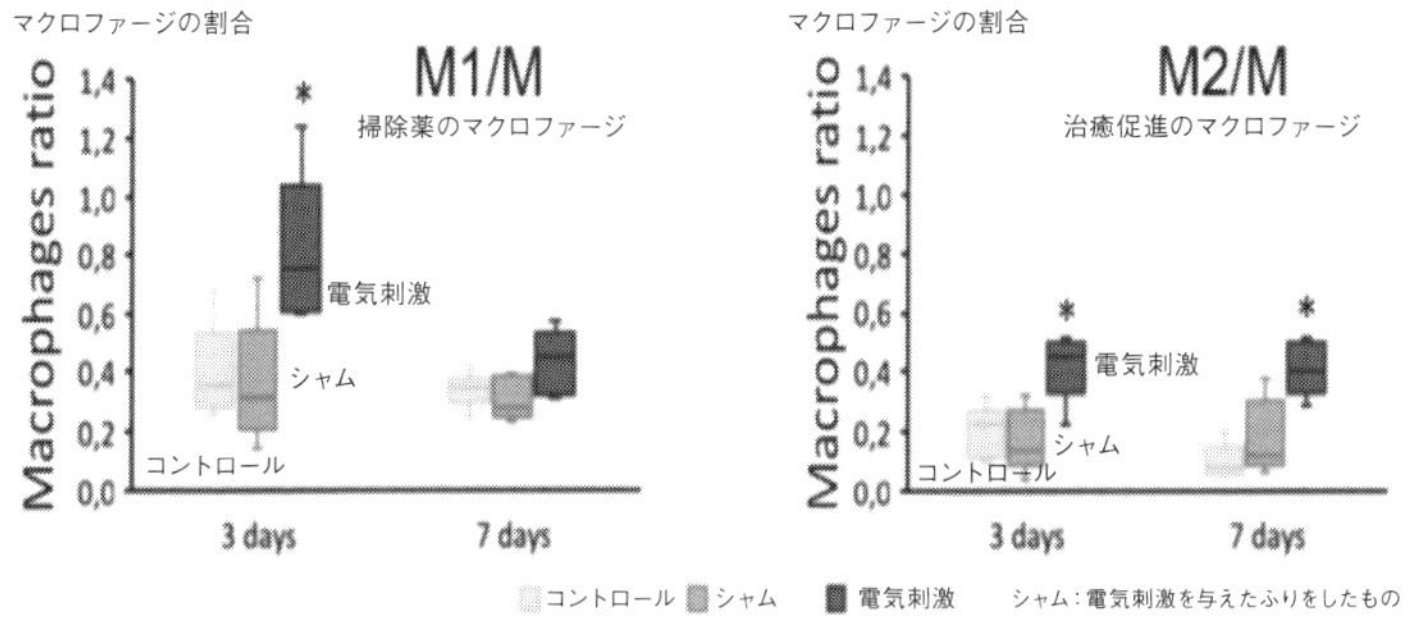

切断肢の電気刺激で、3日目までは掃除役のマクロファージ（M1）がより活性化（貪食作用）。しかし、7日目には、治癒を促進するタイプのマクロファージ（M2）に取って代わられる。

Electrical stimulation shifts healing/scarring towards regeneration in a rat limb amputation model. Sci Rep. 2019; 9: 11433

【443】。

さらに神経が切断されたラットの実験では、残っている神経に電流を流すと、神経が再生していくことが報告されています【444・445】。このときの電流は、20Hzの交流電流を1日1時間で2週間流したものです。神経に電流を流すことで、神経細胞を栄養とする物質が出ることが報告されています【446・447】。この神経から出る栄養因子には、「グリア細胞株由来神経栄養因子（glial cell line-derived neurotrophic factor, GDNF）」、「脳由来神経栄養因子（brain-derived neurotrophic factor, BDNF）」、「ニューロトロフィン（neurotrophin）」などがあります。さらに細胞の骨格を作るアクチンやチューブリンといった重要なタンパク質の産生が高まります【448・449】。この再生した神経線維は、実際に筋肉を動かすことができました【450・451】。電流刺激（直流でも交流でも可）は、神経以外にもサンショウウオの芽体にあたる幹細胞（脂肪あるいは筋肉由来幹細胞、骨髄間葉系細胞、胎児幹細胞、神経幹細胞など）や骨芽細胞、線維芽細胞、血管内皮細胞に対して遊走（cell migration）、整列（cell alignment）、増殖（cell proliferation）、分化（cell differentiation）を促すことで、組織・臓器の再生を促します【452・453・454・455】。この電流を磁場で引き起こす方法が、「パルス電磁場刺激（pulsed electromagnetic field stimulation, PEMF）」と呼ばれるものです。ただし、この磁場を使用する方法では、効果に時間がかかり過ぎることと、非常に高い電圧が必要になるだ

電気刺激の方法

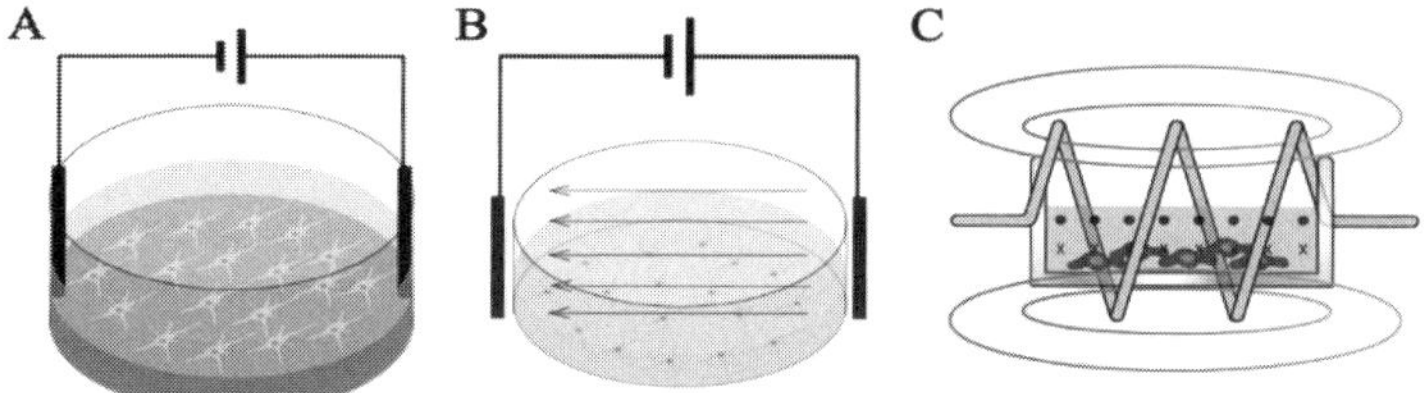

組織液の中に
直接電流を通す

組織の外から電流を通し、
誘電場を作る

組織の外から磁場をかけて
電流を発生させる（PEMF）

Electrical stimulation as a novel tool for regulating cell behavior in tissue engineering. Biomater Res. 2019; 23: 25

電気刺激の臨床応用（骨折部位）

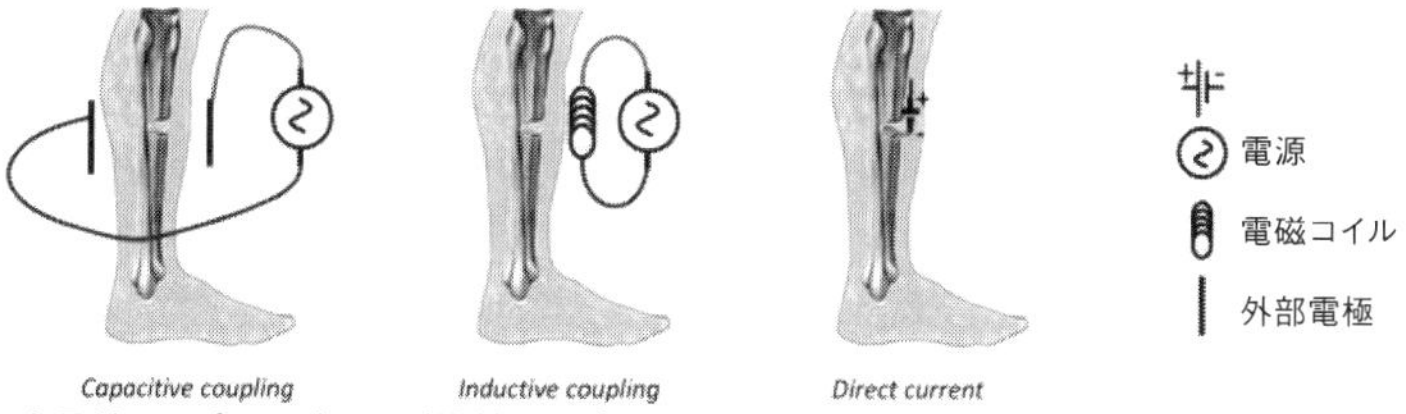

容量性カップリング

誘導性カップリング
（磁界結合［電磁誘導］）

直流

＊容量性カップリング：電気的に絶縁されているはずの箇所が交流によって接続（カップリング）されてしまう現象。直流では起こらない。

＊誘導性カップリング：2つのコイルを接近させて一方のコイルに電流を流すと、コイルを貫くように発生する磁束を媒介にして、もう一方のコイルにも起電力が生まれるもの。またその逆の磁場をかけることで、電流を通す方法（Pulsed ElectroMagnetic Field［PEMF］）。

Electrical stimulation in bone tissue engineering treatments. Eur J Trauma Emerg Surg. 2020 Apr;46(2):231-244

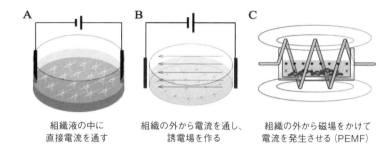

けでなく、照射部位と関係のないところに腫瘍が形成されるというデメリットがあります【456】。この損傷部位で電気を通して再生を図る方法がすでに臨床応用されています【457】。

ただし、流す電流が強すぎる場合や長期間に渡って電流を通す場合には、逆に細胞死を招き、組織再生に失敗します【458・459】。これは、電線の許容電流を上回る電流が生じ続けると、銅線が過熱し被覆《ひふく》が溶け、発火、火災とさらに大きな被害につながる「過電流」という現象となるのと同じです。私たちの体内で流れている微弱な電流であれば、組織再生しますが、強い電流は、逆に再生を阻みます【460】。

細胞内で結果的に「過電流」を引き起こす代表的な物質がプーファです。プーファは、ミトコンドリアの電子伝達系にダメージを与えて、電流の通りをブロックします。そのためにミトコンドリアや細胞が過剰に帯電します。容量の決まっているバッテリーに必要以上の電流を流すとバッテリーが壊れることはみなさんもご存じだと思います。まさに、プーファによってミトコンドリアや細胞が壊れるのです。また過剰な帯電による磁場の発生が、細胞分裂や細胞死を招くのです。

以上から、損傷した部位に電気を流すことで、組織再生に必要なマクロファージの活性化、コラーゲン線維の配置、芽体にあたる幹細胞などの遊走・分化・増殖などがすべて整うことが分かります。神経は、前述したギャップ結合を通じて電流を通す道筋です。したがって、神経が組織再生に必要な理由は、損傷部位に神経が通うことで生体電流が流れ、一連の再生過程を促すからです。したがって、感覚神経であろうが運動神経であろうが神経の種類を問わず、損傷部位に神経が十分に残っていれば、再生が進みます【461・462・463・464】。その他にも、神経には、再生部位にエネルギーを供給するミトコンドリアを輸送する役割があります。ダメージを受けたミトコンドリアは回収し、健全なミトコンドリアおよびATPを輸送して組織再生を促すのです【465・466】。

アホロートルのように再生能力の高い生命体は、ガンなどの加齢による病気に罹《かか》りにくいことが分かっています【467】。再生能力の高い生命体には、生命のフローを回

神経は再生部位にミトコンドリアおよびATPを輸送

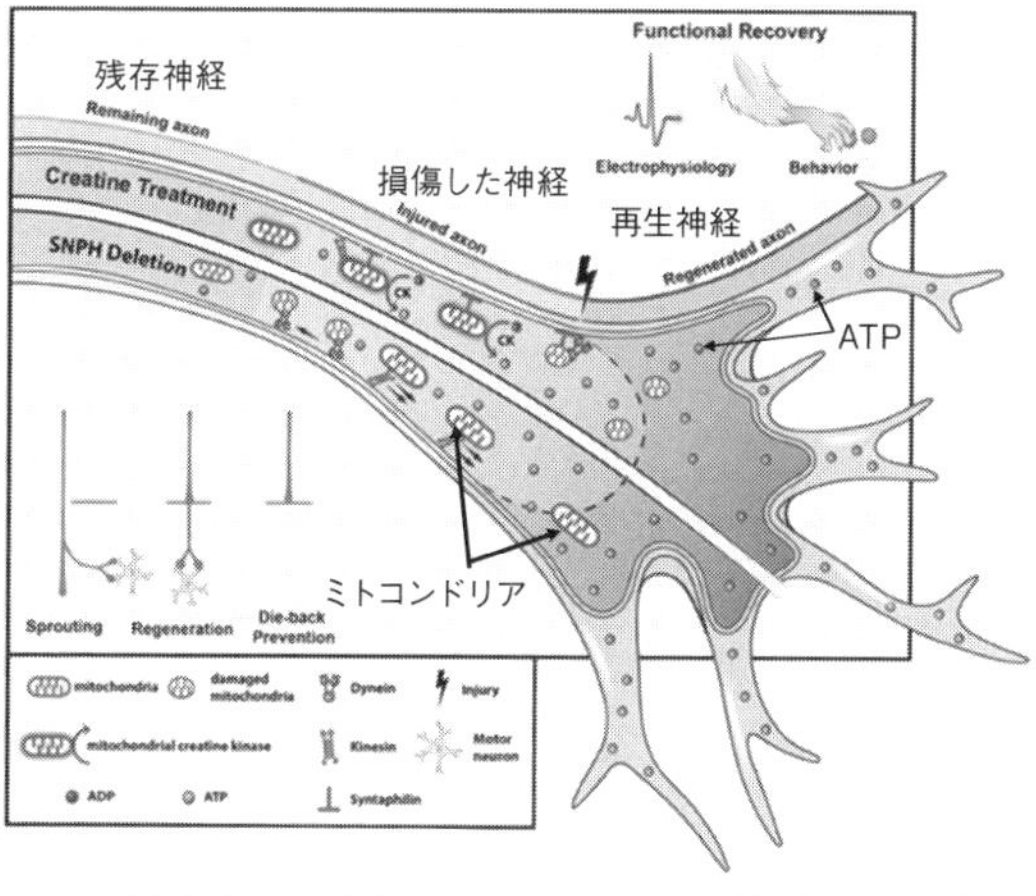

Restoring cellular energetics promotes axon regeneration and functional recovery after spinal cord injury.
Cell Metab. 2020 Mar 3; 31(3): 623-641.e8

すのに必要な誘電場および磁場からの電流が常に通っているため、エネルギーが豊富に各組織・細胞に供給されているからです。

10 誘電場を作る鍼灸《しんきゅう》治療、マイクロカレント（微弱電流）、プロゲステロン

いわゆるツボと呼ばれている経穴《けいけつ》（acupuncture points）は、皮膚のギャップ結合が密集していると推測されています【468・469・470・471】。実際に経穴では、周囲の皮膚よりも10〜100倍電気抵抗が少ないことが分かっています。これは、ギャップ結合が電気を通すためです【472・473・474・475】。したがって、経穴や経穴がつながった経絡《けいらく》（meridians）は電気の通り道と考えられています。鍼灸《しんきゅう》治療は、このギャップ結合を刺激して、全身に分布する経絡に電気の流れを促進する作用があるということです。実際に、電気鍼《はり》治療によって栄養因子などの組織再生や分化（differentiation、胎児組織から多臓器へ分化する）に関わる物質分泌が促されます【476・477・478】。マウスの実験でギャップ結合をなくす操作をすると、鍼治療の効果が減少することが報告されています【479・480・481】。

さらに経穴との関係が深いものが、胚発生《はいはっせい》（embryogenesis、多細胞生物が受精卵から成体になるまでの過程）に深く関与しています。周囲の組織に作用し、特定の構造を誘導する働

きを持つ「オーガナイザー（organizers）」と呼ばれている胚（受精卵の成長したもの、胚から胎児［胎児細胞］が形成される）の領域があります。オーガナイザーは、幹細胞を多く含む小さな細胞の塊ですが、隣接する外胚葉に対して皮膚や神経組織を、中胚葉に対しては筋肉や血管を「誘導」するなどして司令塔としての役割を持っています。オーガナイザーは、「形態形成因子（morphogen）」を誘導して、周りの組織に働きかけてその発生運命を決めます【482】。オーガナイザーは、ちょうど再生組織にできる芽体と同じ役割をしています。オーガナイザーも、ギャップ結合が多く、電気の通りが良い細胞群です【483・484・485・486・487・488】。経穴もオーガナイザーも電気が通る

胎児発生（embryogenesis）と誘電場

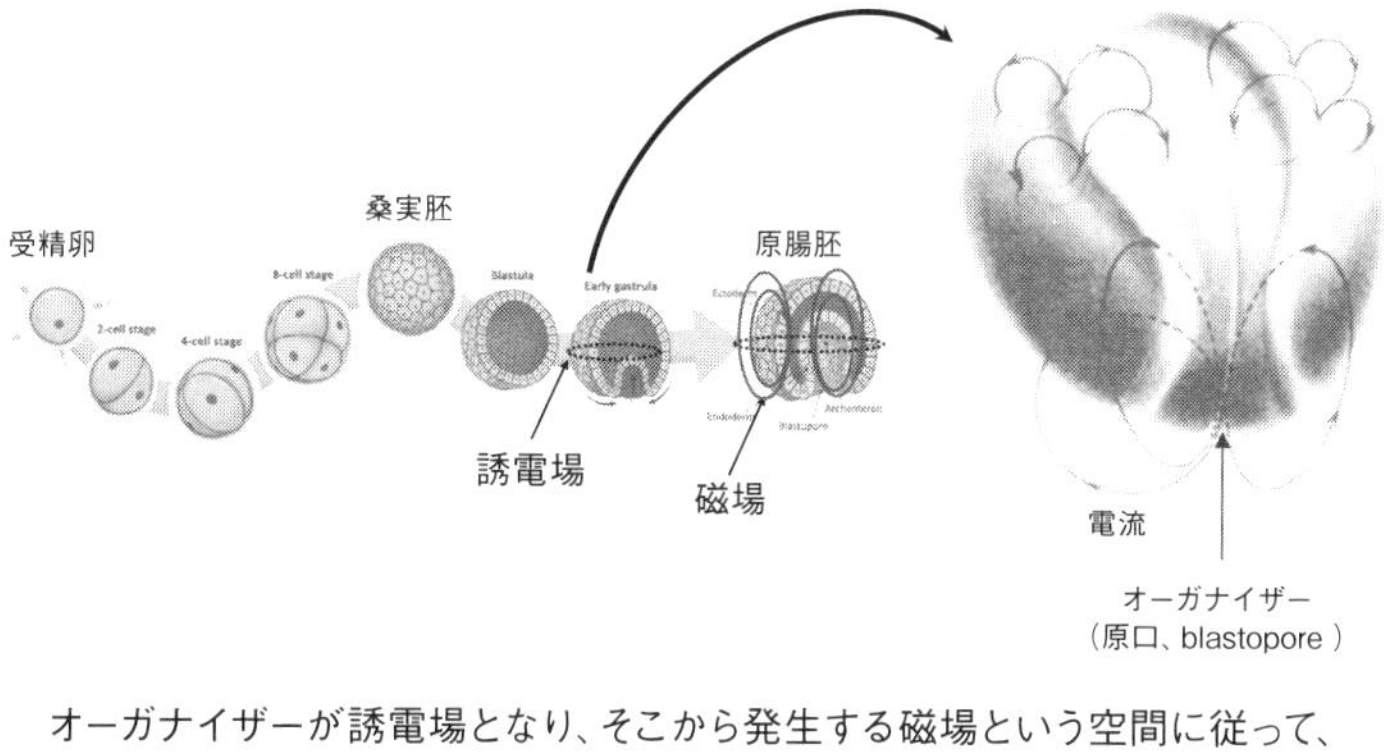

オーガナイザーが誘電場となり、そこから発生する磁場という空間に従って、胎児組織が形成されていく

Where have the organizers gone? - The growth control system as a foundation of physiology. Prog Biophys Mol Biol. 2017 Jan;123:42-47

場所のため、周囲の組織よりも代謝が高いことが分かっています【489・490・491】。すでに私たち生体内が自ら生み出す電流（直流）によって、胎児組織が形成されていくことが分かっています【492・493】。オーガナイザーが誘電場となり、そこから発生する磁場という空間に従って、胎児組織が形成されていくのです。

誘電場や電流も、形態形成因子を誘導して、発生を導くことが分かっています【494・495】。興味深いことに、経穴はこのオーガナイザーが存在する位置にあることも指摘されています。オーガナイザーは、体表面のカーブしている場所の頂点に存在しています【496・497】。体表の凸面《とつめん》（convex）と凹面《おうめん》（concave）の両方に存在しています。経穴も、このカーブ面に多く存在しています【498】。耳介《じかい》は、たくさんの凸面《とつめん》（convex）と凹面《おうめん》（concave）があるため、経穴が多い代表的な場所です。耳介の奇形は、心臓、脊髄、目などの全身の奇形を伴います【499】。したがって、耳介にもオーガナイザーが存在していることが推測されます。電気鍼治療は、生体電流を流すことで、体内に誘電場（蓄電）を作り、組織の分化や再生に寄与します。加齢とともに糖のエネルギー代謝が低下するとタンパク質の合成が低下するため、ギャップ結合をキープすることができなくなります。その結果、加齢に従って経穴の電気の通りも悪くなってきます【500】。

電気鍼治療と同じ作用を持つ治療が、「マイクロカレント治療（microcurrent therapy,

MCT）」と呼ばれるもので、１９７０年代から主に美容の世界で長年使用されています。私たちの体内に流れている電流と同じ１mA（ミリアンペア）以下の微弱電流を当てる治療です。この微弱電流では、痛覚もなく（電流を知覚できない）、筋肉も動きません【501】。生体電流を超える４mAの電流では、逆にストレス反応が起き、慢性病の原因となるリポリシス（脂肪が分解されて、プーファが血液中に出て病態を作る）を引き起こします【502】。現在のマイクロカレント治療では、１～９９９μA（マイクロアンペア）で、０・５～１００Hzの交流電流が用いられています。マイクロカレントの効果は、ATP産生促進、筋肉でのタンパク質合成促進、組織再生促進、浮腫《ふしゅ》軽減など多岐にわたります【503・504・505・506・507】。マイクロカレントの臨床応用として、皮膚潰瘍《かいよう》、各種の疼痛などに治療効果が認められています【508・509・510・511・512・513・514・515・516】。動物実験では、脱毛症にも有効であることが示されました【517】。

さらに、糖のエネルギー代謝を高める保護ホルモンのプロゲステロンが組織再生に有効である興味深い実験も報告されています【518】。アフリカツメガエルはオタマジャクシの時には肢芽《しが》を切断しても失った部分を完全に再生することができますが、変態が進むにつれ徐々にこの再生能は失われていきます【519】。アフリカツメガエルの成体（froglet）で後ろ肢《あし》を切断し、切断部位に24時間だけプロゲステロンを投与した実験では、完全ではないものの、

プロゲステロンによる切断肢再生

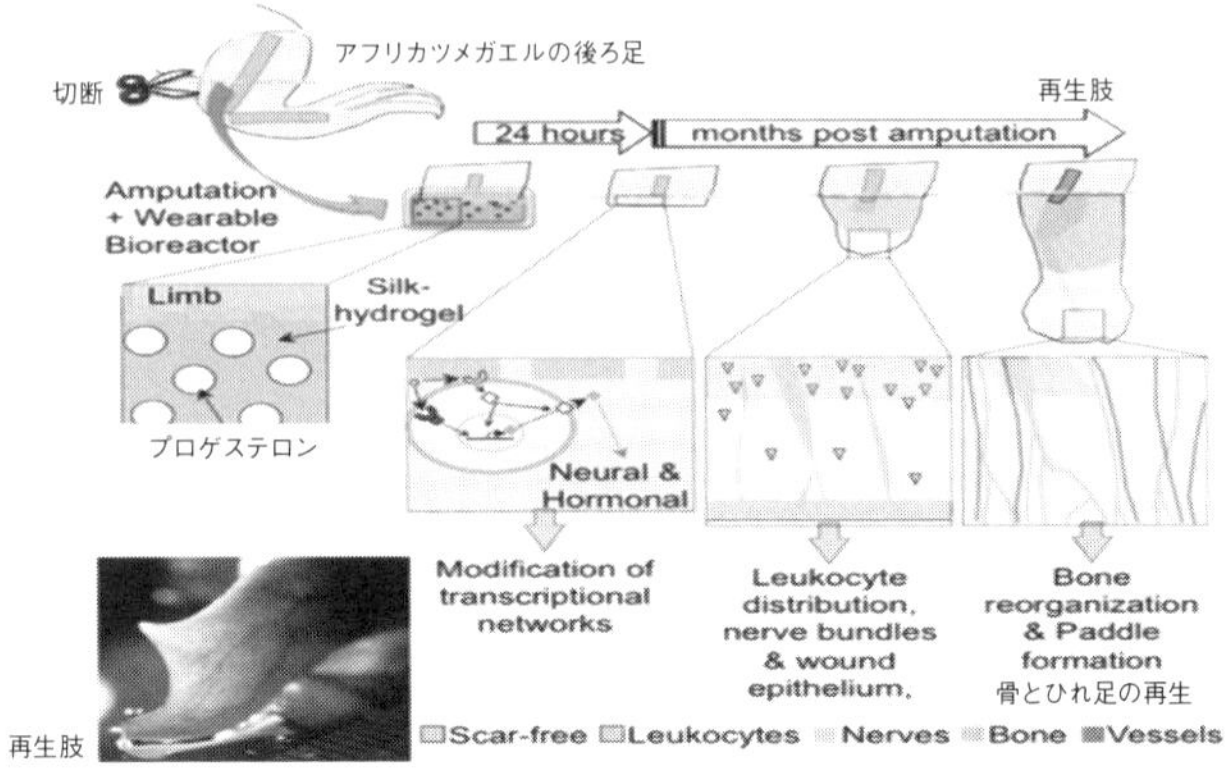

アフリカツメガエル（成体）の切断肢にわずか24時間だけプロゲステロンを塗布した実験。完全な再生ではないが、無処置と比較してかなりの再生が進む。

Brief Local Application of Progesterone via a Wearable Bioreactor Induces Long-Term Regenerative Response in Adult Xenopus Hindlimb.
Cell Rep. 2018 Nov 6; 25(6): 1593-1609.e7

切断肢の再生（レントゲン図）

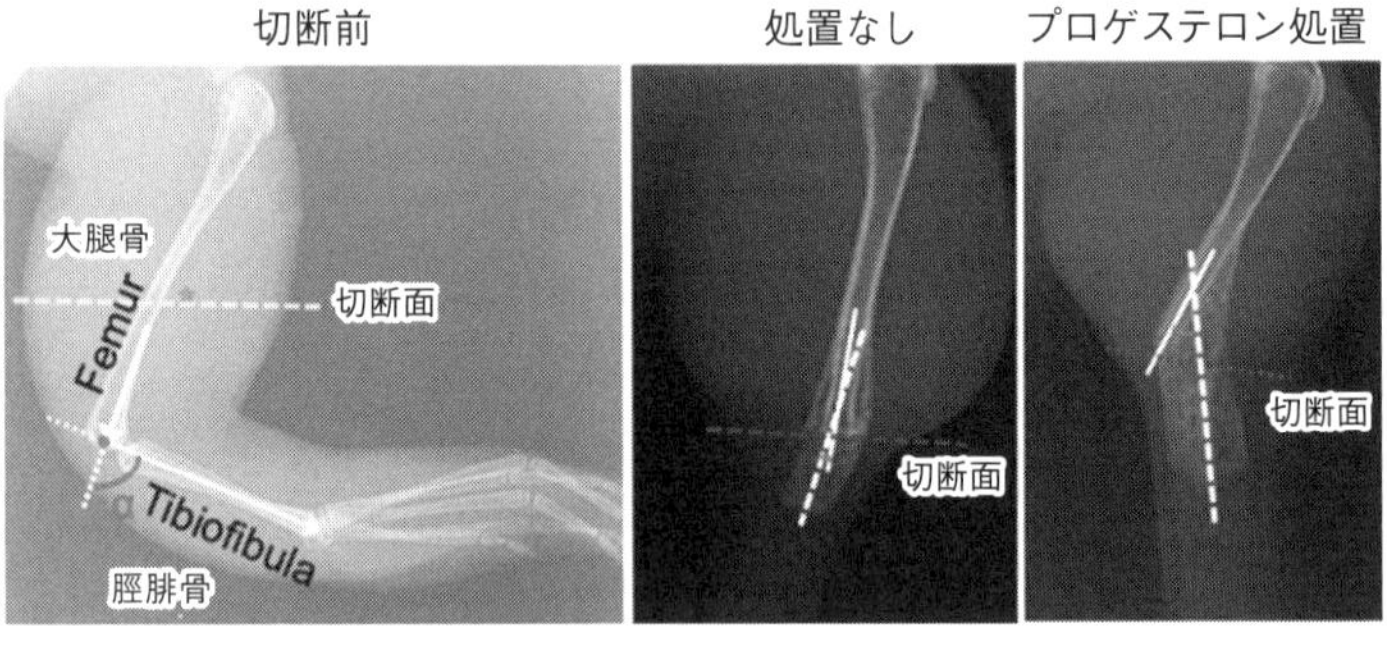

切断から7.5か月目のレントンゲン図。プロゲステロンによる骨の再生が進んでいる。

Brief Local Application of Progesterone via a Wearable Bioreactor Induces Long-Term Regenerative Response in Adult Xenopus Hindlimb.
Cell Rep. 2018 Nov 6; 25(6): 1593-1609.e7

骨やひれ足の再生が数か月にわたって進みました。

プロゲステロンは、損傷部位に神経を誘導する作用があります【520・521・522・523・524】。プロゲステロンは損傷部位に神経を伸長させて、電気を通し、誘電場を形成するのです。さらに、プロゲステロンは、細胞の分化や成長を担うシグナルを刺激することでも、組織再生を促します【525・526・527・528】。

電気鍼治療やマイクロカレントの問題は、私たちに十分な糖質のストックがないと、治療を長時間継続した場合や運動などと組み合わせたときに、低血糖になり、ストレス反応が起こることです。そのストレス反応の代表がリポリシス（プーファが血液中にあふれ出る）やセロトニン、一酸化窒素（NO）などのストレス物質の放出です。実際に、鍼治療やマイクロカレントによって、リポリシスやセロトニン、一酸化窒素の放出が起こることが報告されています【529・530・531】。私もマイクロカレントを受けたことが数回ありますが、事前に血糖値を高めておかないと、終了後しばらくして不調を経験しました。これらの治療を受ける場合は、その前後あるいは治療中に糖質をしっかり摂取しておくことが重要です。

11 誘電場を作る光治療（フォトバイオモジュレーション［ＰＢＭ］）

私たちの体の中で最も糖のエネルギーを必要とするのが脳神経系です。したがって、脳神経系の機能不全は、ミトコンドリア機能不全による糖のエネルギー代謝低下が主原因です。ようやく、てんかん、自閉症、うつ病、統合失調症、アルツハイマー病、パーキンソン病など、あらゆる脳神経の機能異常がミトコンドリアの機能不全（つまり糖のエネルギー代謝低下）によることが報告されるようになっています【532・533・534・535・536・537・538・539・540・541・542・543・544・545・546・547・548】。紫外線〜可視光線〜近赤外線の領域の照射で私たちの体内の最大の構成要素である水分にＥＺ水という誘電場が形成されることを前述しました。そして、ミトコンドリアの電子伝達系のタンパク質の周囲にもＥＺ水が形成されることで、エネルギーと熱が産生されます。

つまり、近赤外線を含む可視光線を照射することで、脳神経系のミトコンドリアの機能が改善するということです。さらに、糖のエネルギー代謝を高める酸化物質を併用するとさらに脳神経系の細胞の機能が改善します【549】。このミトコンドリア活性効果は、特に赤〜近赤外線で強いとされています。これは、赤〜近赤外線のエネルギーがミトコンドリアの電子伝達系を構成する「サイトクロームCオキシデース（cytochrome c oxidase［CCO, ETC complex IV］）」を活性化することが1つの理由です【550・551・552・553】。さらに赤～近赤外線のエネルギーは、サイトクロームCオキシデース（CCO）と結合してエネルギー産生をブロックしている一酸化窒素（NO）を遊離させる作用があることが分かっています【554・555・556】。現代医学が狭心症やバイアグラで使用している硝酸は、体内で一酸化窒素（NO）となる強力なミトコンドリア毒です（本当の呼吸［細胞内呼吸］を止める）。もちろん、光の照射によるミトコンドリア活性化は、ミトコンドリア全体に誘電場を作って、エネルギー産生を高めます。そのことによって、病態の原因となる慢性炎症やプーファの脂質過酸化反応が減少するのです【557】。

実際に、頭部に光（赤～近赤外線のエネルギー）照射（transcranial laser stimulation）を行うと、脳神経系のミトコンドリア機能が改善するため、認知力、空間認知、実行機能（遂行能力）、記憶などの脳の高次機能と呼ばれる重要な機能が改善することが多数報告されています【558・559・560・561・562・563・564・565・566・567】。このように、光（赤～近赤外線のエネルギー）照射で全身のミトコンドリア機能低下を改善する治療を「フォトバイオモジュレーション（Photobiomodulation, PBM）」と言います。

このフォトバイオモジュレーション（PBM）が脳神経系のミトコンドリア機能不全によ

る多数の病態（自閉症、てんかん、アルツハイマー病、パーキンソン病、脳の外傷、うつ病、不安神経症、多発性硬化症、外傷後ストレス症候群［ＰＴＳＤ］など）に用いられるようになっています。動物実験や臨床試験でその効果が確認できる段階になっています【568・569・570・571・572・573・574・575・576・577・578・579】。

リンパ管は、毛細血管から漏出した間質液を回収してリンパとして運び、静脈に戻す回収路です。みなさんも、リンパの流れが悪いと浮腫《むく》むという話を聞いたことがあるでしょう。毛細血管と周囲の間質との間では、絶えず血漿《けっしょう》成分の液体（間質液）の出入りが行われています。余分な間質液は毛細血管の周囲に分布するリンパ管の末端に入ってリンパとなり、リンパ管を流れて最終的に血液に回収されます。ところが、脳にはこのようなリンパ管がないとされてきました。それでは、脳は間質液が溜まると浮腫んでしまいます。

脳の血管をグリア細胞の1つであるアストロサイトの足突起がくまなく取り囲んでいます。この足突起と血管壁の間に血管周囲腔（perivascular spaces）が出来ています。この血管の周囲の空間がリンパ管の代用になっていることが近年実証されるようになりました。

磁場形成による心臓（右心房）の拡張によって全身の組織の静脈からの吸引力が生まれます。脳の外側のくも膜下腔を満たす脳脊髄液（cerebrospinal fluid, CSF）も、この心臓の吸引力によって、くも膜下腔から血管周囲腔に流入します。この血管周囲のスペースに流れた脳脊髄液は、脳の動脈周囲から滲出《しんしゅつ》した間質液（排出物）とミックスされ、さらに静脈周囲のスペースへと移行します。脳の静脈のスペースから、頸部《けいぶ》や脳を包む髄膜のリンパ管に流れて、全身の血管に入って心臓に戻ります。脳の老廃物や毒性物質は、脳脊髄液や血管から滲出した間質液に排出されて、最終的に心臓に戻り、全身の循環に入って排出されるということです。この脳のリンパ管のような排出経路を「グリアリンパ系（グリンパティックシステム、glymphatic system）」と呼んでいます【580・581・582・583・584】。

　脳において「グリアリンパ系（グリンパティックシステム、glymphatic system）」の異常によって、老廃物や毒性物質が脳に

グリアリンパ系（グリンパティックシステム、glymphatic system）

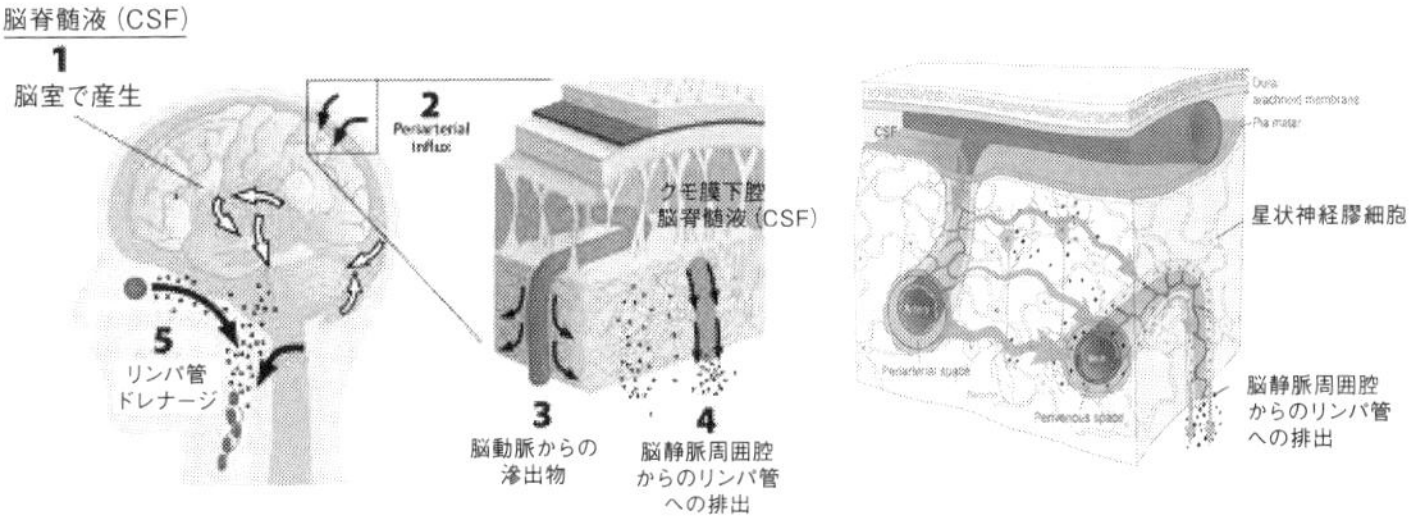

血管周囲のスペースに流れた脳脊髄液は、脳の動脈周囲から滲出した間質液（排出物）とミックスされ、さらに静脈周囲のスペースへと移行します。脳の静脈のスペースから、頸部や脳を包む髄膜のリンパ管に流れて、全身の血管に入って心臓に戻る。

Photobiomodulation Therapy and the Glymphatic System: Promising Applications for Augmenting the Brain Lymphatic Drainage System. Int J Mol Sci. 2022 Mar 10;23(6):2975

蓄積することによっても、アルツハイマー病、パーキンソン病などの神経変性疾患だけでなく、てんかん、頭部外傷や脳卒中後遺症、多発性硬化症のような慢性炎症疾患や原因不明とされている正常圧水頭症などが発生することが報告されています【585・586・587・588・589・590】。フォトバイオモジュレーション（PBM）は、この脳の排出機構を促進することで、これらのミトコンドリア機能が低下した疾患にも有効であることが示されています【591】。興味深いのは、脳や鼻腔内部から照射するだけでなく、体の外部から照射した場合でも「グリアリンパ系（グリンパティックシステム、glymphatic system）」からの排出が促進されることが分かっていることです【592】。これは、フォトバイオモジュレーション（PBM）による心臓（右心房）の拡張機能の改善による吸引力で脳の排出が促進されるからです。

もちろん、フォトバイオモジュレーション（PBM）は、全身においてEZ水を形成し、誘電場を作ることができます。実際、フォトバイオモジュレーション（PBM）は、口内炎、糖尿病、痛みのコントロール、慢性腎不全、肺炎、急性呼吸促迫症候群（ARDS）、慢性閉塞性肺疾患（COPD）、肺線維症、新型コロナウイルス感染症などの全身の病態にも有効であることが報告されています【593・594・595・596・597・598・599・600・601・602・603・604・605・606・607・608・609】。さらに、フォトバイオモジュレーション（PBM）によってコラーゲン産生の増加や幹細胞・骨芽細胞などを活性化するため、組織再生、創傷治癒にも効果が認められています【610・611・612・613・614・615・616・617】。美容分野でもシワや皮膚のたわみなどに有効とされ、エステサロンで汎用されています【618】。

このようにあらゆる病態は、エネルギー不足による随伴症状です。糖のエネルギー代謝を高めることや体内の水（細胞内外）に誘電場を作ることによってエネルギーを供給することで、本来の生命体の健全な心身を取り戻すことができるのです。

エーテル医学の真髄は、とてもシンプルな自然の摂理（誘電場と磁場の結合体）を理解し、それを治療に応用することです。そう遠くない未来にフリーエネルギーが解禁されることになると願っていますが、現代医学はそのときには「エーテル医学」として再出発することを迫られるでしょう。

おわりに

現代ほどサイエンスが停滞している時代は過去になかったのではないでしょうか？　現代人は、感情と信念だけに支配されています。現代社会は、「俺はこう思う」「私はこういう記事を読んだのですが……」というような感情と個人の勝手な信念で埋め尽くされています。そこには、古代ギリシア、エジプト、インドで研ぎ澄まされてきた、叡智（wisdom）、事実（evidence）、ロジックがありません。私たちは、「正しいことは、間違い。間違いが正しい」と上下逆さま（upside down）の世界で生きているのです。

現代の教育システムでは、何十年もの間、ひたすら教科書なるものを暗記させることに終始しています。現代教育システムで学んでいる間は、いくら勉強しても何も頭に残らないのは当然の摂理です。小さいころから自然の感覚を獲得できている人は、早々にこの権力者たちが人工的に作り上げた歪《いびつ》なシステムから離脱していきます。つまり、本当に優秀な人ほど、「学歴はない」に等しいことになります。英国のオックスフォードや米国のハーバードやアイビーリーグと呼ばれる教育システムの頂点に立つ人々ほど、自然の摂理から最も遠ざかっているのです。したがって、現代教育システムで頂点に立つ人（いくつもの博士号（PhD）を持っている人物）ほど、自然、物事の本質をまったく理解できない深刻な〝病態〟に陥っています。

相対性理論や量子力学などの現代〝理論〟物理学を標榜する教授や研究者たちが、その典型例です。現代のサイエンスが天才と持ち上げるリチャード・ファインマンは、小学生が疑問に持つような単純な質問に何一つ答えることができませんでした。本当の学びとは、本質を「理解（comprehension）」することであって、現代の教育システムのように呪文（テキスト）を「暗記、記憶（memorization）」することではありません。

量子力学で言う「波動と粒子二重性（Wave-Particle Duality）」などは、古代ギリシア、エジプト、インドなどの叡智である形而上学（metaphysics）から見ると、現代社会がはるかに知的退行したことを物語る言葉です。

生命を包む自然や宇宙には、「二重性（duality）」など存在していません。自然界はすべて一元（monism）であり、それが形を変えて行く過程（現象）があるだけです。この自然・生命現象の一元こそが、「エーテル」です。そのエーテルから、誘電場というエネルギー場が生まれ、その誘電場から力や空間の源となる磁場が誕生します。

磁石が引き合うのも、誘電場に向かう求心性の動き（加速）です。逆に磁石が反発し合うのは、磁場の力（force）です。その磁場も誘電場も本質は同じです。重力と呼ばれるものも、力（force）ではなく、誘電場に向かう〝現象〟（求心性の加速現象）です。したがって、「gravity」を「重力」と訳したのは、本質を理解していないことによる根本的な過ちです。

$E = mc^2$ という意味をなさない式を最もシンプルで美しいとしている現代サイエンスはいよいよ終焉を迎えます。この式の c は光速（一定としている）を表していますが、本文で詳述した通り、光に速度や発生源はありません。また、m は質量を表していますが、質量、つまりマスは磁場が形成するものです。これも本文で述べたとおり、誘電場のエネルギーが大きいほど、磁場は小さくなるので、エネルギーと磁場が比例関係にある $E = mc^2$ という式は根本的に成立しないのです。

「誘電場＋磁場」という最もシンプルな形が、自然・宇宙現象をシンプルかつ明快に矛盾なく説明できる「統一理論（エーテル統一理論）」の礎《いしずえ》となります。古代の形而上学は、このように最もシンプルかつ明快にすべてを矛盾なく説明できる方法を探索していました。叡智、エビデンスやロジックを使って主観的に自然現象を解明する手法を「リトロダクション（retroduction）」と呼びます。この手法を土台にして、はじめて物事を明晰に考えることができるのです。現代人が物事を明晰（crystal clear）に考えることができないのも、信念や感情に支配されて、叡智が曇っているからです。したがって、現代医学という〝ドグマ〟も、エーテル統一理論を基礎にして叡智（wisdom）に照らして根本的に見直さないといけません。
本著では、その叡智に照らした医学を「エーテル医学」と名付け、これからの新しい医学の道標としました。2023年以降は、旧態勢力の激しい抵抗をよそにサイエンス全体が「エーテル統一理論」で塗り替えられていくことになるでしょう。現代医学も「エーテル医学」として真のサイエンスとして再出発していくのです。

今回も前著の『ワクチンの真実』に引き続き、反権力（つまり、権力者が大衆の目から隠しておきたい〝真実〟）と見做されて出版が困難な内容をみなさんにお届けして頂いたのは、頭脳明晰な小笠原編集長のご尽力につきます。本編の内容は、崎谷リサおよび有馬陽子先生との対話で熟成していきました。またイラストは、崎谷美音によって完成しました。そして、いつも真実の茨の道を応援して頂いているパレオ協会、TUEET（エーテルエネルギー学会）やハチミツ療法協会のみなさん、さらには拙著の読者さんたちにこの場を借りてお礼を申し上げます。

2023年5月

崎谷博征

参考文献

【1】Jewish Scientists as Geniuses and Epigones: Scientific Practice and Attitudes towards Albert Einstein, Ferdinand Cohn, Richard Goldschmidt. *Studia Rosenthaliana*. 2007; 40 : 75-108.

【2】Whittaker, Einstein, and the History of the Aether: Alternative interpretation, blunder, or bigotry? *Hist Sci*. 2021 Sep; 59(3): 287-314.

【3】Einstein A. (1905) On the Electrodynamics of Moving Bodies, *Annalen der Physik*. 1905; 17(10): 891-921.

【4】Bjerknes, C.J. (2002) *Albert Einstein: The Incorrigible Plagiarist*. Xtx Inc; First edition. July 1, 2002. この優れた著作には、証拠となるドイツ語の参考文献が掲載されている。

【5】Bjerknes, C.J. (2022) *Adolf Hitler Bolshevik and Zionist Volume I Communism Second Edition*. Independently published. April 1, 2022.

【6】Einstein, A.(1905) On the Electrodynamics of Moving Bodies. 30 June.

【7】Einstein A. (1905) Zur Elektrodynamik bewegter Körper. *Annalen der Physik*. 1905; 322: 891-921.

【8】Einstein A. (1916) Die Grundlage der allgemeinen Relativitätstheorie. *Annalen der Physik*. 1916; 354: 769-822.

【9】Einstein, A. (1920) *Relativity: The special and general theory* (R. W. Lawson, from the original published in 1916, Trans.). London: Methuen & Co Ltd.

【10】Spatially structured photons that travel in free space slower than the speed of light. *Science*. 2015; 347: 857-860.

【11】Observation of subluminal twisted light in vacuum. *Optica*. 2016; 3: 351-354.

【12】Optical space-time wave packets having arbitrary group velocities in free space. *Nat Commun*. 2019; 10: 929.

【13】The critical geometry of a thermal big bang. *Phys. Rev*. 2016; D94: 101301.

【14】「相対論物理学者に捧ぐ　その3」(12 April 2023 accessible online)より抜粋。

【15】Ohanian, Hans C. (2008) *Einstein's* $E = mc^2$ *mistakes*.

【16】Einstein's E = mc2 'was Italian's idea' *The Guardian*. Thu 11 Nov 1999.

【17】「21世紀物理学の新しい公理の提案：一般相対性理論が間違っていることの証明」(http://www5b.biglobe.ne.jp/~sugi_m/page012.htm)より一部補足し、内容引用。

【18】*New York Herald Tribune*. (11 September 1932).

【19】Radio Power Will Revolutionize the World. In: *Modern Mechanics and Inventions*. 1934 Jul.

【20】Smith, F.L. (2020) Quantum technology hype and national security. *Security Dialogue*. 2020; 51(5): 499-516.

【21】Nature Has No Elementary Particles and Makes No Measurements or Predictions: Quantum Measurement and Quantum Theory, from Bohr to Bell and from Bell to Bohr. *Entropy*. (Basel). 2021 Sep; 23(9): 1197.

【22】Feynman, R. (1965) *The Character of Physical Law*. の第6章.

【23】Demonstration of single - electron buildup of an interference pattern. *American Journal of Physics*. 1989; 57: 117.

【24】The Transfer in Quanta of Radiation Momentum to Matter. *Proc Natl Acad Sci USA*. 1923 May; 9(5): 158-164.

【25】Diffraction without Waves: Emergence of the Quantum Substructure of Light. *arXiv*. 2003; 14217.

【26】Dialog on dualism. *Phys. Today*. 1968; 21(8): 55.

【27】Unitary Interpretation of Quantum Theory. *Am. J. Phys*. 1961; 29, 503-507.

【28】Quantum Mechanics Emerging from Complex Brownian Motions. [v1]2022-03-06 18:08:36.

【29】Relation of Matter Wave Verified in Diffusion Theory. *JFPS*. 2019 Sept; 9(3): 48-54.

【30】Improvements in the analysis of diffraction phenomena by means of digital images. *Am. J. Phys*. 2007; 75: 999.

【31】Modulation of spin-dependent diffraction based on dielectric metasurfaces. *Sci Rep*. 2020; 10: 8062.

【32】Measuring the Diameter of a Human Hair by Laser Diffraction, https://www.jedc.org/stemak/sites/default/files/Measuring%20the%20diameter%20of%20a%20hair%20using%20a%20laser.pdf.

【33】How To Use A Laser Pointer To Measure Tiny Things. *Forbes*. 2016 Apr 13.

【34】Measure the width of your hair with a laser pointer. *Science News Explores*. 2014 July 25.

【35】Herbert, Nick (1984) *Quantum Reality*. New York: Anchor Books.
【36】Maudlin, Tim (1995) Three measurement problems. *Topoi*. 1995; 14: 7-15.
【37】Bohr N. Causality and complementarity. In: Faye J., Folse H.J., editors. *The Philosophical Writings of Niels Bohr, Volume 4: Causality and Complementarity, Supplementary Papers*. Ox Bow Press; Woodbridge, CT, USA: 1999.
【38】Bohr N. The causality problem in atomic physics. In: Faye J., Folse H.J., editors. *The Philosophical Writings of Niels Bohr, Volume 4: Causality and Complementarity, Supplementary Papers*. Ox Bow Press; Woodbridge, CT, USA: 1999.
【39】Rave, M.J. Interpreting Quantum Interference Using a Berry's Phase-like Quantity. *Found Phys*. 2008; 38: 1073-1081.
【40】Backward Causation and the EPR Paradox. *arXiv*: quant-ph/9810060.
【41】Are there quantum jumps? *The British Journal for the Philosophy of Science*. 1952 Aug; 3(10): 109-123.
【42】Schrödinger, E. (1935) Die gegenwärtige Situation in der Quantenmechanik. *Naturwissenschaften*. 1935; 23: 844-849.
【43】Nobel lecture: superposition, entanglement, and raising Schrödinger's cat. Wineland DJ. *Rev Mod Phys*. 2013; 85: 1103-1114.
【44】The path to agreement. *Nature Phys*. 2008; 4: 349.
【45】Born–Jordan Quantization and the Equivalence of the Schrödinger and Heisenberg Pictures. *Found Phys*. 2014; 44(10): 1096-1106.
【46】Erwin Schrödinger, 1887-1961. *Biogr. Mems Fell. R. Soc*. 1961 Nov: 221-228.
【47】Unified dynamics for microscopic and macroscopic systems. *Phys. Rev*. 1986; D34: 470.
【48】Schlosshauer, M.A. (2007) *Decoherence: and the quantum-to-classical transition*. Springer, Heidelberg, Berlin: 13-112, 329-357.
【49】How macroscopic properties dictate microscopic probabilities. *Phys. Rev*. 2002; A65: 052116.
【50】Bell, J.(2004) Against measurement. In *Speakable and Unspeakable in Quantum Mechanics*. Cambridge University Press, Cambridge, UK: 211-231.
【51】Consciousness and the Collapse of the Wave Function. *arXiv*. 2105.02314.
【52】Nature Has No Elementary Particles and Makes No Measurements or Predictions: Quantum Measurement and Quantum Theory, from Bohr to Bell and from Bell to Bohr. *Entropy*. (Basel) 2021 Sep; 23(9): 1197.
【53】The Probability Problem in Everettian Quantum Mechanics Persists. *British Journal for the Philosophy of Science (2)*. 2013; axt035.
【54】Conditions for the classicality of the center of mass of many-particle quantum states. *New J. Phys*. 2017; 19, 063031.
【55】Biological nihilism and modern moral and political theory. *Politics Life Sci*. 1988 Feb; 6(2): 202-5, 226-9.
【56】Aristotle's biopolitics: a defense of biological teleology against biological nihilism. *Politics Life Sci*. 1988 Feb; 6(2): 173-91, 226-9.
【57】Chase, M. (2011). Teleology and Final Causation in Aristotle and in Contemporary Science. *Dialogue: Canadian Philosophical Review / Revue Canadienne De Philosophie*. 2011; 50(3): 511-536.
【58】Epigenetic regulation in metabolic diseases: mechanisms and advances in clinical study. *Signal Transduct Target Ther*. 2023 Mar 2; 8(1): 98.
【59】The influence of epigenetics and inflammation on cardiometabolic risks. *Semin Cell Dev Biol*. 2023 Feb 15; S1084-9521(23)00034-4.
【60】Epigenetics in Health and Disease. *Adv Exp Med Biol*. 2020; 1253: 3-55.
【61】Epigenetics of aging and disease: a brief overview. *Aging Clin Exp Res*. 2021 Apr; 33(4): 737-745.
【62】Epigenetics and Human Disease. *Cold Spring Harb Perspect Biol*. 2016 Feb 1; 8(2): a019497.
【63】Tahko, T. E. (2013). Metaphysics as the First Philosophy. In: Feser, E.(eds) *Aristotle on Method and Metaphysics. Philosophers in Depth*. Palgrave Macmillan, London.
【64】Vetter, Tilmann (1988), The Ideas and Meditative Practices of Early Buddhism, BRILL.
【65】*Aristotle's Physics, Books I and II*. 1970, Oxford.
【66】Ross, W.D.(1924) *Aristotle's Metaphysics*. 2 vols. Oxford: Clarendon Press.
【67】Modality, Potentiality and Contradiction in Quantum Mechanics. *arXiv*.1502.05081.
【68】Heisenberg, Werner (1958) *Physics and Philosophy: The Revolution in Modern Science*. George Allen & Unwin, London, repr. 2007 by Harper, New York.

【69】 *Encyclopaedia Britannica.* Last Updated: Apr 7, 2023.
【70】 Brandt, Katharina; Hammer, Olav (2013) *Handbook of the Theosophical Current.* Leiden, NL; Boston, Brill: 122-3.
【71】 *Clairvoyance.* A Yesterday's World Publishing. 2019 Jul 16.
【72】 Clairvoyance in hypnotized subjects: some positive results. *Psychiatr Q.* 1973; 47(2): 276-84.
【73】 An experimental .approach to dreams and telepathy: II. Report of three studies. *Am. J. Psychiat.* 1970; lO(6): 1282-1289.
【74】 A laboratory approach to the nocturnal dimension of paranormal experience: Report of a confirmatory study using the REM monitoring technique. *Biol. Psychiat.* 1969; 1: 259-270.
【75】 A preliminary study of hypnotically induced clairvoyant dreams. *J. Am. Soc. Psychical Res.* 1969; 63: 175-184.
【76】 Hypnosis and ESP performance: A review of the experimental literature. *J. Am. Soc. Psychical Res.* 1969; 63: 214-252.
【77】 Rowell, Lewis (1 January 1998). *Music and Musical Thought in Early India.* University of Chicago Press: p.48.
【78】 Introduction to the special issue on form, structure and hylomorphism. *Synthese.* 2021; 198 (Suppl 11): S2647-S2656.
【79】 I. Forms of Particular Substances in Aristotle's Metaphysics. *The Journal of Philosophy.* Vol. 54, No. 22, American Philosophical Association Eastern Division: Symposium Papers to be Presented at the Fifty-Fourth Annual Meeting, Harvard University, December 27-29, 1957 (Oct. 24, 1957): 699-708.
【80】 Epperson, M. and Zafiris, E. (2013) *Foundations of Relational Realism: A Topological Approach to Quantum Mechanics and the Philosophy of Nature.* New York: Rowman & Littlefield.
【81】 Virtual Photons as Quanta of Electromagnetic Interaction, Quantum Indeterminacy, and Uncertainty Relations. *J Russ Laser Res.* 2020; 41: 597-607.
【82】 Feynman, R.P.(1998) *Quantum Electrodynamics.* Westview Press, New York.
【83】 Are Virtual Particles Less Real? *Entropy.* (Basel) 2019 Feb; 21(2): 141.
【84】 *Ether and the Theory of Relativity.* Einstein Volume 7: The Berlin Years: Writings, 1918-1921 (English translation supplement, 2002).
【85】 On the Heavens. In: *The Complete Works of Aristotle.* Revised Oxford Translation (Vol.1) ed. Jonathan Barnes. Princeton University Press, 1984.
【86】 *The Cambridge Companion to Aristotle.* ed. Jonathan Barnes Cambridge Univ. Press, 1995.
【87】 Isaac Newton: Letters to Bentley, 1692-93 cited in: *Action at a Distance in Quantum Mechanics. The Stanford Encyclopedia of Philosophy.* Berkovitz, J., 2008.
【88】 Whittaker, E.T. (2018) *A History of the Theories of Aether and Electricity — From the Age of Descartes to the Close of the Nineteenth Century.* Publ. Forgotten Books: 1-28.
【89】 Newton's Views on Space, Time, and Motion. In: *The Stanford Encyclopedia of Philosophy.* Rynasiewicz, R. 2011.
【90】 Robert Boyle's Landmark Book of 1660 with the first experiments on Rarified Air. *West JB J Appl Physiol.* 2005 Jan; 98(1): 31-39.
【91】 Whittaker, E.T.(2018) *A History of the Theories of Aether and Electricity — From the Age of Descartes to the Close of the Nineteenth Century.* Publ. Forgotten Books: 1-28.
【92】 On the theory of light and colours (The 1801 Bakerian Lecture). *Philosophical Transactions of the Royal Society of London.* 1802; 92: 12–48.
【93】 Whittaker, E.T.(2018) *A History of the Theories of Aether and Electricity — From the Age of Descartes to the Close of the Nineteenth Century.* Publ. Forgotten Books: 105-110.
【94】 On the theory of light and colours (The 1801 Bakerian Lecture). *Philosophical Transactions of the Royal Society of London.* 1802; 92: 12-48.
【95】 Holmes FH. 1863. On magneto-electricity and its application to lighthouse purposes. *Engineer.* 1863; 16: 337-338.
【96】 Wittaker, E.T. (2018) *A History of the Theories of Aether and Electricity — From the Age of Descartes to the Close of the Nineteenth Century.* Publ. Forgotten Books: 1191.
【97】 Effect of resistivity ratio on energy storage and dielectric relaxation properties of 0–3 dielectric composites. *Journal of Materials Science.* 2017; 52: 6074-6080.
【98】 Advanced polymeric dielectrics for high energy density applications. *Progress in Materials Science.* 2016; 83: 236-269.
【99】 Maxwell JC. (1856) On Faraday's lines of force. *Trans. Camb. Phil. Soc.* 1856; 10: 155-188.

【100】 Maxwell's Scientific Papers. *Appl Opt.* 1967 Apr 1; 6(4): 639-46.
【101】 The application of the research work of James Clerk Maxwell in electromagnetics to industrial frequency problems. *Philos Trans A Math Phys Eng Sci.* 2008 May 28; 366(1871): 1807-20.
【102】 Maxwell, J.C. (1873) A Treatise on electricity and magnetism, 2 vols Oxford, UK: Clarendon Press. (Reprint of 3rd edn, 1998. Oxford Classics series)
【103】 '... a paper ... I hold to be great guns': a commentary on Maxwell (1865) 'A dynamical theory of the electromagnetic field'. *Philos Trans A Math Phys Eng Sci.* 2015 Apr 13; 373(2039): 20140473.
【104】 Harold Issadore Sharlin (1975) William Thomson's dynamical theory: An insight into a scientist's thinking. *Annals of Science.* 32: 2, 133-147.
【105】 Whittaker, E.T. (2018) *A History of the Theories of Aether and Electricity — From the Age of Descartes to the Close of the Nineteenth Century.* Publ. Forgotten Books; 310-336.
【106】 On the relative motion of the Earth and the luminiferous ether. *American Journal of Science.* 1887 Nov; s3-34(203): 333-345.
【107】 The experiment of Michelson and Morley. *Resonance.* volume 22; 2017: 633-643.
【108】 The ether-drift experiment and the determination of the absolute motion of the earth. *Rev. Mod. Phys.* 5 (1933): 203-242.
【109】 The Ether-Drift Experiments and the Determination of the Absolute Motion of the Earth. *Nature.* 1934; 133: 162-164.
【110】 Ether-Drift Experiments at Mount Wilson. *Proc Natl Acad Sci USA.* 1925 Jun; 11(6): 306-14.
【111】 Significance of the ether-drift experiments of 1925 at Mount Wilson. *Science.* 1926 Apr 30; 63(1635): 433-43.
【112】 New Analysis of the Interferometer Observations of Dayton C. Miller. *Reviews of Modern Physics.* 1955 Apr; 27(2): 167-179.
【113】 Conversations with Albert Einstein. *American Journal of Physics.* 1963; 31: 47-57.
【114】 Will a Decaying Atom Feel a Friction Force? *Phys. Rev. Lett.* 2017; 118: 053601.
【115】 Einstein, A. (1905) *On the Electrodynamics of Moving Bodies.* 30 June.
【116】 The Development of Our Conception of the Nature and Constitution of Radiation. Albert Einstein. Presented at the session of the Division of Physics of the 81st Meeting of German Scientists and Physicians in Salzburg on September 21, 1909.
【117】 Einstein, A. (1983) ***Sidelights on Relativity.*** Publ. Dover, New York: 13-15.
【118】 Einstein, A. (1983) ***Sidelights on Relativity.*** Publ. Dover, New York: 16-17.
【119】 The Quantum Vacuum: An Introduction to Quantum Electrodynamics. *American Journal of Physics.* 1994; 62: 1154.
【120】 Uncertainty Principle and the Zero-Point Energy of the Harmonic Oscillator. *Nature.* 1935; 136: 395.
【121】 Fifty years of the dynamical Casimir effect. *Physics.* 2020; 2: 67-104.
【122】 Quantum Theory of the Electromagnetic Field in a Variable - Length One - Dimensional Cavity. *J. Math. Phys.* 1970; 11: 2679-2691.
【123】 Science and Technology of the Casimir Effect. *Physics Today.* 2021; 74(1): 42.
【124】 Observation of the dynamical Casimir effect in a superconducting circuit. *Nature.* 2011 Nov 16; 479(7373): 376-9.
【125】 Casimir, H.B.G. (1948) On the Attraction Between Two Perfectly Conducting Plates. *Indag Math.* 1948; 10: 261-263.
【126】 Photon production from the vacuum close to the superradiant transition: linking the dynamical Casimir effect to the Kibble-Zurek mechanism. *Phys Rev Lett.* 2012 Mar 2; 108(9): 093603.
【127】 Observation of the dynamical Casimir effect in a superconducting circuit. *Nature.* 2011; 479: 376-379.
【128】 Optical analogue of the dynamical Casimir effect in a dispersion-oscillating fibre. *Commun. Phys.* 2019; 2: 84.
【129】 Schrödinger E. (1935) Discussion of probability relations between separated systems. *Math Proc Cambridge Philo Soc.* 31(4): 555-563.
【130】 Bounding the Speed of 'Spooky Action at a Distance.' *Phys Rev Lett.* 2013; 110(26): 260407.
【131】 Cosmic Test Bolsters Einstein's 'Spooky Action at a Distance. *Nature.* 2017 Feb 3.
【132】 Einstein, A., Podolsky, B., Rosen, N. (1935) Can Quantum-Mechanical Description of Physical Reality Be Considered Complete? *Phys Rev.* 1935; 47(10): 777-780.
【133】 Wu, CS., Shakov, I. (1950) The Angular Correlation of Scattered An-

nihilation Radiation. *Phys Rev.* 1950; 77(1): 13.
【134】'Spooky' quantum-entanglement experiments win physics Nobel. *Nature.* 2022; 10(4). DOI: 10.1038/d41586-022-03088-7.
【135】Is there an Aether? *Nature.* 1951; 168: 906-7.
【136】Quantum Mechanics and the Aether. *Sci Monthly.* 1954; 78(3): 142-46.
【137】Petroni, NC., Vigier, J.-P. (1984) Dirac's Aether in Relativistic Quantum Mechanics. In: *Quantum, Space and Time: The Quest Continues.* Eds. A. O. Barut, A Van Der Merwe, J-P Vigier, Cambridge Univ Press, 1984.
【138】Thomson, Joseph J. (1904) *Electricity and Matter.* New York: Scribner.
【139】Wheeler, Ken (2014) *Uncovering the Missing Secrets of Magnetism.* Darkstar Publications; 3rd edition (September 19, 2014).
【140】Steinmetz, C. P. (1911) *Elementary Lectures on Electric Discharges, Waves and Impulses and other Transients.* McGraw-Hill book company, New York; London, E.G..
【141】Gamma-ray emission from the Sagittarius dwarf spheroidal galaxy due to millisecond pulsars. *Nat Astron.* 2022; 6, 1317–1324.
【142】Kwak, D., Combriat, T., Wang, C., Scholz, H., Danielsen, A., & Jensenius, A. R. (2022). Music for Cells? A Systematic Review of Studies Investigating the Effects of Audible Sound Played Through Speaker-Based Systems on Cell Cultures. *Music & Science.* 5. https://doi.org/10.1177/20592043221080965.
【143】A Review of the Application of Ultrasound in Bioleaching and Insights from Sonication in (Bio)Chemical Processes. *Resources.* 2018; 7(1): 3.
【144】Ultrasound Physics and Instrumentation. StatPearls Publishing, 2022.
【145】An Inventor's Seasoned Ideas, Nikola Tesla, Pointing to 'Grievous Errors' of the Past, Explains Radio as He Sees It at Age of 77. *New York Times,* April 8th, 1934.
【146】The vortex atom: a Victorian theory of everything. *Centaurus.* 2022; 44: 32-115.
【147】On Vortex Atoms. *Proceedings of the Royal Society of Edinburgh.* Vol. VI, 1867: 94-105.
【148】William Thomson: Smoke Rings and Nineteenth-Century Atomism. *Isis.* 1963 Dec; 54(4): 461-474.
【149】Collision of Two Light Quanta. *Phys. Rev.* 1934 Dec; 46: 10875.
【150】Measurement of e+e−Momentum and Angular Distributions from Linearly Polarized Photon Collisions. *Phys. Rev. Lett.* 2021 Jul; 127: 052302.
【151】Tree-stem diameter fluctuates with the lunar tides and perhaps with geomagnetic activity. *Protoplasma.* 2010 Nov; 247(1-2): 25-43.
【152】Are there tides within trees? *Ann Bot.* 2018 Nov; 122(5): 735-739.
【153】Tree stem diameters fluctuate with tide. *Nature.* 1998; 392.6677: 665-666.
【154】A proposal to explain how the circatidal rhythm of the Arabidopsis thaliana root elongation rate could be mediated by the lunisolar gravitational force: a quantum physical approach. *Ann Bot.* 2018 Nov; 122(5): 725-733.
【155】Lunisolar tidal force and the growth of plant roots, and some other of its effects on plant movements. *Ann Bot.* 2012 Jul; 110(2): 301-18.
【156】Left ventricular rotation and twist: why should we learn? *J Cardiovasc Ultrasound* 2011; 19(1): 1-6.
【157】Transmural left ventricular mechanics underlying torsional recoil during relaxation. *Am J Physiol Heart Circ Physiol.* 2004 Feb; 286(2): H640-7.
【158】Twist mechanics of the left ventricle. *Cardiovasc Imaging.* 2019; 12(4): e009085.
【159】Evaluation of left ventricular function using left ventricular twist and torsion parameters. *Curr Cardiol Rep.* 2009; 11(3): 225-30.
【160】Evaluation of left ventricular torsion by cardiovascular magnetic resonance. *J Cardiovasc Magn Res.* 2012; 14(1): 49.
【161】Left ventricular twist dynamics: principles and applications. *Heart.* 2014 May; 100(9): 731-40.
【162】Twist and untwist mechanics of the left ventricle. *Heart Fail Clin.* 2008 Jul; 4(3): 315-24.
【163】Twist mechanics of the left ventricle: principles and application. *Cardiovasc Imaing.* 2008; 1(3): 366-76.
【164】The Hydrodynamics of a Swirling Blood Flow in the Left Heart and Aorta. *Acta Naturae.* 2021 Oct-Dec; 13(4): 4-16.
【165】Mechanistic insight into the physiological relevance of helical blood

flow in the human aorta: An in vivo study. *Biomech Model Mechanobiol.* 2011; 10: 339-355.

【166】Blood velocity distribution in the human ascending aorta. *Circulation.* 1987; 76: 90-100.

【167】Spiral laminar flow in vivo. *Clin Sci.* (Lond) 1996 Jul; 91(1): 17-21.

【168】Helical and retrograde secondary flow patterns in the aortic arch studied by three-directional magnetic resonance velocity mapping. *Circulation.* 1993 Nov; 88(5 Pt 1): 2235-47.

【169】Spiral laminar flow: a survey of a three-dimensional arterial flow pattern in a group of volunteers. *J Eur J Vasc Endovasc Surg.* 2016; 52(5): 674-80.

【170】Patterns of flow in the left coronary artery. *J Biomech Engin.* 1984; 106(3): 272-79.

【171】Spiral systolic blood flow in the ascending aorta and aortic arch analyzed by echodynamography. *J Cardiol.* 2010; 56(1): 97-110.

【172】The mechanics of spiral flow: enhanced washout and transport. *Artif Organs.* 2019; 43(12): 1144-53.

【173】Age-related changes in aortic 3D blood flow velocities and wall shear stress: Implications for the identification of altered hemodynamics in patients with aortic valve disease. *J Magn Reson Imaging.* 2016; 43: 1239-1249.

【174】Quantitative normal values of helical flow, flow jets and wall shear stress of healthy volunteers in the ascending aorta. *Eur Radiol.* 2022 Dec; 32(12): 8597-8607.

【175】Counter-clockwise vortical blood flow in the main pulmonary artery in a patient with patent ductus arteriosus with pulmonary arterial hypertension: a cardiac magnetic resonance imaging case report. *BMC Med Imaging.* 2016 Aug 8; 16(1): 45.

【176】3D blood flow characteristics in the carotid artery bifurcation assessed by flow-sensitive 4D MRI at 3T. *Magn Reson Med.* 2009 Jan; 61(1): 65-74.

【177】Retrograde flow in the thoracic aorta in patients with systemic emboli: a transesophageal echocardiographic evaluation of mobile plaque motion. *Chest.* 2000 Dec; 118(6): 1703-8.

【178】Energy Sources of Blood Circulation and the Mechanical Action of the Heart. *Thorax.* 1960; 15: 47-53.

【179】On the possibility of blood circulation continuing after stopping the heart. *J Cardiovasc Surg* (Torino) 1966; 7: 201-208.

【180】Towards the nature of biological zero in the dynamic light scattering diagnostic modalities. *Doklady Physics.* 2013; 58: 323-326.

【181】Morphogenesis and metabolism of amphibian larvae after excision of heart II. Morphogenesis of heartless larvae of amblystoma punctatum. *The Anatomical Record.* 1954; 118: 773-787.

【182】Morphogenesis and metabolism of amphibian larvae after excision of heart. Morphogenesis of heartless tadpoles of rana pipiens. *The Anatomical Record.* 1953; 117: 405-425.

【183】Effects of early removal of the heart and arrest of the circulation on the development of frog embryos. *The Anatomical Record.* 1907; 1: 161-165.

【184】Effect of Radiant Energy on Near-Surface Water. *J Phys Chem B.* 2009 Oct 22; 113(42): 13953-13958.

【185】Surface-induced flow: A natural microscopic engine using infrared energy as fuel. *Sci Adv.* 2020 May 8; 6(19): eaba0941.

【186】Force field measurements within the exclusion zone of water. *J. Biol. Phys.* 2011; 38: 113-120.

【187】Exclusion-Zone Dynamics Explored with Microfluidics and Optical Tweezers. *Entropy.* 2014; 16: 4322-4337.

【188】Water: Promising Opportunities For Tunable All-dielectric Electromagnetic Metamaterials. *Sci Rep.* 2015 Aug 27; 5: 13535.

【189】Role of Hydration Layer in Dynamical Transition in Proteins: Insights from Translational Self-Difusivity. *J. Phys. Chem. B.* 2016; 120: 12031-12039.

【190】The Grotthuss mechanism. *Chem Phys Lett.* 1995; 244: 456-462.

【191】Exclusion zone water is associated with material that exhibits proton diffusion but not birefringent properties. *Fluid Phase Equilibria.* 2018; 466: 103-109.

【192】Visualization of Charge-Carrier Propagation in Water. *Langmuir.* 2007; 23: 11890–11895.

【193】Surfaces and interfacial water: Evidence that hydrophilic surfaces have long-range impact. *Advances in Colloid and Interface Science.* 2006; 127: 19-27.

【194】Water at biological interfaces: Structural and functional aspects.

Phys Chem Liquids. 1978; 7: 243-348.

【195】Unexpected axial flow through hydrophilic tubes: Implications for energetics of water. *The European Physical Journal Special Topics*. 2014; 223: 947-958.

【196】Flow through Horizontal Tubes Submerged in Water in the Absence of a Pressure Gradient: Mechanistic Considerations. *Langmuir*. 2013; 29: 6556-6561.

【197】Surface-induced flow: A natural microscopic engine using infrared energy as fuel. *Science Advances*. 2020; 6:eaba0941.

【198】On the Driver of Blood Circulation Beyond the Heart. *bioRxiv*. re-print doi: DOI: 10.1101/2021.04.19.440300.

【199】Effect of radiant energy on near-surface water. *J Phys Chem B*. 2009; 13: 13953-13958.

【200】Low frequency weak electric fields can induce structural changes in water. *PLoS One*. 2021; 16(12): e0260967.

【201】Magnetic fields induce exclusion zones in water. *PLoS One*. 2022; 17(5): e0268747.

【202】Protonic Capacitor: Elucidating the biological significance of mito-chondrial cristae formation. *Sci Rep*. 2020 Jun 29; 10(1): 10304.

【203】Mitochondrial energetics with transmembrane electrostatically local-ized protons: do we have a thermotrophic feature? *Sci Rep*. 2021 Jul 16; 11(1): 14575.

【204】Energy Renewal: Isothermal Utilization of Environmental Heat Ener-gy with Asymmetric Structures. *Entropy*. (Basel). 2021 Jun; 23(6): 665.

【205】Heart failure with preserved ejection fraction based on aging and comorbidities. *J Transl Med*. 2021 Jul 6; 19(1): 291.

【206】Heart Failure with Preserved Ejection Fraction in Older Adults. *Heart Fail Clin*. 2017 Jul; 13(3): 485-502.

【207】Trends in prevalence and outcome of heart failure with preserved ejection fraction. *N Engl J Med*. 2006; 355: 251-259.

【208】Nonalcoholic Fatty Liver Disease Is Independently Associated with Early Left Ventricular Diastolic Dysfunction in Patients with Type 2 Diabetes. *PLoS One*. 2015 Aug 7; 10(8): e0135329.

【209】Multimarker assessment of diastolic dysfunction in metabolic syn-drome patients. *Metab Syndr Relat Disord*. 2017; 15(10): 507-514.

【210】Left ventricular dysfunction in diabetes mellitus: an update. *Arq Bras Endocrinol Metab*. 2007; 51(2): 168-7.

【211】Association of obesity with left ventricular remodeling and diastolic dysfunction in patients without coronary artery disease. *Am J Cardi-ol*. 2006 Jul 1; 98(1): 116-20.

【212】Relationship of sarcopenic obesity with left ventricular diastolic dys-function in elderly patients with diabetes. *Nihon Ronen Igakkai Zasshi*. 2019; 56(3): 290-300.

【213】Left ventricular systolic and diastolic dysfunction and their relation-ship with microvascular complications in normotensive, asymptomat-ic patients with type 2 diabetes mellitus. *Indian Heart J*. 2008 Nov-Dec; 60(6): 548-53.

【214】Association between Non-Alcoholic Steatohepatitis and Left Ventric-ular Diastolic Dysfunction in Type 2 Diabetes Mellitus. *Diabetes Me-tab J*. 2020 Apr; 44(2): 267-276.

【215】Nonalcoholic fatty liver disease and advanced fibrosis are associated with left ventricular diastolic dysfunction. *Atherosclerosis*. 2018 May; 272: 137-144.

【216】Association between diastolic cardiac dysfunction and nonalcoholic fatty liver disease: A systematic review and meta-analysis. *Dig Liver Dis*. 2018 Nov; 50(11): 1166-1175.

【217】Impaired fasting glucose and left ventricular diastolic dysfunction in middle-age adults: a retrospective cross-sectional analysis of 2971 subjects. *Cardiovasc Diabetol*. 2015 Sep 15; 14: 119.

【218】HbA1c Identifies Subjects With Prediabetes and Subclinical Left Ventricular Diastolic Dysfunction. *J Clin Endocrinol Metab*. 2017 Oct 1; 102(10): 3756-3764.

【219】Arterial Stiffness Is Significantly Associated With Left Ventricular Diastolic Dysfunction in Patients With Cardiovascular Disease. *Int Heart J*. 2016 Dec 2; 57(6): 729-735.

【220】Arterial stiffness is associated with left ventricular diastolic function in patients with cardiovascular risk factors: early detection with the use of cardio-ankle vascular index and ultrasonic strain imaging. *J Card Fail*. 2007 Nov; 13(9): 744-51.

【221】Diastolic dysfunction precedes myocardial hypertrophy in the devel-opment of hypertension. *Hypertens*. 2001; 14(2): 106-13.

【222】 Hypertension and left ventricular diastolic function. *Mayo Clin Proc.* 1989 Dec; 64(12): 1521-32.
【223】 Contribution of ventricular diastolic dysfunction to pulmonary hypertension complicating chronic systolic heart failure. JACC Cardiovasc Imaging. 2011 Sep; 4(9): 946-54.
【224】 Impaired renal function is a major determinant of left ventricular diastolic dysfunction: assessment by stress myocardial perfusion imaging. *Ann Nucl Med.* 2013 Oct; 27(8): 729-36.
【225】 Obesity and metabolic features associated with long-term development of diatolic dysfunction in an initially healthy population-based cohort. *Clin Res Cardiol.* 2018; 107(10): 887-896.
【226】 Parasympathetic neuropathy associated with left ventricular diastolic dysfunction in patients with insulin-dependent diabetes mellitus. *Scand Cardiovasc J.* 1998; 32(1): 17-22.
【227】 Diastolic dysfunction in asymptomatic hemodialysis patients in the light of current echocardiographic guidelines. *J Cardiovasc Imaging.* 2019; 35(2): 313-17.
【228】 The importance of diastolic blood pressure in predicting cardiovascular risk. *J Am Soc Hypertens.* 2007 Jan-Feb; 1(1): 82-93.
【229】 Cardiorenal syndrome in acute kidney injury. *Semin Nephrol.* 2019 Jan; 39(1): 31-40.
【230】 Cardiorenal syndrome-Pathophysiology. *Cardiol Clin.* 2019 Aug; 37(3): 251-265.
【231】 Cardiorenal syndrome: An overview. *Adv Chronic Kidney Dis.* 2018; 25(5): 382-390.
【232】 Raised venous pressure: a direct cause of renal sodium retention in oedema? *Lancet.* 1988 May 7; 1(8593): 1033-5.
【233】 The influence of venous pressure on the isolated mammalian kidney. *J Physiol.* 1931 Jun 6; 72(1): 49-61.
【234】 Importance of venous congestion for worsening of renal function in advanced decompensated heart failure. *J Am Coll Cardiol.* 2009 Feb 17; 53(7): 589-96.
【235】 Cardiorenal interactions: insights from the ES- CAPE trial. *J Am Coll Cardiol.* 2008; 51(13): 1268-74.
【236】 Positive inotropic and lusitropic effects of triiodothyronine in conscious dogs with pacing-induced cardiomyopathy. *Anesthesiology.* 1997 Jul; 87(1): 102-9.
【237】 Thyroid hormones and cardiovascular disease. *Nat Rev Cardiol.* 2017 Jan; 14(1): 39-55.
【238】 Mitochondrial oxidative stress contributes to diastolic dysfunction through impaired mitochondrial dynamics. *Redox Biol.* 2022 Sep 17; 57: 102474.
【239】 What Role do Mitochondria Have in Diastolic Dysfunction? Implications for Diabetic Cardiomyopathy and Heart Failure With Preserved Ejection Function. *Cardiovasc Pharmacol.* 2022 Apr 1; 79(4): 399-406.
【240】 Mitochondrial dysfunction accompanies diastolic dysfunction in diabetic rat heart. *Am J Physiol.* 1996 Jul; 271(1 Pt 2): H192-202.
【241】 Water dynamics in the hydration shells of biomolecules. *Chem. Rev.* 2017; 117: 10694-10725.
【242】 Water as an active constituent in cell biology. *Chem Rev.* 2008; 108: 74-108.
【243】 Structure and reactivity of water at biomaterial surfaces. *Ad. Colloid Interfaces Sci.* 1998; 74: 69-117.
【244】 Hydration Water in Dynamics of Biological Macromolecules. *Chem. Phys.* 2008; 345: 212-218.
【245】 Role of water in plasticity, stability, and action of proteins: The crystal structures of lysozyme at very low levels of hydration. *Proteins Struct. Funct. Genet.* 1998; 32: 229-240.
【246】 Thermal motions in bacteriorhodopsin at different hydration levels studied by neutron scattering: correlation with kinetics and light-induced conformational changes. *Biophys J.* 1998 Oct; 75(4): 1945-52.
【247】 Hydrogen-bond dynamics at the bio-water interface in hydrated proteins: A molecular-dynamics study. *Phys. Chem. Chem. Phys.* 2016; 19: 318-329.
【248】 Protein Hydration and Function. *Adv. Protein Chem.* 1991; 41: 37-172.
【249】 Protein-water displacement distributions. *Biochim. Biophys. Acta Proteins Proteom.* 2005; 1749: 173-186.
【250】 The protein-solvent glass transition. *Biochim. Biophys. Acta Proteins Proteom.* 2010; 1804: 3-14.
【251】 Ferroelectric hydration shells around proteins: electrostatics of the protein-water interface. *Phys Chem B.* 2010 Jul 22; 114(28): 9246-58.

【252】 Protein-water electrostatics and principles of bioenergetics. *Phys Chem Chem Phys.* 2010 Dec 21; 12(47): 15335-48.

【253】 Alpha-synuclein aggregation: A link between mitochondrial defects and Parkinson's disease? *Antioxid Redox Signal.* 2003 Jun; 5(3): 337-48.

【254】 Mitochondria inter-organelle relationships in cancer protein aggregation. *Front Cell Dev Biol.* 2022 Dec 19; 10: 1062993.

【255】 Protein Misfolding Diseases. *Annu Rev Biochem.* 2017 Jun 20; 86: 21-26.

【256】 Prion-Like Protein Aggregates and Type 2 Diabetes. *Cold Spring Harb Perspect Med.* 2017 May 1; 7(5): a024315.

【257】 Molecular interaction between type 2 diabetes and Alzheimer's disease through cross-seeding of protein misfolding. *Mol Psychiatry.* 2017 Sep; 22(9): 1327-1334.

【258】 Protein Misfolding, Amyloid Formation, and Human Disease: A Summary of Progress Over the Last Decade. *Annu Rev Biochem.* 2017 Jun 20; 86: 27-68.

【259】 Protein Misfolding Diseases and Therapeutic Approaches. *Curr Protein Pept Sci.* 2019; 20(12): 1226-1245.

【260】 Protein quality control systems in hypertrophic cardiomyopathy: pathogenesis and treatment potential. *J Geriatr Cardiol.* 2022 Oct 28; 19(10): 780-784.

【261】 Connecting the Dots: Macromolecular Crowding and Protein Aggregation. *J Fluoresc.* 2023 Jan; 33(1): 1-11.

【262】 Some Factors in The Interpretation of Protein Denaturation. *Adv Protein Chem.* 1959; 14: 1-63.

【263】 Water is an active matrix of life for cell and molecular biology. *Proc Natl Acad Sci USA.* 2017 Dec 19; 114(51): 13327-13335.

【264】 Water mediation in protein folding and molecular recognition. *Annu Rev Biophys Biomol Struct.* 2006; 35: 389-415.

【265】 New insight into the surface denaturation of proteins: electronic sum frequency generation study of cytochrome c at water interfaces. *J Phys Chem B.* 2008 Oct 30; 112(43): 13473-5.

【266】 An extended dynamical hydration shell around proteins. *Proc. Natl. Acad. Sci. USA.* 2007; 104: 20749-20752.

【267】 On the coupling between the dynamics of protein and water. *Phys. Chem. Chem. Phys.* 2017; 19: 8243-8257.

【268】 How proteins modify water dynamics. *J. Chem. Phys.* 2018; 148: 215103.

【269】 Interaction with surrounding water plays a key role in determining the aggregation propensity of proteins. *Angew Chem Int Ed Engl.* 2014 Apr; 53(15): 1961-4.

【270】 Distinct role of hydration water in protein misfolding and aggregation revealed by fluctuating thermodynamics analysis. *Acc Chem Res.* 2015 Apr 21; 48(4): 956-65.

【271】 Role of water in protein aggregation and amyloid polymorphism. *Acc Chem Res.* 2012 Jan 17; 45(1): 83-92.

【272】 The role of water in amyloid aggregation kinetics. *Curr Opin Struct Biol* 2019 Oct; 58:115-123.

【273】 Local structure and dynamics of hydration water in intrinsically disordered proteins. *P J Phys Chem B.* 2015 Aug; 119(34): 10858-67.

【274】 The origin and impact of bound water around intrinsically disordered proteins. *Biophys J.* 2022 Feb 15; 121(4): 540-551.

【275】 Effect of Health-Promoting Agents on Exclusion-Zone Size. *Dose Response.* 2018 Jul-Sep; 16(3): 1559325818796937.

【276】 Electromagnetic pulse distortion in living tissue. *Med Biol Eng Comput.* 1996 May; 34(3): 213-20.

【277】 Radiation-induced peroxidation and fragmentation of lipids in a model membrane. *Int J Radiat Biol.* 2002 Mar; 78(3): 211-7.

【278】 Ionizing radiation-induced metabolic oxidative stress and prolonged cell injury. *Cancer Lett.* 2012 Dec 31; 327(0): 48-60.

【279】 Changes in mitochondrial function by lipid peroxidation and their inhibition by biscoclaurin alkaloid. *Physiol Chem Phys.* 1981; 13(2): 137-44.

【280】 Radiation-Induced Lipid Peroxidation Triggers Ferroptosis and Synergizes with Ferroptosis Inducers. *ACS Chem Biol.* 2020 Feb 21; 15(2): 469-484.

【281】 Contribution of Lipid Oxidation and Ferroptosis to Radiotherapy Efficacy. *Int J Mol Sci.* 2021 Nov 22; 22(22): 12603.

【282】 Electrostatics, hydration, and proton transfer dynamics in the membrane domain of respiratory complex I. *Proc Natl Acad Sci USA.* 2014; 111: 6988-6993.

【283】Changing hydration level in an internal cavity modulates the proton affinity of a key glutamate in cytochrome c oxidase. *Proc Natl Acad Sci USA*. 2013; 110: 18886-18891.

【284】SARS-CoV-2 spike proteins react with Au and Si, are electrically conductive and denature at 3 × 108 V m−1: a surface bonding and a single-protein circuit study. *Chem. Sci.*, 2023, Advance Article.

【285】Dynamics of water and ions around DNA: What is so special about them? *J Biosci*. 2018 Jul; 43(3): 499-518.

【286】Dynamics of water in biological recognition. *Chem Rev*. 2004 Apr; 104(4): 2099-123.

【287】Solvent mediated interactions in the structure of the nucleosome core particle at 1.9 a resolution. *J Mol Biol*. 2002 Jun 21; 319(5): 1097-113.

【288】The role of structural water in the formation of nucleotide mispairs. *J Biomol Struct Dyn*. 1987 Oct; 5(2): 307-12.

【289】Correlation between 25-hydroxyvitamin D/D3 Deficiency and COVID-19 Disease Severity in Adults from Northern Colorado. *Nutrients*. 2022 Dec 7; 14(24): 5204.

【290】COVID-19 Inflammatory Markers and Vitamin D Relationship in Pediatric Patients. *Life*. (Basel) 2022 Dec 28; 13(1): 91.

【291】Vitamin D: A Role Also in Long COVID-19? *Nutrients*. 2022 Apr 13; 14(8): 1625.

【292】Does vitamin D deficiency increase the severity of COVID-19? *Clin Med*. (Lond). 2020 Jul; 20(4): e107-e108.

【293】Vitamin D Insufficiency May Account for Almost Nine of Ten COVID-19 Deaths: Time to Act. Comment on: "Vitamin D Deficiency and Outcome of COVID-19 Patients". *Nutrients* 2020; 12: 2757. *Nutrients*. 2020 Nov 27; 12(12): 3642.

【294】Vitamin D and Chronic Diseases. *Aging Dis*. 2017 May; 8(3): 346-353.

【295】Role of Vitamin D Deficiency in the Pathogenesis of Cardiovascular and Cerebrovascular Diseases. *Nutrients*. 2023 Jan 9; 15(2): 334.

【296】Vitamin D abnormalities of children with recurrence of malignancy and comparison with newly diagnosed patients. *Caspian J Intern Med*. 2022 Fall; 13(4): 735-740.

【297】Immunomodulatory Function of Vitamin D and Its Role in Autoimmune Thyroid Disease. *Front Immunol*. 2021 Feb 19; 12: 574967.

【298】Prevalence and correlates of 25-hydroxyvitamin D deficiency in the Chronic Kidney Disease in Children (CKiD) cohort. *Pediatr Nephrol*. 2016 Jan; 31(1): 121-9.

【299】Vitamin D Metabolism, Mechanism of Action, and Clinical Applications. *Chem Biol*. 2014 Mar 20; 21(3): 319-329.

【300】Newly identified actions of the vitamin D endocrine system. *Endocr Rev*. 1992; 13(4): 719-764.

【301】The vitamin D endocrine system: steroid metabolism, hormone receptors, and biological response (calcium binding proteins). *Endocr Rev*. 1982; 3(4): 331-366.

【302】Vitamin D, respiratory infections, and chronic disease: Review of meta-analyses and randomized clinical trials. *J Intern Med*. 2022 Feb; 291(2): 141-164.

【303】Vitamin D for the management of multiple sclerosis. *Cochrane Database Syst Rev*. 2018 Sep 24; 9(9): CD008422.

【304】Vitamin D supplementation does not improve human skeletal muscle contractile properties in insufficient young males. *Eur J Appl Physiol*. 2014 Jun; 114(6): 1309-20.

【305】No improvement in depressive symptoms by vitamin D supplementation: results from a randomised controlled trial. *J Nutr Sci*. 2018 Nov 22; 7: e30.

【306】Sun Exposure and Its Effects on Human Health: Mechanisms through Which Sun Exposure Could Reduce the Risk of Developing Obesity and Cardiometabolic Dysfunction. *Int J Environ Res Public Health*. 2016 Oct; 13(10): 999.

【307】Vitamins D2 and D3 Have Overlapping But Different Effects on the Human Immune System Revealed Through Analysis of the Blood Transcriptome. *Front Immunol*. 2022 Feb 24; 13: 790444.

【308】Vitamin D: Metabolism, Molecular Mechanism of Action, and Pleiotropic Effects. *Physiol Rev*. 2016 Jan; 96(1): 365-408.

【309】Cytochromes P450 are essential players in the vitamin D signaling system. *Biochim Biophys Acta*. 2011 Jan; 1814(1): 186-99.

【310】Slaving the cytochrome P-450 dependent monooxygenase system by periodically applied light pulses. *Eur Biophys J*. 1991; 19(4): 217-19.

【311】Light-driven biocatalysis with cytochrome P450 peroxygenases. *Biotechnol Appl Biochem*. 2013 Jan-Feb; 60(1): 111-18.

【312】Light-induced activation and synchronization of the cytochrome P-450 dependent monooxygenase system. *Z Naturforsch C*. 1990 Mar-Apr; 45(3-4): 273-9.
【313】Expression of 25-hydroxyvitamin D-1alpha-hydroxylase (1alphaO-Hase, CYP27B1) splice variants in HaCaT keratinocytes and other skin cells: modulation by culture conditions and UV-B treatment in vitro. *J Anticancer Res*. 2009 Sep; 29(9): 3659-67.
【314】Extrarenal expression of the 25-hydroxyvitamin D-1-hydroxylase. *Arch Biochem Biophys*. 2012 Jul 1; 523(1): 95-102.
【315】Du Bois-Reymond, Emil Heinrich (1849) *Studies on animal electricity (Untersuchungen über thierische Elektricität)*. Reimer, Berlin.
【316】A short history of the electrical stimulation of excitable tissue. Including electrotherapeutic applications. *Physiologist*. 1984 Feb; 27(1 Suppl): S1-47.
【317】High frequency oscillators for electro-therapeutic and other purposes. *The Electrical Engineer*. 1898 November 17: 477-481. Read at the eighth annual meeting of The American Electro-Therapeutic Association, Buffalo, N. Y., Sept. 13 to 15, 1898.
【318】Dielectric properties of tissues and biological materials: a critical review. *Crit Rev Biomed Eng*. 1989; 17(1): 25-104.
【319】Cellular effects of terahertz waves. *J Biomed Opt*. 2021 Sep; 26(9): 090902.
【320】Dielectrics under Electric Field. In: Mohsen Sheikholeslami Kandelousi (Eds.), *Electric Field*. 2018 May. https://doi.org/10.5772/intechopen.72231.
【321】Enigmatic insight into collagen. *J Oral Maxillofac Pathol*. 2016 May-Aug; 20(2): 276-283.
【322】COLLAGEN STRUCTURE AND STABILITY. *Annu Rev Biochem*. 2009; 78: 929-95.
【323】Collagen fiber formation in repair tissue: development of strength and toughness. *Coll Relat Res*. 1985 Dec; 5(6): 481-92.
【324】Pierre Curie's works in the field of crystal physics (on the one-hundredth anniversary of the discovery of the piezoelectric effect). *Soviet Phys Uspekhi*. 1981; 24: 426.
【325】Gautschi, G. (2002) Background of piezoelectric sensors. In: *Piezoelectric Sensorics*. Springer, Berlin, Heidelberg. DOI: 10.1007/978-3-662-04732-3_2.
【326】Relevance of collagen piezoelectricity to "Wolff's Law": a critical review. *Med Eng Phys*. 2009; 31(7): 733-41.
【327】Self-assembly of collagen bundles and enhanced piezoelectricity induced by chemical crosslinking. *Nanoscale*. 2019 Aug 1; 11(32): 15120-15130.
【328】Bio-piezoelectricity: fundamentals and applications in tissue engineering and regenerative medicine. *Biophys Rev*. 2022 Jun 28; 14(3): 717-733.
【329】Piezoelectric effect in human bones studied in nanometer scale. *Nano Lett*. 2004; 4(7): 1253-1256.
【330】Piezoelectric effects in collagen. *Jpn J Appl Phys*. 1964; 3(2): 117.
【331】History and recent progress in piezoelectric polymers. *IEEE Trans Ultrason Ferroelectr Freq Control*. 2000; 47(6): 1277-1290.
【332】Enhancement of Bone Regeneration Through the Converse Piezoelectric Effect, A Novel Approach for Applying Mechanical Stimulation. *Bioelectricity*. December 2021; 3(4): 255-271.
【333】The application of nanogenerators and piezoelectricity in osteogenesis. *Sci Technol Adv Mater*. 2019; 20(1): 1103-1117.
【334】Piezoelectric smart biomaterials for bone and cartilage tissue engineering. *Inflamm Regen*. 2018; 38: 2.
【335】Piezomaterials for bone regeneration design—homogenization approach. *Journal of the Mechanics and Physics of Solids*. 2005; 53(11): 2529-2556.
【336】Bound water in collagen. Evidence from Fourier Transform Infrared and Fourier Transform Infrared Photoacoustic Spectroscopic study. *Macromolecules*. 22: 4121-4124, 1989.
【337】Stretching Reduces Tumor Growth in a Mouse Breast Cancer Model. *Sci Rep*. 2018; 8: 7864.
【338】Mitochondrial dysfunction in cancer. *Front Oncol*. 2013 Dec 2; 3: 292.
【339】The Significance of Mitochondrial Dysfunction in Cancer. *Int J Mol Sci*. 2020 Aug 5; 21(16): 5598.
【340】Mitochondrial Dysfunction in Aging and Cancer. *J Clin Med*. 2019 Nov 15; 8(11): 1983.
【341】Role of mitochondrial dysfunction in cancer progression. *Exp Biol Med*. (Maywood) 2016 Jun; 241(12): 1281-95.

【342】Stretch activates Jun N-terminal kinase/stress-activated protein kinase in vascular smooth muscle cells through mechanisms involving autocrine ATP stimulation of purinoceptors. *J Biol Chem.* 1998 Mar 13; 273(11): 6334-40.

【343】Stretch activation of jun N-terminal kinase/stress-activated protein kinase in mesangial cells. *Kidney Int.* 2000 Oct; 58(4): 1431-9.

【344】Cyclic stretch promotes osteogenesis-related gene expression in osteoblast-like cells through a cofilin-associated mechanism. *Mol Med Rep.* 2016 Jul; 14(1): 218-24.

【345】Biomolecular Piezoelectric Materials: From Amino Acids to Living Tissues. *Adv Mater.* 2020 Apr; 32(14): e1906989.

【346】Assessment of subjective and objective masticatory function among elderly individuals with mild cognitive impairment. *Aging Clin Exp Res.* 2023 Jan; 35(1): 107-115.

【347】The relation of poor mastication with cognition and dementia risk: a population-based longitudinal study. *Aging.* (Albany NY) 2020 Apr 30; 12(9): 8536-8548.

【348】Mastication as a protective factor of the cognitive decline in adults: A qualitative systematic review. *Int Dent J.* 2019 Oct; 69(5): 334-340.

【349】Structure, crystal chemistry and density of enamel apatites. *Ciba Found Symp.* 1997; 205: 54-67.

【350】Distribution of type III collagen in the pulp parenchyma of the human developing tooth. Light and electron microscope immunotyping. Histochemistry. 1982; 74(3): 319-28.

【351】Hydroxyapatite in Oral Care Products–A Review. *Materials.* (Basel) 2021 Sep; 14(17): 4865.

【352】Malondialdehyde oxidation of cartilage collagen by chondrocytes. *Osteoarthritis Cartilage.* 2003 Mar; 11(3): 159-66.

【353】Evidence linking chondrocyte lipid peroxidation to cartilage matrix protein degradation. Possible role in cartilage aging and the pathogenesis of osteoarthritis. *J Biol Chem.* 2000 Jun 30; 275(26): 20069-76.

【354】The presence of molecular markers of in vivo lipid peroxidation in osteoarthritic cartilage: a pathogenic role in osteoarthritis. *Arthritis Rheum.* 2005 Sep; 52(9): 2799-807.

【355】Production of lipid peroxidation products in osteoarthritic tissues: new evidence linking 4-hydroxynonenal to cartilage degradation. *Arthritis Rheum.* 2006 Jan; 54(1): 271-81.

【356】The Role Played by Ferroptosis in Osteoarthritis: Evidence Based on Iron Dyshomeostasis and Lipid Peroxidation. *Antioxidants.* (Basel) 2022 Aug 27; 11(9): 1668.

【357】Oxidative damage and fibrogenesis. *Free Radic Biol Med.* 1997; 22(1-2): 287-305.

【358】Sanches L., Daniels M. (2008) Kundalini and transpersonal development: development of a Kundalini Awakening Scale and a comparison between groups. *Transpers. Psychol. Rev.* 12, 73-83.

【359】Taylor, S., Egeto-Szabo, K. (2017) Exploring awakening experiences: a study of awakening experiences in terms of their triggers, characteristics, duration and after effects. *J. Transpers. Psychol.* 2017; 49: 45-65.

【360】Hatley S. (2022) Kuṇḍalinī. In *Hinduism and Tribal Religions. Encyclopedia of Indian Religions.* Springer.

【361】Spontaneous Spiritual Awakenings: Phenomenology, Altered States, Individual Differences, and Well-Being. *Front Psychol.* 2021; 12: 720579.

【362】Investigation of the phenomenology, physiology and impact of spiritually transformative experiences - kundalini awakening. *Explore.* (NY) 2021 Nov-Dec; 17(6): 525-534.

【363】Characteristics of Kundalini-Related Sensory, Motor, and Affective Experiences During Tantric Yoga Meditation. *Front Psychol.* 2022 Jun 30; 13: 863091.

【364】Spontaneous Spiritual Awakenings: Phenomenology, Altered States, Individual Differences, and Well-Being. *Front Psychol.* 2021; 12: 720579.

【365】Characteristics of Kundalini-Related Sensory, Motor, and Affective Experiences During Tantric Yoga Meditation. *Front Psychol.* 2022 Jun 30; 13: 863091.

【366】Gap junctions and hemichannels: communicating cell death in neurodevelopment and disease. *BMC Cell Biol.* 2017; 18(Suppl 1): 4.

【367】Beyond plasticity: the dynamic impact of electrical synapses on neural circuits. *Nat Rev Neurosci.* 2019 May; 20(5): 253-271.

【368】Gap junction-mediated electrical transmission: regulatory mechanisms and plasticity. *Biochim Biophys Acta.* 2013 Jan; 1828(1): 134-46.

【369】Electrical synapses in mammalian CNS: Past eras, present focus and future directions. *Biochim Biophys Acta Biomembr.* 2018 Jan; 1860(1): 102-123.
【370】Function and Plasticity of Electrical Synapses in the Mammalian Brain: Role of Non-Junctional Mechanisms. *Biology.* (Basel) 2022 Jan 5; 11(1): 81.
【371】Gap junctional communication in morphogenesis. *Prog. Biophys.* Mol. Biol. 2007; 94: 186-206.
【372】Postnatal changes in motoneurone electronic coupling studied in the in vitro rat lumbar spinal cord. *J Physiol.* 1991; 433: 283-305.
【373】Connexin and Pannexin-Based Channels in Oligodendrocytes: Implications in Brain Health and Disease. *Front. Cell. Neurosci.* 2019; 13: 3.
【374】The murine gap junction gene connexin36 is highly expressed in mouse retina and regulated during brain development. *FEBS Lett.* 1998; 428: 27-31.
【375】Phosphorylation of Connexin 43 by Cdk5 Modulates Neuronal Migration During Embryonic Brain Development. *Mol. Neurobiol.* 2016; 53: 2969-2982.
【376】The carboxyl-terminal domain of connexin43 is a negative modulator of neuronal differentiation. *J. Biol. Chem.* 2010; 285: 11836-11845.
【377】Connexin 36 expression regulates neuronal differentiation from neural progenitor cells. *PLoS ONE.* 2011; 6: e14746.
【378】Gap junction adhesion is necessary for radial migration in the neocortex. *Nature.* 2007; 448: 901-907.
【379】The role of gap junction membrane channels in development. *J. Bioenerg. Biomembr.* 1996; 28: 379-385.
【380】Cicirata F. Cx36 is dynamically expressed during early development of mouse brain and nervous system. *Neuroreport.* 2000; 11: 3823-3828.
【381】Expression of connexins in embryonic mouse neocortical development. J. Comp. *Neurol.* 2007; 504: 298-313.
【382】Differential expression of connexins during neocortical development and neuronal circuit formation. *J. Neurosci.* 1997; 17: 3096-3111.
【383】Connexins and pannexins in neuronal development and adult neurogenesis. *BMC Cell Biol.* 2016; 17(Suppl.1): 10.
【384】Expression of astrocytic markers aquaporin 4 and connexin 43 is altered in brains of subjects with autism. *Synapse.* 2008; 62: 501-507.
【385】The second brain in autism spectrum disorder: Could connexin43 expressed in enteric glial cells play a role? Front. *Cell. Neurosci.* 2015; 9: 242.
【386】Perspectives on spreading depression. *Brain Res. Rev.* 2000; 32: 215-234.
【387】Altered expression of connexin subtypes in mesial temporal lobe epilepsy in humans. *J. Neurosurg.* 2006; 105: 77-87.
【388】Connexins as therapeutic targets in neurological and neuropsychiatric disorders. *Biochim Biophys Acta Mol Basis Dis.* 2021 May 1; 1867(5): 166098.
【389】Gap junction-mediated death of retinal neurons is connexin and insult specific: a potential target for neuroprotection. *J Neurosci.* 2014; 34(32): 10582-10591.
【390】Involvement of connexin40 in the protective effects of ginsenoside rb1 against traumatic brain injury. *Cell Mol Neurobiol.* 2016; 36(7): 1057-1065.
【391】Non-additive effects of delayed connexin hemichannel blockade and hypothermia after cerebral ischemia in near-term fetal sheep. *J Cereb Blood Flow Metab.* 2015; 35(12): 2052-2061.
【392】Ischemia alters the expression of connexins in the aged human brain. *J Biomed Biotechnol.* 2009; 147946(10): 23.
【393】Role of connexins and pannexins in ischemic stroke. *Curr Med Chem.* 2014; 21(19): 2165-2182.
【394】Evidence for connexin36 localization at hippocampal mossy fiber terminals suggesting mixed chemical/electrical transmission by granule cells. *Brain Res.* 2012; 3: 107-122. doi: 10.1016/j.brainres.2012.05.064.
【395】Amyloid β-induced death in neurons involves glial and neuronal hemichannels. *J Neurosci.* 2011. Mar 30; 31(13): 4962-77.
【396】Astroglial Connexins in Neurodegenerative Diseases. *Front Mol Neurosci.* 2021; 14: 657514.
【397】Connexin 43 in astrocytes contributes to motor neuron toxicity in amyotrophic lateral sclerosis. *Glia.* 2016; 64(7): 1154-1169.
【398】GJA1/CX43 High Expression Levels in the Cervical Spinal Cord of ALS Patients Correlate to Microglia-Mediated Neuroinflammatory

Profile. *Biomedicines.* 2022 Sep 10; 10(9): 2246.
【399】Maxwell, R.W. (2009). The physiological foundation of yoga chakra expression. *Zygon.* 2009; 44, 807-824.
【400】Rivas, T.P.M., Dirven A., Smit, R.H. (2016) The Self Does Not Die: Verified Paranormal Phenomena from Near-Death Experiences. Durham, NC: IANDS Publications.
【401】Wade, J. (2001). Mapping the courses of heavenly bodies: the varieties of transcendent sexual experience. *J. Transpers. Psychol.* 2001; 32, 103-122.
【402】Parry J., Robinson, S., Watson, N. J., Neisti, M. (2007) *Sport and Spirituality: An Introduction.* New York: Routledge.
【403】Murphy, M., White, R.A. (2011). *In the Zone: Transcendent Experience in Sports.* New York, NY: Open Road Media.
【404】Classic psychedelics: An integrative review of epidemiology, therapeutics, mystical experience, and brain network function. *Pharmacol Ther.* 2019 May; 197: 83-102.
【405】Classic Hallucinogens and Mystical Experiences: Phenomenology and Neural Correlates. *Curr Top Behav Neurosci.* 2018; 36: 393-430.
【406】Illicit use of LSD or psilocybin, but not MDMA or nonpsychedelic drugs, is associated with mystical experiences in a dose-dependent manner. *J Psychoactive Drugs.* 2012 Nov-Dec; 44(5): 410-7.
【407】Taylor S., Egeto-Szabo K. (2017) Exploring awakening experiences: a study of awakening experiences in terms of their triggers, characteristics, duration and after effects. *J. Transpers. Psychol.* 49, 45-65.
【408】Taylor S. (2012) Spontaneous awakening experiences: beyond religion and spiritual practice. *J. Transpers. Psychol.* 2012; 44, 73-91.
【409】Serotonergic psychedelics for depression: What do we know about neurobiological mechanisms of action? *Front Psychiatry.* 2023 Feb 10; 13: 1076459.
【410】Brain Disorders and Chemical Pollutants: A Gap Junction Link? *Biomolecules.* 2020 Dec 31; 11(1): 51.
【411】Fetal skin wound healing. *Adv Clin Chem.* 2009; 48: 137-61.
【412】Mammalian fetal organ regeneration. *Adv Biochem Eng Biotechnol.* 2005; 93: 83-100.
【413】Nerve dependence in tissue, organ, and appendage regeneration. *Trend Neurosci.* 2012; 35(11): 691-699.
【414】Mutual dependence of murine fetal cutaneous regeneration and peripheral nerve regeneration. *Wound Repair Regen.* 2006; 14(1): 91-99.
【415】The effect of aging on fracture healing in the rat. *Calcified tissue international.* 1989; 45: 292-297.
【416】Delayed cutaneous wound healing in aged rats compared to younger ones. *International wound journal.* 2012; 9: 478-487.
【417】Mechanisms of urodele limb regeneration. Regeneration. 2017; 4: 159-200.
【418】On the process of reproduction of the members of the aquatic salamander. *Quarterly Journal of Science, Literature and the Arts.* 1823; 16: 84-96.
【419】Single-cell transcriptomics uncovers molecular funneling of cell identities during axolotl limb regeneration. *Science.* 2018 Oct 26; 362(6413): eaaq0681.
【420】Limb regeneration revisited. *J Biol.* 2009; 8(1): 5.
【421】A stepwise model system for limb regeneration. *Dev. Biol.* 2004; 270: 135-145.
【422】Nerves regulate cardiomyocyte proliferation and heart regeneration. *Dev Cell.* 2015; 34(4): 387-399.
【423】Denervation impairs regeneration of amputated zebrafish fins. *BMC Dev Biol.* 2014; 14(1): 49.
【424】An experimental analysis of taste barbel regeneration in the catfish. *J Exp Zool.* 1956; 131(1): 27-49.
【425】Nerve-dependent and -independent events in blastema formation during Xenopus froglet limb regeneration. *Dev Biol.* 2005; 286(1): 361-375.
【426】Incidence of lower-limb amputation in the diabetic and nondiabetic general population. A 10-year population-based cohort study of initial unilateral and contralateral amputations and reamputations. *Diabetes Care.* 2009; 32(2): 275-280.
【427】Predicting Amputation in Patients With Diabetic Foot Ulcers: A Systematic Review. *Cureus.* 2022 Jul 25; 14(7): e27245.
【428】Peripheral vascular and nerve function associated with lower limb amputation in people with and without diabetes. *Clin Sci.* (Lond) 2001 Sep; 101(3): 261-6.
【429】Neuropathy and Diabetic Foot Syndrome. *Int J Mol Sci.* 2016 Jun;

17(6): 917.

【430】Neuropathy and Diabetic Foot Syndrome. *Int J Mol Sci.* 2016 Jun; 17(6): 917.

【431】Apoptosis down-regulates inflammation under the advancing epithelial wound edge: Delayed patterns in diabetes and improvement with topical growth factors. *Surgery.* 1997; 121(4): 372-380.

【432】Defective wound healing in patients with paraplegia and quadriplegia. *Surg Gynecol Obstet.* 1982; 155(1):9-12.

【433】Electrical fields in wound healing-An overriding signal that directs cell migration. *Semin Cell Dev Biol.* 2009 Aug; 20(6): 674-82.

【434】Electrical stimulation of partial limb regeneration in mammals. *Bulletin of the New York Academy of Medicine.* 1972; 48: 627-641.

【435】Effects of electrical stimulation on rat limb regeneration, a new look at an old model. *Scientific reports.* 2015; 5: 18353.

【436】Macrophages in skin injury and repair. *Immunobiology.* 2011; 216: 753-762.

【437】Macrophages are required for adult salamander limb regeneration. *Proceedings of the National Academy of Sciences of the United States of America.* 2013; 110: 9415-9420.

【438】Digit Tip Regeneration. Merging Regeneration Biology with Regenerative Medicine. *Stem cells translational medicine.* 2018; 7: 262-270.

【439】Electrical stimulation shifts healing/scarring towards regeneration in a rat limb amputation model. *Sci Rep.* 2019; 9: 11433.

【440】Selective and specific macrophage ablation is detrimental to wound healing in mice. *The American journal of pathology.* 2009; 175: 2454-2462.

【441】Macrophages are required to coordinate mouse digit tip regeneration. *Development.* (Cambridge, England) 2017; 144: 3907-3916.

【442】The extracellular matrix of lip wounds in fetal, neonatal and adult mice. *Development.* (Cambridge, England) 1991; 112: 651-668.

【443】Electrical stimulation shifts healing/scarring towards regeneration in a rat limb amputation model. *ci Rep.* 2019 Aug 7; 9(1): 11433.

【444】Electrical Stimulation to Enhance Axon Regeneration After Peripheral Nerve Injuries in Animal Models and Humans. *Neurotherapeutics.* 2016 Apr; 13(2): 295-310.

【445】Brief electrical stimulation improves nerve regeneration after delayed repair in Sprague Dawley rats. *Exp Neurol.* 2015 Jul; 269: 142-53.

【446】Electrical stimulation accelerates and increases expression of BDNF and trkB mRNA in regenerating rat femoral motoneurons. *Eur J Neurosci.* 2000; 12: 4381-4390.

【447】Electrical stimulation promotes peripheral axon regeneration by enhanced neuronal neurotrophin signaling. *Dev Neurobiol.* 2007; 67: 158-172.

【448】Electrical stimulation accelerates and increases expression of BDNF and trkB mRNA in regenerating rat femoral motoneurons. *Eur. J. Neurosci.* 2000; 12: 4381-4390.

【449】Electrical stimulation promotes BDNF expression in spinal cord neurons through Ca(2+)- and Erk-dependent signaling pathways. *Cell Mol. Neurobiol.* 2011; 31: 459-467.

【450】Electrical stimulation of regenerating nerve and its effect on motor recovery. *Brain Res.* 1983; 272: 21-25.

【451】Acceleration of peripheral nerve regeneration after crush injury in rat. *Neurosci Lett.* 1985; 59: 221-224.

【452】Electrical stimulation as a novel tool for regulating cell behavior in tissue engineering. *Biomater Res.* 2019; 23: 25.

【453】Electrical Stimulation Promotes Stem Cell Neural Differentiation in Tissue Engineering. *Stem Cells Int.* 2021; 2021: 6697574.

【454】Electrical stimulation in bone tissue engineering treatments. *Eur J Trauma Emerg Surg.* 2020 Apr; 46(2): 231-244.

【455】Bioelectronic microfluidic wound healing: a platform for investigating direct current stimulation of injured cell collectives. *Lab Chip.* 2023 Mar 14; 23(6): 1531-1546.

【456】A novel single pulsed electromagnetic field stimulates osteogenesis of bone marrow mesenchymal stem cells and bone repair. *PLoS One.* 2014; 9(3): e91581.

【457】Electrical stimulation in bone tissue engineering treatments. *Eur J Trauma Emerg Surg.* 2020 Apr; 46(2): 231-244.

【458】Optimization of electric field parameters for ht29 cell line towards wound healing application. *Indian J Sci Technol.* 2016; 9(46): 1-7.

【459】Electrical stimulation promotes sensory neuron regeneration and growth-associated gene expression. *Exp Neurol.* 2007; 205: 347-359.

【460】 Al-Tubaikh, J.A. (2018) Energy Medicine. In: *Internal Medicine: An Illustrated Radiological Guide*. (Second ed). 574–577. Springer. Berlin.

【461】 The nervous system and regeneration of the forelimb of adult Triturus. V. The influence of number of nerve fibers, including a quantitative study of limb innervation. *J Exp Zool*. 1946; 101(3): 299-337.

【462】 The growth and morphogenesis of the regenerating forelimb of adult Triturus following denervation at various stages of development. *J Exp Zool*. 1948; 108(2): 279-308.

【463】 The influence of the nerve in regeneration of the amphibian extremity. *Quarter Rev Biol*. 1952; 27(2): 169-200.

【464】 On the nature of the neurotrophic phenomenon in urodele limb regeneration. *Am Zoolog*. 1978; 18(4): 829-841.

【465】 Restoring cellular energetics promotes axon regeneration and functional recovery after spinal cord injury. *Cell Metab*. 2020 Mar 3; 31(3): 623-641. e8.

【466】 Mitochondrial Behavior in Axon Degeneration and Regeneration. *Front Aging Neurosci*. 2021; 13: 650038.

【467】 Advancements to the axolotl model for regeneration and aging. *Gerontology*. 2020; 66(3): 212-222.

【468】 Topography of the gap junctions in the human skin and their possible role in the non-neural signal transduction. *Arkh Anat Gistol Embriol*. 1983; 84: 53-60.

【469】 Meridian system - specialized embryonic epithelial conduction system. *Shanghai J Acupunct*. 1988; 3: 44-5.

【470】 The role of gap junctions in determining skin conductance and their possible relationship to acupuncture points and meridians. *Am J Acupunct*. 1990; 18: 163-70.

【471】 Experimental study on expression of connexin 43 in meridians of rats. *Zhongguo Zhen Jiu*. 2005; 25: 629-32.

【472】 Singular point, organizing center and acupuncture point. *Am J Chin Med*. 1989; 17(3-4): 119-27.

【473】 Prospective Tests on Biological Models of Acupuncture. *Evid Based Complement Alternat Med*. 2009 Mar; 6(1): 31-39.

【474】 Electrophysiology of growth control and acupuncture. *Life Sci*. 2001 Feb 9; 68(12): 1333-42.

【475】 Electrophysiological correlates of acupuncture points and meridians. *Psychoenergetic Systems*. 1976; 1: 105.

【476】 Electro-acupuncture improves behavior and upregulates GDNF mRNA in MFB transected rats. *Neuroreport*. 2003; 14: 1177-81.

【477】 Functional improvement by electro-acupuncture after transient middle cerebral artery occlusion in rats. *Neurol Res*. 2003; 25: 516-21.

【478】 Influence of acupuncture upon expressing levels of basic fibroblast growth factor in rat brain following focal cerebral ischemia–evaluated by time-resolved fluorescence immunoassay. *Neurol Res*. 2001; 23: 47-50.

【479】 Effect of acupuncture on Cx43 knock-out mice dysmenorrhea response. *Zhen Ci Yan Jiu*. 2008; 33: 366-371.

【480】 Influence of connexin 43 gene knockout on the analgesic effect of acupuncture in visceral pain mice. *Zhen Ci Yan Jiu*. 2008; 33: 3-6.

【481】 Influence of acupuncture on the immune function of immunosuppressive Cx43 knockout mice. *Zhen Ci Yan Jiu*. 2007; 32: 291-295.

【482】 Regionally specific induction by the Spemann-Mangold organizer. *Nat Rev Genet*. 2004; 5: 425-34.

【483】 Endogenous electrical currents and voltage gradients in Xenopus embryos and the consequences of their disruption. *Dev Biol*. 1994; 166: 789-800.

【484】 Connexin expression and gap junction communication compartments in the developing mouse limb. *Dev Dyn*. 1992; 195: 153-61.

【485】 Spatial and temporal patterns of distribution of the gap junction protein connexin43 during mouse gastrulation and organogenesis. *Development*. 1992; 114: 203-12.

【486】 A gradient of gap junctional communication along the anterior-posterior axis of the developing chick limb bud. *Dev Biol*. 1991; 148: 529-35.

【487】 Developmental regulation and asymmetric expression of the gene encoding Cx43 gap junctions in the mouse limb bud. *Dev Genet*. 1997; 21: 290-300.

【488】 Where have the organizers gone? - The growth control system as a foundation of physiology. *Prog Biophys Mol Biol*. 2017 Jan; 123: 42-47.

【489】 Induction and the Turing-Child field in development. *Prog. Biophys. Mol. Biol*. 2005; 89: 36-92.

【490】 In vivo skin respiration (CO2) measurements in the acupuncture loci.

Acupunct Electro-Ther. Res. 1984, 9: 217-223.
【491】Polarity and form regulation in development and reconstitution. *Prog. Biophys. Mol. Biol.* 2001; 75: 19-74.
【492】Molecular bioelectricity: How endogenous voltage potentials control cell behavior and instruct pattern regulation in vivo. *Molecular Biology of the Cell.* 2014; 25: 3835-3850.
【493】Bioelectrical control of positional information in development and regeneration: A review of conceptual and computational advances. *Prog Biophys Mol Biol.* 2018 Sep; 137: 52-68.
【494】Physiological electrical fields modify cell behaviour. *Bioessays.* 1997; 19: 819-26.
【495】Electric currents may guide development. *Science.* 1981; 211: 1147-9.
【496】Electrophysiology of growth control and acupuncture. *Life Sci.* 2001; 68: 1333-42.
【497】Induction and the Turing-Child field in development. *Prog Biophys Mol Biol.* 2005 Sep; 89(1): 36-92.
【498】Prospective tests on biological models of acupuncture. *Evid Based Complement Alternat Med.* 2009 Mar; 6(1): 31-9.
【499】Congenital Auricular Malformations: Description of Anomalies and Syndromes. *Facial Plast Surg.* 2015 Dec; 31(6): 567-80.
【500】Skin Conductance at 24 Source (Yuan) Acupoints in 8637 Patients: Influence of Age, Gender and Time of Day. *J. Acupunct. Meridian Stud.* 2011; 4: 14-23.
【501】Electro-membrane microcurrent therapy reduces signs and symptoms of muscle damage. *Med Sci Sports Exerc.* 2002; 34(4): 602-607.
【502】Effect of electrical stimulation on lipolysis of human white adipocytes. *Appl Physiol Nutr Metab.* 2011; 36(2): 271-275.
【503】The effects of electric currents on ATP generation, protein synthesis, and membrane transport in rat skin. *Clin. Orthop. Relat. Res.* 1982; 171: 264-272.
【504】Therapeutic effect of microcurrent on calf muscle atrophy in immobilized rabbit. *Muscle Nerve.* 2018; 58(2): 270-276.
【505】MENS-associated increase of muscular protein content via modulation of caveolin-3 and TRIM72. *Physiol Res.* 2019; 68(2): 265-273.
【506】The treatment of osteoarthritis of the knee with pulsed electrical stimulation. *J Rheumatol.* 1995; 22(9): 1757-1761.
【507】Effects of electrical stimulation on lymphatic flow and limb volume in the rat. *Phys Ther.* 1994; 74(11): 1040-1046.
【508】Low intensity negative electric current in the treatment of ulcers of the leg due to chronic venous insufficiency. Preliminary report of three cases. *Am J Surg.* 1968; 115(5): 683-687.
【509】Physiological effects of microcurrent and its application for maximising acute responses and chronic adaptations to exercise. *Eur J Appl Physiol.* 2023 Mar; 123(3): 451-465.
【510】Accelerated healing of skin ulcer by electrotherapy: preliminary clinical results. *South Med J.* 1969; 62(7): 795-801.
【511】Prospective trial examining safety and efficacy of microcurrent stimulation for the treatment of sinus pain and congestion. *Bioelectron Med.* 2019; 5: 18.
【512】Microcurrent technology for rapid relief of sinus pain: a randomized, placebo-controlled, double-blinded clinical trial. *Int Forum Allergy Rhinol.* 2019; 9(4): 352-356.
【513】Treatment of symptomatic abnormal skin scars with electrical stimulation. *J Wound Care.* 2010; 19(10): 447-453.
【514】Significant reduction of symptoms of scarring with electrical stimulation: evaluated with subjective and objective assessment tools in a prospective noncontrolled case series. *Wounds.* 2013; 25(8): 212-224.
【515】A doubleblind comparative study of microstimulation and placebo effect in short term treatment of the chronic back pain patient. *J Am Chiropract Assoc.* 1981; 15(11): 101-106.
【516】Comparative study of pain relief in two non-pharmacological treatments in patients with partial rotator cuff tears: a randomized trial. *Anesth Pain Med.* 2019; 9(2): e88327.
【517】Micro-Current Stimulation Has Potential Effects of Hair Growth-Promotion on Human Hair Follicle-Derived Papilla Cells and Animal Model. *Int J Mol Sci.* 2021 Apr 22; 22(9): 4361.
【518】Brief Local Application of Progesterone via a Wearable Bioreactor Induces Long-Term Regenerative Response in Adult Xenopus Hindlimb. *Cell Rep.* 2018 Nov 6; 25(6): 1593-1609. e7.
【519】Higher vertebrates do not regenerate digits and legs because the wound epidermis is not functional. A hypothesis. *Differentiation.* 1982; 22(3): 151-5.

【520】 Role of progesterone in peripheral nerve repair. *Rev Reprod.* 2000 Sep; 5(3): 189-99.

【521】 Progesterone as a neuroactive neurosteroid, with special reference to the effect of progesterone on myelination. *Hum Reprod.* 2000 Jun; 15 Suppl 1: 1-13.

【522】 Hormonal Regulation of Oligodendrogenesis I: Effects across the Lifespan. *Biomolecules.* 2021; 11: 283.

【523】 Progesterone through Progesterone Receptor B Isoform Promotes Rodent Embryonic Oligodendrogenesis. *Cells.* 2020; 9: 960.

【524】 Distribution of Membrane Progesterone Receptor Alpha in the Male Mouse and Rat Brain and Its Regulation after Traumatic Brain Injury. *hNeuroscience.* 2013; 231: 111-124.

【525】 Essential function of Wnt-4 in mammary gland development downstream of progesterone signaling. *Genes Dev.* 2000 Mar 15; 14(6): 650-4.

【526】 Progesterone regulation of the endometrial WNT system in the ovine uterus. *Reprod Fertil Dev.* 2008; 20(8): 935-46.

【527】 Roles and action mechanisms of WNT4 in cell differentiation and human diseases: a review. *Cell Death Discov.* 2021; 7: 287.

【528】 Wnt4, a pleiotropic signal for controlling cell polarity, basement membrane integrity, and antimüllerian hormone expression during oocyte maturation in the female follicle. Wnt4, a pleiotropic signal for controlling cell polarity, basement membrane integrity, and antimüllerian hormone expression during oocyte maturation in the female follicle. *Faseb J.* 2014 Apr; 28(4): 1568-81.

【529】 Prospective Tests on Biological Models of Acupuncture. *Evid Based Complement Alternat Med.* 2009 Mar; 6(1): 31–39.

【530】 Acute effects of physical exercise with microcurrent in the adipose tissue of the abdominal region: a randomized controlled trial. *Europ J Integrat Med.* 2017; 9: 79-85.

【531】 Effects of aerobic exercise associated with abdominal microcurrent: a preliminary study. *J Altern Complement Med.* 2015; 21(4): 229-236.

【532】 Persistent impairment of mitochondrial and tissue redox status during lithium-pilocarpine-induced epileptogenesis. *J Neurochem.* (2010) 115: 1172-82.

【533】 Mitochondrial involvement and oxidative stress in temporal lobe epilepsy. *Free Radic Biol Med.* (2013) 62: 121-31.

【534】 Seizure-dependent modulation of mitochondrial oxidative phosphorylation in rat hippocampus. *Eur J Neurosci.* (2002) 15: 1105-14.

【535】 Mitochondrial dysfunction and ultrastructural damage in the hippocampus during kainic acid–induced status epilepticus in the rat. *Epilepsia.* 2004; 45: 1202-9.

【536】 Mitochondrial dysfunction and ultrastructural damage in the hippocampus of pilocarpine-induced epileptic rat. *Neurosci Lett.* 2007; 411: 152-7.

【537】 Mitochondrial Dysfunction in Autism Spectrum Disorder: Unique Abnormalities and Targeted Treatments. *Semin Pediatr Neurol.* 2020 Oct; 35: 100829.

【538】 Mitochondrial Dysfunction in Autism Spectrum Disorders. *Autism Open Access.* 2016 Sep 27; 6(5): 1000190.

【539】 Mitochondrial function and abnormalities implicated in the pathogenesis of ASD. *Prog Neuropsychopharmacol Biol Psychiatry.* 2019 Jun 8; 92: 83-108.

【540】 Mitochondria and Mood: Mitochondrial Dysfunction as a Key Player in the Manifestation of Depression. *Front Neurosci.* 2018 Jun 6; 12: 386.

【541】 Mitochondrial Dysfunction in Depression. *Curr Neuropharmacol.* 2016; 14(6): 610-8.

【542】 Monocyte mitochondrial dysfunction, inflammaging, and inflammatory pyroptosis in major depression. *Prog Neuropsychopharmacol Biol Psychiatry.* 2021 Dec 20; 111: 110391.

【543】 Mitochondrial dysfunction and psychiatric disorders. *Neurochem Res.* 2009 Jun; 34(6): 1021-9.

【544】 Mitochondria, synaptic plasticity, and schizophrenia. *Int Rev Neurobiol.* 2004; 59: 273-96.

【545】 Mitochondrial Involvement in Mental Disorders: Energy Metabolism and Genetic and Environmental Factors. *Adv Exp Med Biol.* 2019; 1118: 63-70.

【546】 The Role of Mitochondria in Neurodegenerative Diseases: the Lesson from Alzheimer's Disease and Parkinson's Disease. *Mol Neurobiol.* 2020 Jul; 57(7): 2959-2980.

【547】 Mitochondrial Toxicant-Induced Neuronal Apoptosis in Parkinson's

Disease: What We Know so Far. *Degener Neurol Neuromuscul Dis.* 2023 Jan 26; 13: 1-13.
【548】Mitochondrial dysfunction in neurodegenerative diseases and drug targets via apoptotic signaling. *Mitochondrion.* 2019 Nov; 49: 35-45.
【549】Mitochondria as a target for neuroprotection: role of methylene blue and photobiomodulation. *Transl Neurodegener.* 2020 Jun 1; 9(1): 19.
【550】Molecular mechanism of the therapeutic effect of low-intensity laser radiation. *Lasers Life Sci.* 1988; 2: 53-74.
【551】Primary and secondary mechanisms of action of visible to near-IR radiation on cells. *J Photochem Photobiol B.* 1999; 49: 1-17.
【552】Photobiological modulation of cell attachment via cytochrome c oxidase. *Photochem Photobiol Sci.* 2004; 3: 211-6.
【553】Exact action spectra for cellular responses relevant to phototherapy. *Photomed Laser Surg.* 2005; 23: 355-61.
【554】Increase of proton electrochemical potential and ATP synthesis in rat liver mitochondria irradiated in vitro by helium-neon laser. *FEBS Lett.* 1984; 175: 95-9.
【555】The role of nitric oxide in low level light therapy. in Biomedical Optics (BiOS). *International Society for Optics and Photonics.* 2008; 6846: 684602- 684614.
【556】Cell biology: power games. *Nature.* 2006; 443: 901-904.
【557】The Molecular Mechanisms of Action of Photobiomodulation Against Neurodegenerative Diseases: A Systematic Review. *Cell Mol Neurobio.* 2022 May; 42(4): 955-971.
【558】Advances in photobiomodulation for cognitive improvement by near-infrared derived multiple strategies. *J Transl Med.* 2023 Feb 22; 21(1): 135.
【559】Transcranial infrared laser stimulation improves cognition in older bipolar patients: proof of concept study. *J Geriatr Psychiatry Neurol.* 2021; 35: 321-32.
【560】Cognitive enhancement by transcranial photobiomodulation is associated with cerebrovascular oxygenation of the prefrontal cortex. *Front Neurosci.* 2019; 13: 1129.
【561】Significant improvement in cognition in mild to moderately severe dementia cases treated with transcranial plus intranasal photobiomodulation: case series report. Photomed Laser Surg. (2017) 35: 432-41.
【562】Transcranial infrared laser stimulation improves rule-based, but not information-integration, category learning in humans. *Neurobiol Learn Mem.* 2017; 139: 69-75.
【563】Improving executive function using transcranial infrared laser stimulation. *J Neuropsychol.* 2017; 11: 14-25.
【564】Beneficial neurocognitive effects of transcranial laser in older adults. *Lasers Med Sci.* 2017; 32: 1153-62.
【565】Cognitive enhancement by transcranial laser stimulation and acute aerobic exercise. *Lasers Med Sci.* 2016; 31: 1151-60.
【566】Transcranial infrared laser stimulation produces beneficial cognitive and emotional effects in humans. *Neuroscience.* 2013; 230: 13-23.
【567】Transcranial laser stimulation as neuroenhancement for attention bias modification in adults with elevated depression symptoms. *Brain Stimul.* 2016; 9: 780-7.
【568】Transcranial Photobiomodulation for the Treatment of Children with Autism Spectrum Disorder (ASD): A Retrospective Study. *Children.* (Basel) 2022 May 20; 9(5): 755.
【569】Lights on for Autism: Exploring Photobiomodulation as an Effective Therapeutic Option. *Neurol Int.* 2022 Oct 27; 14(4): 884-893.
【570】Lights for epilepsy: can photobiomodulation reduce seizures and offer neuroprotection? *Neural Regen Res.* 2023 Jul; 18(7): 1423-1426.
【571】Transcranial and systemic photobiomodulation for major depressive disorder: A systematic review of efficacy, tolerability and biological mechanisms. *J Affect Disord.* 2019 Jan 15; 243: 262-273.
【572】Very Low-Level Transcranial Photobiomodulation for Major Depressive Disorder: The ELATED-3 Multicenter, Randomized, Sham-Controlled Trial. *J Clin Psychiatry.* 2022 Aug 8; 83(5): 21m14226.
【573】Transcranial Photobiomodulation For The Management Of Depression: Current Perspectives. *Neuropsychiatr Dis Treat.* 2019 Nov 22; 15: 3255-3272.
【574】Photobiomodulation as a treatment for neurodegenerative disorders: current and future trends. *Biomed Eng Lett.* 2019 Aug; 9(3): 359-366.
【575】Treatment of Neurodegeneration: Integrating Photobiomodulation and Neurofeedback in Alzheimer's Dementia and Parkinson's: A Review. *Photobiomodul Photomed Laser Surg.* 2019 Oct; 37(10): 623-634.

【576】Current application and future directions of photobiomodulation in central nervous diseases. *Neural Regen Res*. 2021 Jun; 16(6): 1177-1185.

【577】Therapeutic Effects of Photobiomodulation Therapy on Multiple Sclerosis by Regulating the Inflammatory Process and Controlling Immune Cell Activity: A Novel Promising Treatment Target. *J Lasers Med Sci*. 2022 Jul 27; 13: e32.

【578】Transcranial Photobiomodulation with Near-Infrared Light for Generalized Anxiety Disorder: A Pilot Study. *Photobiomodul Photomed Laser Surg*. 2019 Oct; 37(10): 644-650.

【579】Photobiomodulation prevents PTSD-like memory impairments in rats. *Mol Psychiatry*. 2021 Nov; 26(11): 6666-6679.

【580】A Paravascular Pathway Facilitates CSF Flow Through the Brain Parenchyma and the Clearance of Interstitial Solutes, Including Amyloid β. *Sci. Transl. Med*. 2012; 4: 147ra111.

【581】The Glymphatic System and Waste Clearance with Brain Aging: A Review. *Gerontology*. 2018; 65: 106–119.

【582】Lymphatic Clearance of the Brain: Perivascular, Paravascular and Significance for Neurodegenerative Diseases. *Cell. Mol. Neurobiol*. 2016; 36: 181-194.

【583】Vascular, glial, and lymphatic immune gateways of the central nervous system. *Acta Neuropathol*. 2016; 132: 317-338.

【584】Solutes, but not cells, drain from the brain parenchyma along basement membranes of capillaries and arteries: Significance for cerebral amyloid angiopathy and neuroimmunology. *Neuropathol. Appl. Neurobiol*. 2008; 34: 131-144.

【585】Research Evidence of the Role of the Glymphatic System and Its Potential Pharmacological Modulation in Neurodegenerative Diseases. *J Clin Med*. 2022 Nov 25; 11(23): 6964.

【586】The Role of Glymphatic System in Alzheimer's and Parkinson's Disease Pathogenesis. *Biomedicines*. 2022 Sep 13; 10(9): 2261.

【587】The glymphatic pathway in neurological disorders. *Lancet Neurol*. 2018 Nov; 17(11): 1016-1024.

【588】Glymphatic system impairment in patients with status epilepticus. *Neuroradiology*. 2022 Dec; 64(12): 2335-2342.

【589】Glymphatic system impairment in multiple sclerosis: relation with brain damage and disability. *Brain*. 2022 Aug 27; 145(8): 2785-2795.

【590】Glymphatic System Impairment in Alzheimer's Disease and Idiopathic Normal Pressure Hydrocephalus. *Trends Mol Med*. 2020 Mar; 26(3): 285-295.

【591】Photobiomodulation Therapy and the Glymphatic System: Promising Applications for Augmenting the Brain Lymphatic Drainage System. *Int J Mol Sci*. 2022 Mar; 23(6): 2975.

【592】Photobiomodulation of lymphatic drainage and clearance: Perspective strategy for augmentation of meningeal lymphatic functions. *Biomed. Opt. Express*. 2020; 11: 725-734.

【593】Effectiveness of Laser Therapy in the Management of Recurrent Aphthous Stomatitis: A Systematic Review. *Scientifica*. (Cairo) 2016; 2016: 1-12.

【594】Low-level laser therapy versus 5% amlexanox: A comparison of treatment effects in a cohort of patients with minor aphthous ulcers. Oral Surg. *Oral Med. Oral Pathol. Oral Radiol*. 2016; 121: 269-273.

【595】An Evaluation of Different Treatments for Recurrent Aphthous Stomatitis and Patient Perceptions: Nd:YAG Laser versus Medication. *Photomed. Laser Surg*. 2009; 27: 101-106.

【596】Laser therapy in diabetes mellitus. *Likars'ka Sprav*. 1999; 6: 125-128.

【597】Short-Term Effects of Whole-Body Photobiomodulation on Pain, Quality of Life and Psychological Factors in a Population Suffering from Fibromyalgia: A Triple-Blinded Randomised Clinical Trial. *Pain Ther*. 2023 Feb; 12(1): 225-239.

【598】Short- and long-term effects of whole-body photobiomodulation on pain, functionality, tissue quality, central sensitisation and psychological factors in a population suffering from fibromyalgia: protocol for a triple-blinded randomised clinical trial. *Ther Adv Chronic Dis*. 2022 Feb 21; 13: 20406223221078095.

【599】Outpatient Oral Neuropathic Pain Management with Photobiomodulation Therapy: A Prospective Analgesic Pharmacotherapy-Paralleled Feasibility Trial. *Antioxidants*. (Basel) 2022 Mar 10; 11(3): 533.

【600】Therapeutic Potential of Photobiomodulation for Chronic Kidney Disease. *Int J Mol Sci*. 2022 Jul 21; 23(14): 8043.

【601】Influence of photobiomodulation therapy on the treatment of pulmonary inflammatory conditions and its impact on COVID-19. *Lasers*

Med Sci. 2022 Apr; 37(3): 1921-192.
【602】 Evaluation of adjunctive photobiomodulation (PBMT) for COVID-19 pneumonia via clinical status and pulmonary severity indices in a preliminary trial. *J Inflamm Res*. 2021; 14: 965-979.
【603】 Low level laser therapy reduces the development of lung inflammation induced by formaldehyde exposure. *PLoS ONE*. 2015; 10(11): e0142816.
【604】 Low-level laser therapy (LLLT) acts as cAMP-elevating agent in acute respiratory distress syndrome. *Lasers Med Sci*. 2011; 26(3): 389-400.
【605】 Photobiomodulation therapy improves both inflammatory and fibrotic parameters in experimental model of lung fibrosis in mice. *Lasers Med Sci*. 2017; 32(8): 1825-1834.
【606】 Low-level laser therapy reduces lung inflammation in an experimental model of chronic obstructive pulmonary disease involving P2X7 receptor. *Oxid Med Cell Longev*. 2018; 2018: 6798238.
【607】 Low-level laser therapy attenuates lung inflammation and airway remodeling in a murine model of idiopathic pulmonary fibrosis: Relevance to cytokines secretion from lung structural cells. *J Photochem Photobiol B*. 2020; 203: 111731.
【608】 The Effectiveness of Photobiomudulation Therapy (PBMT) in COVID-19 Infection. *J Lasers Med Sci*. 2020 Fall; 11(Suppl 1): S23-S29.
【609】 Photobiomodulation Therapy as a Possible New Approach in COVID-19: A Systematic Review. *Life*. (Basel) 2021 Jun 18; 11(6): 580.
【610】 Application of Fibrin Associated with Photobiomodulation as a Promising Strategy to Improve Regeneration in Tissue Engineering: A Systematic Review. *Polymers*. (Basel) 2022 Aug 2; 14(15): 3150.
【611】 Recovering the osteoblastic differentiation potential of mesenchymal stem cells derived from diabetic rats by photobiomodulation therapy. *J Biophotonics*. 2021 Mar; 14(3): e202000393.
【612】 Photobiomodulation therapy (PBMT) in bone repair: A systematic review. *Injury*. 2019 Nov; 50(11): 1853-1867.
【613】 Effectiveness of Photobiomodulation Therapy on Human Bone Healing in Dentistry: A Systematic Review. *Photobiomodul Photomed Laser Surg*. 2022 Jul; 40(7): 440-453.
【614】 Effectiveness of preconditioned adipose-derived mesenchymal stem cells with photobiomodulation for the treatment of diabetic foot ulcers: a systematic review. *Lasers Med Sci*. 2022 Apr; 37(3): 1415-1425.
【615】 Photobiomodulation for modulation of neuropathic pain and improvement of scar tissue. *Scars Burn Heal*. 2022 Oct 26; 8: 20595131221134052.
【616】 Photobiomodulation treatments drive osteogenic versus adipocytic fate of bone marrow mesenchymal stem cells reversing the effects of hyperglycemia in diabetes. *Lasers Med Sci*. 2022 Sep; 37(7): 2845-2854.
【617】 Transplantation of photobiomodulation-preconditioned diabetic stem cells accelerates ischemic wound healing in diabetic rats. *Stem Cell Res Ther*. 2020 Nov 25; 11(1): 494.
【618】 Regulation of Skin Collagen Metabolism In Vitro Using a Pulsed 660nm LED Light Source: Clinical Correlation with a Single-Blinded Study. *J. Invest. Dermatol*. 2009; 129: 2751-2759.

ら 行

ま 行

や 行

な行

は行

た 行

さ行

か 行

索引

あ行

▒著者プロフィール

崎谷 博征（さきたに ひろゆき）

1968年、奈良県生まれ。奈良県立医科大学・大学院卒業。脳神経外科専門医。ガンの研究で医学博士取得。国立大阪南病院、医真会八尾病院を経て、私立病院の副院長を務める。現在は、総合医として、ガン、難病、原因不明の慢性病を対象にした治療を確立し、根本治療指導に従事している。社団法人パレオ協会代表理事、NPO法人日本ホリスティック療法協会理事。エーテルエネルギー学会（TUEET）会長。著書に『病は「リポリシス」から』（風詠社）、『「プーファ」フリーであなたはよみがえる！』『糖尿病は砂糖で治す！』『ガンは安心させてあげなさい』『新免疫革命』『メタ炎症の秘密 慢性病は現代食から』（以上鉱脈社）、『自然治癒はハチミツから』（有馬ようことの共著、鉱脈社）、『今だから知るべき！ワクチンの真実』（秀和システム）、『ウイルスは存在しない！（上・下）』（一般社団法人ホリスティックライブラリー）、『ハチミツ自然療法の最前線』（有馬ようことの共著、秀和システム）、『慢性病の原因は「メタボリック・スイッチ」にあった！』『オメガ3神話の真実』（以上秀和システム）他多数。

エーテル医学《いがく》への招待《しょうたい》

リアルサイエンスで分《わ》かった「波動《はどう》」の真実《しんじつ》

発行日　2023年　7月　5日　第1版第1刷
　　　　2023年　7月14日　第1版第2刷

著　者　崎谷《さきたに》　博征《ひろゆき》

発行者　斉藤　和邦
発行所　株式会社　秀和システム
〒135-0016
東京都江東区東陽2-4-2　新宮ビル2F
Tel 03-6264-3105（販売）Fax 03-6264-3094
印刷所　日経印刷株式会社　Printed in Japan

ISBN978-4-7980-6966-1 C0047